主　编：周　容　傅晓冬　肖　雪

副主编：张　力　胡雅毅　龚云辉

编　委：（以姓氏笔画为序排列）

叶海琼（西南医科大学附属医院）
申　沛（中国人民解放军第一五二中心医院）
代　莉（四川大学华西第二医院）
白　一（四川大学华西第二医院）
白幼鹏（郑州大学附属洛阳中心医院）
全　懿（四川大学华西第二医院）
刘　蔚（西南医科大学附属医院）
李　思（四川大学华西第二医院）
杨　艳（北京大学第三医院）
肖　雪（四川大学华西第二医院）
邹　姮（重庆医科大学附属第二医院）
张　力（四川大学华西第二医院）
张宇姣（西南医科大学附属医院）
张晶莹（成都市妇女儿童中心医院）
张燕燕（平煤神马医疗集团总医院）
陈亚丽（四川大学华西第二医院）
陈洪琴（四川大学华西第二医院）
林立君（四川大学华西第二医院）
明　芳（深圳市宝安区妇幼保健院）
罗　兵（成都市妇女儿童中心医院）
周圣涛（四川大学华西第二医院）
周　容（四川大学华西第二医院）
单　丹（四川大学华西第二医院）
官　健（四川大学华西第二医院）
胡雅毅（四川大学华西第二医院）
钟　华（西南医科大学附属医院）
袁　媛（西南医科大学附属医院）
贾　瑾（四川大学华西第二医院）
铁炜炜（宁波市医疗中心李惠利东部医院）
倪姗姗（天津市中心妇产科医院）
龚云辉（四川大学华西第二医院）
傅晓冬（西南医科大学附属医院）

学术秘书：代　莉（四川大学华西第二医院）
袁　媛（西南医科大学附属医院）

妇产科疑难问题解答

之 胎监篇

FUCHANKE YINANWENTI JIEDA
ZHI TAIJIANPIAN

四川大学出版社

特约编辑：龚娇梅
责任编辑：蒋姗姗
责任校对：蒋　玙
封面设计：墨创文化
责任印制：王　炜

图书在版编目(CIP)数据

妇产科疑难问题解答．胎监篇／周容，傅晓冬，肖雪主编．—成都：四川大学出版社，2016.4
ISBN 978-7-5614-9435-6

Ⅰ．①妇…　Ⅱ．①周…　②傅…　③肖…　Ⅲ．①妇产科学-问题解答②胎儿-心脏监护器-问题解答　Ⅳ．①R71-44

中国版本图书馆 CIP 数据核字（2016）第 083386 号

书名　妇产科疑难问题解答之胎监篇

主　编	周　容　傅晓冬　肖　雪
出　版	四川大学出版社
地　址	成都市一环路南一段 24 号 (610065)
发　行	四川大学出版社
书　号	ISBN 978-7-5614-9435-6
印　刷	郫县犀浦印刷厂
成品尺寸	148 mm×210 mm
印　张	10.5
字　数	289 千字
版　次	2016 年 6 月第 1 版
印　次	2016 年 6 月第 1 次印刷
定　价	60.00 元

◆读者邮购本书，请与本社发行科联系。电话：(028)85408408/(028)85401670/(028)85408023　邮政编码：610065
◆本社图书如有印装质量问题，请寄回出版社调换。
◆网址：http://www.scupress.net

序

时值“十三五”开局之年，我应邀为本书作序，浏览全书，便感如新潮袭来，书稿内容令人赏心悦目，尤其是图文并茂更胜一筹。电子胎心监护（electronic fetal monitoring，EFM）是20世纪60年代发展起来的评估胎儿宫内状态的重要手段之一，是孕期保健的重要内容，是胎儿与医生对话的重要窗口，可以及时发现胎儿宫内缺氧，为临床决策和处理提供佐证。正确解读胎心监护图形，可减少不必要的阴道助产和剖宫产术等产科干预措施。本书将病案和图像资料集于一册，通过跟踪各类典型案例，为临床医生提供指导。

本书由国内妇产科知名专家周容教授牵头，以为广大临床医生学习知识、拓宽视野、提升能力，促进学科的发展及提高临床诊治水平为宗旨，联袂诸多具有临床实践经验的专家共同完成。本书以临床医生、助产士、专科规范化培训医师为对象，以实用为原则，收录了90余例不同状况的病案和胎心监护图像资料，涉及多个学科的知识，同时也包含临床处置与结局，分析指导性强，是一部专科性强、实用性强、操作性强，构思巧妙、有理有据、图文并茂的电子胎心监护疑难问题解答专著，也是极其难得的临床参考资料。

我希望本书的出版，能有效地提高基层医务工作者评估胎儿宫内状况的能力，更有效地保障胎儿的安全，并推进产科医疗服务质量的攀升，更好地为提高人口素质服务。

2016 年 2 月于重庆

前　言

随着现代医学及相关科学的发展，特别是胎儿监护仪等电子医学的进步，“产科医生靠两只耳朵和一双手”的历史已经终结。现代产科学已经成为“管理的产科学、新技术驱使的产科学、记录的产科学”。电子胎心监护（以下简称胎监）作为联系孕产妇与胎儿的桥梁、探测胎儿生命状态的触须，自1957年由Edward Hon研制并迅速推广后，成为最重要的评估胎儿宫内状态的手段，它迅速、准确、无创、简易，能间接反映胎儿在子宫内的缺氧状态。但是，胎监的判读误判率高，假阳性则增加临床过度干预，导致阴道助产和剖宫产率增加。若假阴性就放过危险患者，则造成不良结局。正因如此，编者从众多的病案中精选了97例较典型的奉献给读者。这些病案的胎监图具有一定的代表性，处理上有相当的难度，结合最新的胎监指南和大量国内外文献，每个案例均详尽地描述了胎监的个体特点、判读理由，旨在有的放矢、深入浅出地帮助读者解读胎监且规避误判。不局限于胎监，本书的病案同时也覆盖到每个患者的病史、体格检查、辅助检查、分娩经过与结局等。读者既可专注于胎监这个“点”，又可关注到围生期管理这个“面”。此外，本书专门邀请了妇产科领域具有丰富临床经验和学术水平的专家对胎监分类和诊疗过程进行解读及点评，极大地提升了本书的实用性和权威性。

产科临床工作中可能经常会碰到各种问题：这个胎监是好的吗？属于哪类胎监？要加缩宫素吗？可以继续观察还是积极终止妊

娠？还有阴道试产的条件吗？是剖宫产还是行产钳助产？胎儿有危险吗？胎儿患脑瘫的风险大吗？一本好书犹如良师益友，授业解惑。多年前我们曾有这样的经历：一本书或者是一段话，如同一束照彻迷雾的光，让人醍醐灌顶，忽然明白困扰许久的疑惑。本书的编者坚信，“赠人玫瑰，手留余香”，他们化繁为简，抛开胎监晦涩的分类，直接切入实战案例，有图片、有解说，紧贴临床，解决实际问题。对医生来说，最美妙的成就感就在于和疾病的搏击中，发现端倪、抢占先机、先发制人，这感觉如啜甘酪、如沐春风。

大医情怀，初衷不改。我们感谢各位编者把这些散落的、珍贵的临床胎监资料集结起来，成就了今天的《妇产科疑难问题解答之胎监篇》。我们感谢各界同仁的大力支持，感谢四川大学出版社的鼎力相助。尽管编者努力完善、精益求精，但仍难概括所有问题。书中疏漏之处希望广大读者给予批评指正，以便书稿再次修订时予以改进。

主　编

2016 年 3 月

目　录

中英文对照表

中文	英文	英文缩写
末次月经	last menstrual period	LMP
预产期	expected date of confinement	EDC
无应激试验	non－stress test	NST
缩宫素激惹试验	oxytocin challenge test	OCT
宫缩应激试验	contraction stress test	CST
早期减速	early deceleration	ED
变异减速	variable deceleration	VD
晚期减速	late deceleration	LD
延长减速	prolonged deceleration	PD
口服糖耐量试验	oral glucose tolerance test	OGTT
妊娠期糖耐量异常	gestational impaired glucose tolerance	GIGT
妊娠期糖尿病	gestational diabetes mellitus	GDM
妊娠期肝内胆汁淤积症	intrahepatic cholestasis of pregnancy	ICP
体外受精及胚胎移植	in vitro fertilization and embryo transfer	IVF－ET
双顶径	biparietal diameter	BPD
股骨长	femur length	FL
头围	head circumference	HC

中文	英文	英文缩写
腹围	abdominal circumference	AC
收缩期与舒张期血流速度比值	systolic and diastolic velocity ratio	S/D
阻力指数	resistance index	RI
搏动指数	pulsatility index	PI
彩色多普勒血流显像	color Doppler flow imaging	CDFI
羊水最大池深度	amniotic fluid volume	AFV
羊水指数	amniotic fluid index	AFI
每天 1 次	quaque（拉丁语）	qd
每天 2 次	two times a day	bid
每天 3 次	three times a day	tid
每天 4 次	four times a day	qid
每 12 小时 1 次	once every 12 hours	q12h
厘米	centimeter	cm
毫米汞柱	millimeter of mercury	mmHg
体温	temperature	T
脉搏频率（脉率）	pulse rate	P
呼吸频率	breath rate	R
血压	blood pressure	BP
胎心率	fetal heart rate	FHR
白细胞	white blood cell	WBC
中性粒细胞	neutrophil	N
血小板	platelet	PLT
血红蛋白	hemoglobin	Hb

病案 1

病历摘要

患者 33 岁，$G_2P_0^{+1}$。末次月经（LMP）：2015 年 1 月 12 日；预产期（EDC）：2015 年 10 月 19 日。因“停经 38^{+4}周，阵发性下腹痛 1^{+}小时”于 2015 年 10 月 9 日 03：00 急诊入院。根据早孕 B 超核实孕周为 38^{+4}周。孕期经过顺利。孕期检查发现心脏右束支传导阻滞，心内科就诊，未予特殊处理。1^{+}小时前出现阵发性下腹部疼痛，约 4～5 分钟一次，持续 30～40 秒，考虑“先兆临产”急诊入院。既往史无特殊。

体格检查

体温（T）：36.5℃；脉搏频率（P）：89 次/分；呼吸频率（R）：20 次/分；血压（BP）：105/78 mmHg。内科查体无特殊。专科查体：宫高 32 cm，腹围 100 cm，胎方位枕左前（LOA），胎心率 142 次/分。宫缩间歇 5～6 分钟，持续 20～30 秒。骨盆外测量：坐骨结节间径 8 cm。阴道检查：头先露，−3，宫颈管居中位、质软、完全消退，宫口开大 1 指尖，内骨盆未见异常，估计胎儿体重 3380 g。

辅助检查

B超（入院后）：胎方位 LOA，双顶径（BPD）9.0 cm，股骨长度（FL）6.9 cm。胎盘附着子宫后壁，厚 3.7 cm，成熟度 0^+ 级。羊水最大池深度（AFV）6.3 cm，羊水指数（AFI）14.4 cm，脐带绕颈 1 周。心电图：窦性心律，电轴右偏+101°，完全性右束支传导阻滞。心脏彩超：心脏形态、结构及血流未见异常，左心室收缩功能测值正常。

分娩经过与结局

患者入院后常规待产，于当天（10 月 9 日）13：36 自然破膜，羊水清亮，14：13 宫口开全，14：27 出现胎心率下降，最低达 60 次/分，经左侧卧位、吸氧、上推胎头等宫内复苏措施后持续不恢复，阴道检查：头先露，+3，胎方位 LOA，未扪及明显产瘤，可扪及双耳，向患者及其家属交代病情后在会阴侧切下行产钳助产，一次成功，于 14：34 分娩壹活男婴，重 2850 g，Apgar 评分（新生儿阿普加评分）：10—10—10 分。脐带绕颈 2 周，紧，长 65 cm，羊水清亮，约 520 ml。新生儿回母婴同室观察。第二产程胎监如图 1 所示。

胎监特征

基线胎心率 150 次/分，胎心率基线中等变异（正常变异，变异幅度 10～25 次/分），宫缩后出现胎心延长减速（即 PD 波），宫缩规律，间隔 2～3 分钟，持续 60～70 秒。

专家点评

患者在第二产程中的胎监提示变异为正常变异，宫缩后出现胎心延长减速，超过 2 分钟，宫缩可见间隙，未见强制性宫缩，属Ⅱ类胎监。考虑有胎儿宫内窘迫的可能。经左侧卧位、吸氧、上推胎头等宫内复苏措施后胎心仍未恢复；如果继续待产，可能使胎儿在宫内缺氧加重，预后不佳，需立即终止妊娠。考虑到此时宫口已开全，胎方位 LOA，头先露，+3，可扪及双耳，可行出口产钳助产，但应与家属充分沟通后实施相应措施。该处理正确。

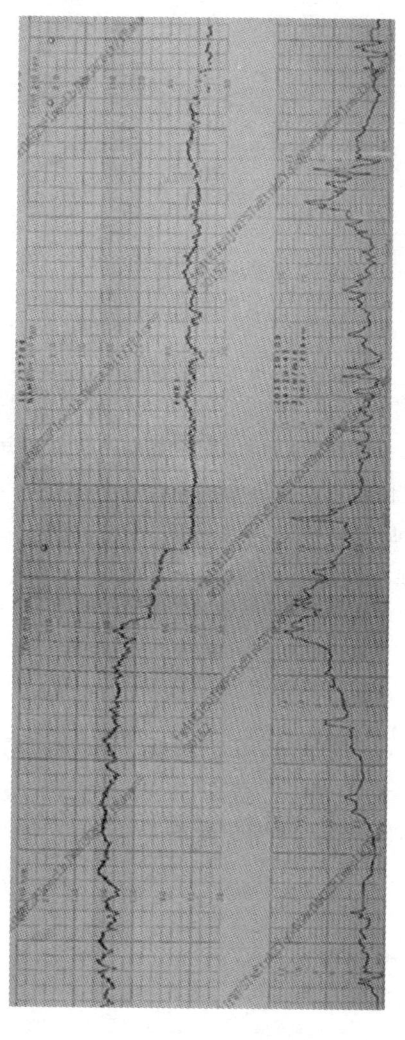

图1

（龚云辉）

病案 2

病历摘要

患者 28 岁，$G_2P_0^{+1}$。LMP：2014 年 10 月 3 日；EDC：2015 年 7 月 10 日。因“停经 40^{+2} 周，阴道流液 3^+ 小时，不规律腹痛 2^+ 小时”于 2015 年 7 月 12 日 00：05 急诊入院。根据早孕 B 超核实孕周为 40^{+2} 周。孕期定期产检发现妊娠期糖尿病（GDM），经饮食及运动疗法，血糖控制可。孕期胎儿心脏超声提示室间隔缺损，余产检未见明显异常。3^+ 小时前患者出现阴道流液，液清亮，2^+ 小时前出现不规律腹痛，以“胎膜早破”急诊入院。既往史无特殊。

体格检查

T：36.4℃；P：82 次/分；R：20 次/分；BP：124/83 mmHg。内科查体无特殊。专科查体：宫高 36 cm，腹围 102 cm，胎方位 LOA，胎心率 139 次/分。宫缩间歇 5～6 分钟，持续约 30 秒。骨盆外测量：坐骨结节间径 8 cm。阴道检查：羊水清亮，头先露，−2，宫颈管居中位、质软、完全消退，宫口开大 1 指尖，内骨盆未见异常。估计胎儿体重 3800 g。

辅助检查

B超（入院后）：胎方位 LOA，BPD 9.48 cm，头围（HC）34.1 cm，FL 7.25 cm，腹围（AC）33.77 cm；胎盘附着子宫后壁，厚 3.5 cm；成熟度Ⅰ$^{+}$级；AFV 6.5 cm，胎儿颈部未见脐带绕颈。

分娩经过与结局

患者入院后予头孢西丁预防感染，于入院当天（7 月 12 日）07：12 宫口开大 2 cm，转产房待产，18：27 出现胎心率下降，最低达 50 次/分，经宫内复苏后持续不恢复（图 2），阴道检查：宫口开大2 cm,头先露，−3，胎方位 LOA，羊水清亮，向患者及其家属交代病情后行急诊剖宫产。于 18：40 分娩壹活女婴，重 4150 g，身长 53 cm，Apgar 评分：10—10—10 分。脐带长 57 cm，羊水清亮，约 400 ml。新生儿回母婴同室观察。潜伏期胎监如图 2 所示。

胎监特征

基线胎心率 150 次/分，基线微小变异（变异幅度≤5 次/分）。宫缩后出现胎心延长减速（PD），胎心率最低达 50 次/分，宫缩间隔 5 分钟。

专家点评

该胎监提示变异为微小变异，宫缩后可见胎心延长减速，胎心率最低达 50 次/分，为Ⅱ类胎监，考虑胎儿宫内窘迫可能，此时可行宫内复苏，若宫内复苏后胎心恢复则可继续待产，但此患者经宫内复苏后胎心仍然不恢复，持续 7 分钟，若继续待产，胎儿宫内缺氧加重，预后不佳，考虑该患者为初产妇，短时间内无法经阴道分娩，立即手术终止妊娠是最佳选择，同时应联系新生儿科医生到场，及时抢救新生儿。对此类患者，分娩时还可抽脐动脉血查 pH 值，进一步明确胎儿有无宫内缺氧，这对正确判断新生儿预后及采取相应措施有帮助。

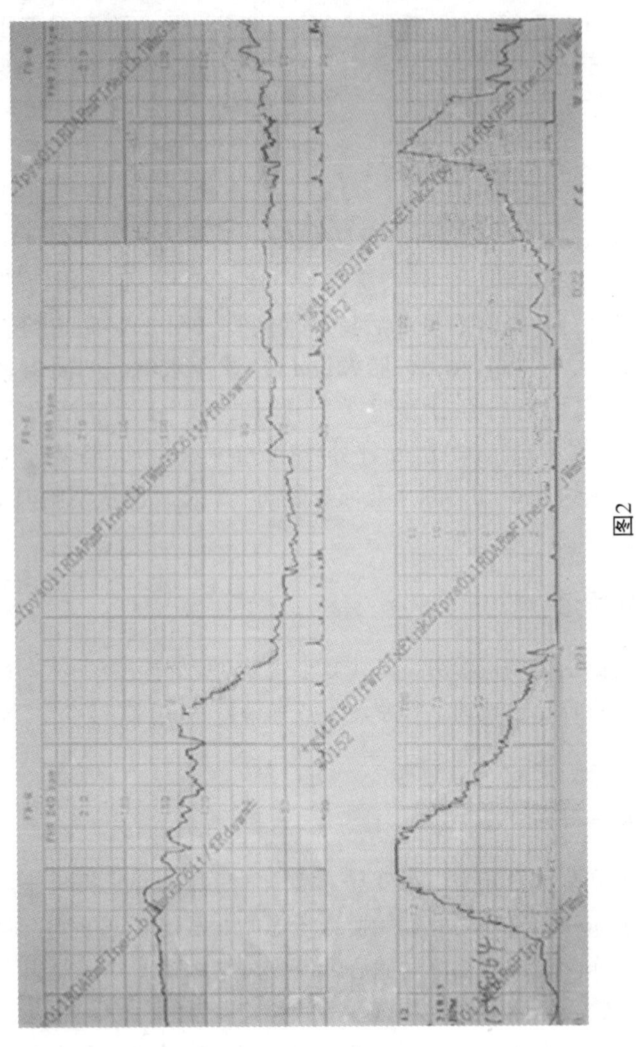

图2

（龚云辉）

病案3

病历摘要

患者28岁，G_1P_0。LMP：2014年8月1日；EDC：2015年5月8日。因“停经40周，见红伴不规律腹痛13小时”于2015年5月8日00：12急诊入院。根据早孕B超核实孕周为40周。孕期定期产检，未见明显异常。13小时前，出现阴道少量血性分泌物伴有不规律腹痛，故以“先兆临产”急诊入院。既往史无特殊。

体格检查

T：36.3℃；P：87次/分；R：20次/分；BP：105/69 mmHg。内科查体无特殊。专科查体：宫高33 cm，腹围96 cm，胎方位ROA，胎心率150次/分。骨盆外测量：坐骨结节间径约8 cm。可扪及不规律宫缩。阴道检查：头先露，−2，宫颈管居中位、质中、消退80%，宫口未开，内骨盆未见异常。估计胎儿体重3350 g。

辅助检查

B超（入院后）：BPD 9.3 cm，FL 7.2 cm。胎盘附着子宫后壁，厚3.6 cm，成熟度$Ⅱ^{+}$～Ⅲ级。AFV 3.3 cm，AFI 6.8 cm。胎儿脐带绕颈1周。

分娩经过与结局

患者于入院后第二天（5 月 9 日）09：56 宫口开大 2 cm 转产房待产，于 10：27 宫缩后出现晚期减速（LD），继之延长减速（PD），胎心率最低达 60 次/分，经左侧卧位、吸氧等宫内复苏措施后胎心仍不恢复。阴道检查：宫口开大 2 cm，头先露，−3，胎方位 LOA，未破膜，行人工破膜，羊水Ⅲ度粪染，考虑胎儿宫内窘迫。向患者及其家属交代病情后行急诊剖宫产。于 10：46 分娩壹活男婴，Apgar 评分：7—9—10 分。脐带位于胎头左侧，长 52 cm，羊水清亮，约 400 ml。脐动脉血 pH 值 7.25。新生儿因有宫内窘迫病史，转入新生儿科治疗，入新生儿科后测体重 3200 g。潜伏期胎监如图 3 所示。

胎监特征

胎心率基线 140 次/分，胎心率基线中等变异（正常变异，变异幅度 10～25 次/分），宫缩后出现胎心晚期减速，继之胎心有恢复，但马上又出现胎心延长减速，胎心率最低达 60 次/分。宫缩间歇 3 分钟，持续时间 70～80 秒。

专家点评

该胎监提示胎心变异为正常变异，胎心在宫缩后出现晚期减速后有短暂的恢复，继之出现延长减速，此时尚属于Ⅱ类胎监。经宫内复苏后胎心未恢复正常，考虑胎儿宫内窘迫的可能，且羊水Ⅲ度粪染，患者为初产妇，宫口开大 2 cm，短期内不能经阴道分娩，若继续待产可能引发胎儿宫内缺氧加重、胎粪吸入性肺炎等，预后不佳，与患者及其家属沟通后选择剖宫产终止妊娠是正确的。

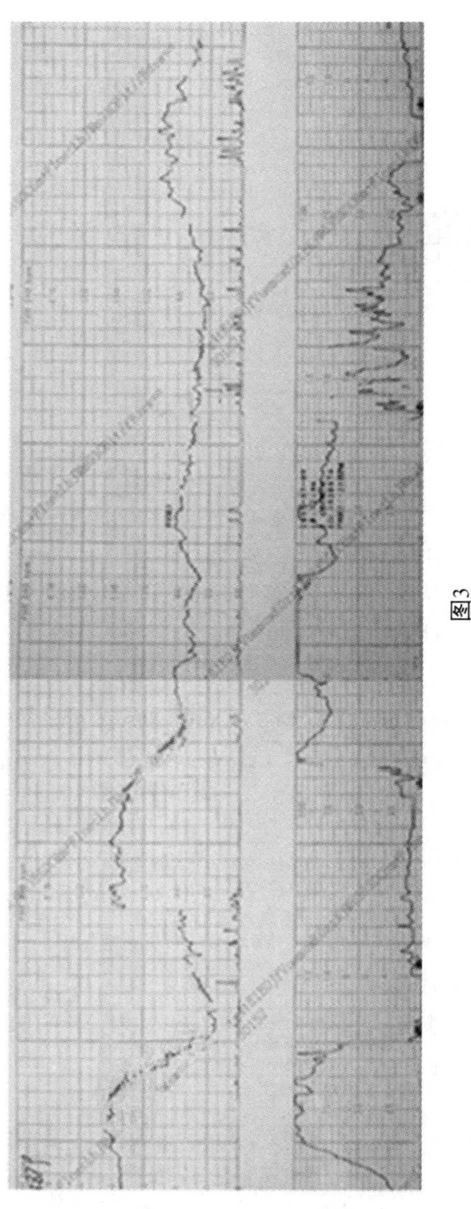

图3

（龚云辉）

病案 4

病历摘要

患者 27 岁，G_1P_0。LMP：2014 年 9 月 23 日；EDC：2015 年 6 月 30 日。因“停经 30^{+4}周，双下肢水肿 1 个月，视物模糊 7 天，发现血压升高 2 天”于 2015 年 4 月 25 日 23：02 急诊入院。根据早孕 B 超核实孕周无误。孕期当地医院建卡产检。1^{+}个月前发现妊娠期糖尿病，经饮食及运动干预，血糖控制可。1 个月前出现双下肢水肿，无视物模糊、头痛、心悸、晕厥、皮肤瘙痒、尿少等不适，7 天前出现视物模糊，无头痛、心悸、晕厥、皮肤瘙痒等，未予特殊处理和重视。2 天前患者于当地医院产检时测血压 180/140 mmHg，尿蛋白“++”，于当地医院住院治疗，自述最高血压达 230/140 mmHg，入院后予以地塞米松 5 mg，肌内注射，q12h（共 4 次）促胎肺成熟，硫酸镁解痉、硝酸甘油降压及对症支持治疗，患者血压波动于 140～180/100～110 mmHg，患者及其家属要求转上级医院进一步治疗，遂急诊入我院，门诊以“重度子痫前期”收入院。既往史无特殊。

体格检查

T：36.5℃；P：80 次/分；R：20 次/分；BP：163/91 mmHg。双下肢、双眼睑水肿，余内科查体无特殊。专科查体：宫高 26 cm，腹围 83 cm，胎方位 LOA，胎心率 140 次/分。骨盆外测量：坐骨结节间径 8^{+} cm。未扪及明显宫缩。阴道检查：头先露，−3 以上，宫颈管居中位、质硬、消退 30%，宫口未开，内骨盆未见异常。估计胎儿体重 2400 g。

辅助检查

B 超（入院后）：胎方位 LOA，BPD 7.2 cm，FL 5.3 cm，AFI 8.2 cm，胎盘附着于子宫前壁，胎盘成熟度 $Ⅱ^{+}$ 级；胎儿颈部见脐带绕颈 1 周。脐动脉收缩期与舒张期血流速度比值（S/D）3.2。尿常规：尿蛋白“+”，未见病理管型。肝、肾功能及凝血功能正常。

分娩经过与结局

患者入院后积极完善相关检查，予硫酸镁解痉、硝苯地平（拜新同）、硝酸甘油等降压，血压控制稳定，波动在 130～150/80～95 mmHg；行血液生化检查监测肝、肾功能，指标正常；未见明显胸、腹水；眼底未见明显异常；尿蛋白定量进行性增加，从入院时的 5.88 g/24 h 增加到 10.16 g/24 h，并出现病理管型。入院后每天监测胎儿宫内情况，入院后第 16 天（孕 33^{+1} 周）行胎监提示胎心率基线无变异，可见自发性减速（图 4），考虑胎儿宫内窘迫，向患者及其家属交代病情及新生儿可能预后不良等相关风险后，患者及其家属表示不放弃胎儿，要求行急诊剖宫产。于当日立即行剖宫产娩出壹女活婴，重 2330 g，Apgar 评分：5—8—8 分。脐带长 42 cm，羊水Ⅱ度污染，约 150 ml。新生儿因早产、宫内窘迫等转入新生儿科治疗。术前胎监如图 4 所示。

胎监特征

基线胎心率 140 次/分，变异缺失。无应激试验（NST）无反应型，可见自发减速；无宫缩。

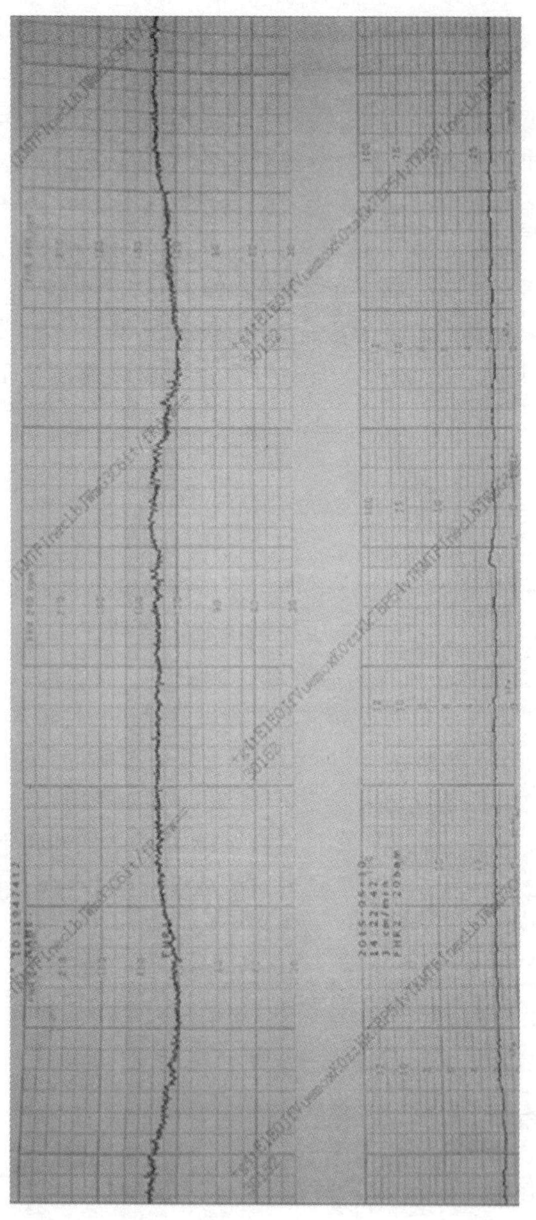

图4

专家点评

该胎监提示胎心无变异，无宫缩，有反复的自发性减速，为Ⅲ类胎监。这种胎心曲线一般提示胎儿极有可能随时发生宫内死亡，是胎儿临终前的一种表现。这可能与患者全身小血管痉挛、胎盘血供受影响有密切关系。考虑患者为初产妇，宫口未开，短时间内无法经阴道分娩，应告知患者及其家属若要求抢救胎儿则需行急诊剖宫产终止妊娠，但是在准备过程中仍可能发生胎死宫内的风险，即使新生儿存活，也可能预后不佳，有发生脑瘫等的风险。

（龚云辉）

病案 5

病历摘要

患者 36 岁，$G_5P_1^{+3}$。LMP：2014 年 11 月 12 日；EDC：2015 年 8 月 19 日。因“停经 38^{+3} 周，腹痛伴阴道血性分泌物 3 小时”于 2015 年 8 月 8 日 08：41 急诊入院。根据早孕 B 超核实孕周为 39^{+3} 周。孕期经过顺利。3 小时前出现规律腹痛，间隔 5～6 分钟，持续 30～40 秒，伴有阴道少量血性分泌物，考虑“临产”急诊入院。既往史无特殊，2003 年顺娩壹活女婴，重 3750 g，现健在。

体格检查

T：36.4℃；P：78 次/分；R：20 次/分；BP：106/64 mmHg。内科查体无特殊。专科查体：宫高 34 cm，腹围 95 cm，胎方位 ROA，胎心率 144 次/分。骨盆外测量：坐骨结节间径8.5 cm。宫缩间歇 2～3 分钟，持续 30～45 秒。阴道检查：头先露，－3，宫颈管居中位、质软、消退 90%，宫口开大 1 指尖，内骨盆未见异常。估计胎儿体重 3400 g。

辅助检查

B 超（入院后）：胎方位 ROA，BPD 9.3 cm，FL 7.1 cm。胎盘附着于子宫后壁，厚 3.5 cm，成熟度 I^{+}级。AFI 9.3 cm，脐动

脉 S/D 1.6。胎儿脐带绕颈 1 周。

分娩经过与结局

患者入院后完善相关检查，于入院当天（8 月 8 日）10：30 自然破膜，羊水清亮，10：32 胎监反复出现重度 VD 波，胎心率最低达 60 次/分（图 5）。阴道检查：头先露 −1，宫口开大 2^{+} cm，未扪及条索状物，宫缩时先露下降感不明显，予吸氧、左侧卧位、上推胎头等宫内复苏措施处理后胎心无明显恢复，与患者及其家属沟通后行急诊剖宫产。10：50 娩出壹活女婴，重 3090 g，Apgar 评分：10—10—10 分。术中见血性羊水 500 ml 及大量血凝块（量约 300 g），胎盘母面有压迹，大小约 6 cm×7 cm，脐带绕颈 1 周，长 60 cm。脐动脉血 pH 值 7.18，新生儿回母婴同室观察。潜伏期胎监如图 5 所示。

胎监特征

基线胎心率 140 次/分，基线正常变异或中等变异（变异幅度 5～10 次/分），可见反复出现的重度变异减速合并晚期减速，胎心率最低仅 60 次/分，宫缩间歇 1～2 分钟，持续 60～70 秒。

专家点评

产程潜伏期的胎监提示胎心变异为正常变异，宫缩规律，宫缩后反复出现胎心重度变异减速合并晚期减速，为Ⅱ类胎监，患者胎膜已破，羊水清亮，经宫内复苏后胎心不恢复，高度提示胎儿宫内窘迫，虽患者为经产妇，宫口开大 2^{+} cm，但短时间无法经阴道分娩，急诊剖宫产是最佳的选择。术中证实胎儿宫内窘迫系胎盘早剥所致，可能与潜伏期宫缩过强有关。

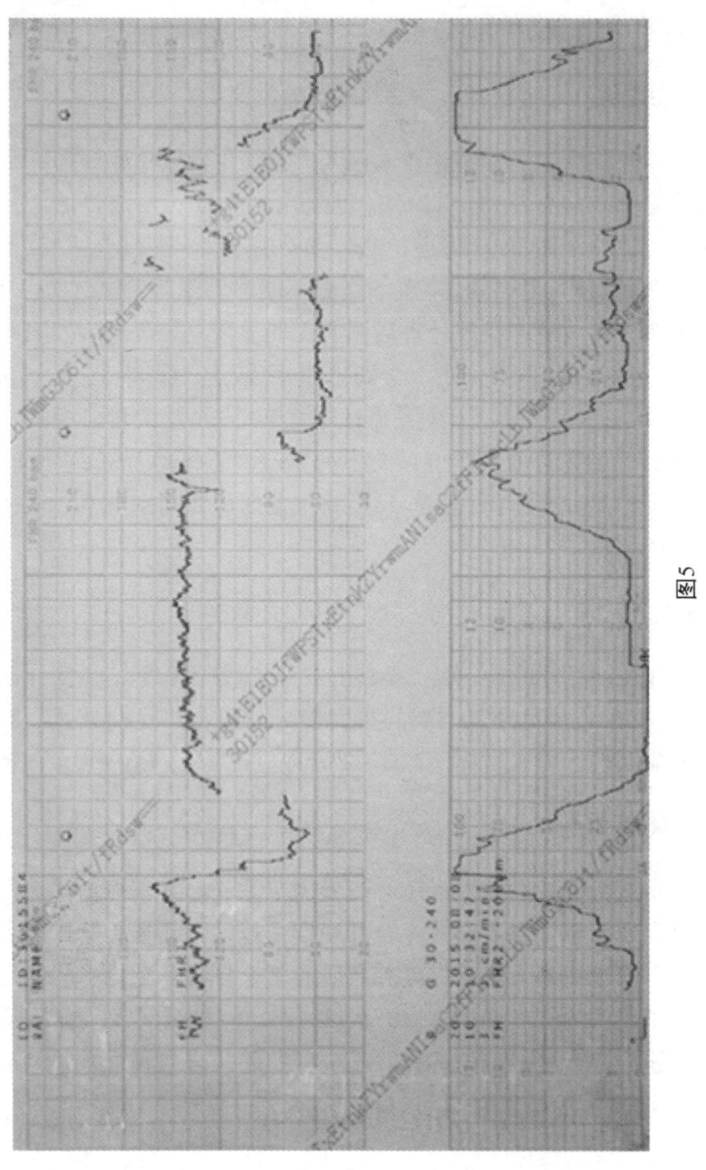

图5

（龚云辉）

病案 6

病历摘要

患者 31 岁，G_3P_2。LMP：2014 年 10 月 30 日；EDC：2015 年 8 月 6 日。因“停经 39^{+4} 周，发现胎儿宫内窘迫 1 天”于 2015 年 8 月 3 日 07：41 急诊入院。未见早孕 B 超，孕期未定期产检。入院前 1 天（2015 年 8 月 2 日）患者外院行胎监示晚期减速，B 超示脐动脉舒张期血流频谱消失，胎儿心脏明显增大，胎儿胸腔及腹腔查见大量液性暗区，考虑“胎儿宫内窘迫”，患者及其家属坚决要求转入我院。7^{+} 年前顺产壹女活婴，现健在；6 年前顺产壹男婴，因新生儿全身水肿，出生后 1 小时死亡。余无特殊。

体格检查

T：37.1℃；P：98 次/分；R：20 次/分；BP：128/79 mmHg。内科查体无特殊。专科查体：宫高 31 cm，腹围 93 cm，胎方位 LOA，胎心率 129 次/分。宫缩间隙 2～3 分钟，持续 30～45 秒。骨盆外测量：坐骨结节间径 8 cm。阴道检查：头先露，−2，宫颈管居中位、质软、消退 100%，宫口开大 2 cm，内骨盆未见异常。估计胎儿体重 3000 g。

辅助检查

急诊B超（入院后）：胎方位LOA，BPD 8.6 cm，FL 6.7 cm。胎盘附着于子宫后壁，厚3.5 cm，成熟度Ⅰ级。AFV 3.5 cm，AFI 10.2 cm，脐动脉血流频谱呈单峰，胎儿心胸比增大，腹膜腔积液0.4 cm。心电图：无异常。心脏彩超：心脏形态、结构及血流未见异常，左心室收缩功能测值正常。

分娩经过与结局

患者入院后立即胎监，提示宫缩应激试验（CST）阳性，给予吸氧、左侧卧位，持续胎监，并与患者及其家属充分沟通，患者及其家属坚持阴道分娩，表示不因胎儿因素行剖宫产，于入院当天9：50宫口开全，9：55分娩壹活男婴，重2280 g，Apgar评分：7—9—10分。脐带未见异常，长48 cm，羊水Ⅲ度粪染，约300 ml，胎盘腐朽。脐动脉血pH值7.15。新生儿转入新生儿科抢救，积极救治一天后，新生儿病情进行性加重，抢救无效死亡。潜伏期胎监如图6所示。

胎监特征

基线胎心率145次/分，基线基本无变异（变异缺失），宫缩后出现反复晚期减速（LD波），宫缩规律，间隔1～2分钟，持续30～60秒，CST阳性。

专家点评

该患者为足月经产妇，孕期未常规产检，临产前B超提示脐动脉舒张期血流频谱消失，伴胎儿心脏明显增大，胎儿胸腔及腹腔大量积液，推测胎儿存在严重贫血或/和溶血，原因不明。结合患者曾经生育过水肿新生儿，考虑该胎儿的贫血或/和溶血可能与遗传有关。临产前及临产后的胎监均提示反复出现的胎心晚期减速，胎心率基线无变异，属Ⅲ类胎监，应立即终止妊娠。考虑到胎儿的特殊情况，与患者与其家属沟通后选择阴道分娩。

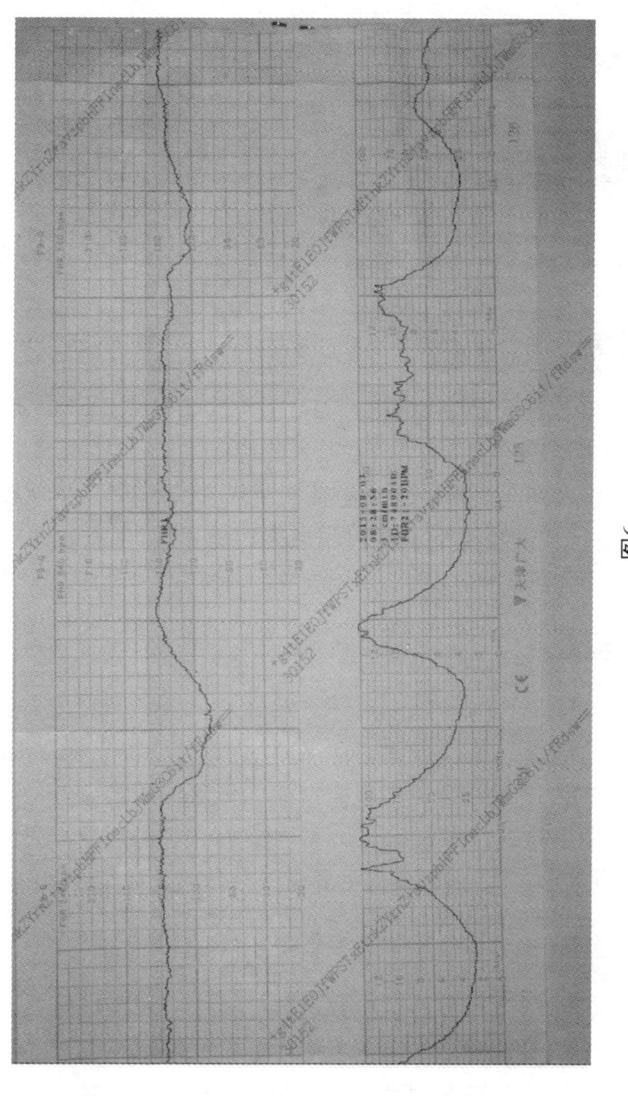

图6

（李思　胡雅毅）

病案 7

病历摘要

患者 33 岁，G_1P_0。LMP：2014 年 9 月 25 日；EDC：2015 年 7 月 2 日。因“停经 40^{+6}周，要求入院待产”于 2015 年 7 月 8 日 10：20 门诊入院。根据早孕 B 超核实孕周为 40^{+6}周。孕期经过顺利。1 年前行“宫腔镜下子宫内膜息肉切除术”。现患者无腹痛及阴道流血、流液等不适，胎动正常，收入院待产。既往史无特殊。

体格检查

T：36.9℃；P：100 次/分；R：20 次/分；BP：115/68 mmHg。内科查体无特殊。专科查体：宫高 34 cm，腹围 97 cm，胎方位 LOA，胎心率 140 次/分。无规律宫缩。骨盆外测量：坐骨结节间径 8 cm。阴道检查：头先露，−3～−2，宫颈管居后位、质中、消退 80%，宫口未开。内骨盆未见异常。估计胎儿体重 3400 g。

辅助检查

B 超（入院后）：胎方位 LOA，BPD 9.7 cm，FL 7.6 cm。胎盘附着于子宫后壁，厚 3.0 cm，成熟度Ⅱ级。AFV 5.3 cm，AFI 15.0 cm，胎儿未见脐带绕颈。心电图：无异常。心脏彩超：心脏形态、结构及血流未见异常，左心室收缩功能测值正常。

分娩经过与结局

患者入院后完善相关检查，入院后第一天（7 月 9 日）09：00 用前列腺素 E_2 阴道栓剂 1 枚塞阴道促宫颈成熟（Bishop 评分 5 分）。11：30 出现规律宫缩，14：30 因过频宫缩（间隔 1~2 分钟，持续 60~70 秒），用硫酸镁抑制宫缩，胎监正常。22：40 宫口开全，头先露，−1。22：55 自然破膜，羊水Ⅰ~Ⅱ度污染，头先露，−1，胎方位 ROA，胎监提示宫缩时胎心率下降至 70 次/分，给予吸氧、上推胎头后胎心率恢复（图 7−1）。产妇产力差，23：40 宫口开全 1 小时，头先露，−1，羊水Ⅲ度粪染，胎监反复出现晚期减速（图 7−2），考虑第二产程停滞、胎儿宫内窘迫行急诊手术。00：03 分娩壹活女婴，重 3370 g，Apgar 评分：10—10—10 分。脐带未见异常，长 60 cm，羊水约 400 ml。脐动脉血 pH 值 7.40。新生儿回母婴同室观察。

胎监特征

基线胎心率 160 次/分，基线中等变异（正常变异，变异幅度 6~25 次/分），宫缩后出现胎心晚期减速（LD 波），经上推胎头后胎心恢复（图 7−1）；但随着产程进展，宫缩后出现复发性胎心重度变异减速（图 7−2），宫缩规律，间隔 1~2 分钟，持续 30~60 秒。

专家点评

该患者在第二产程宫口开全后曾出现胎心减速，经过宫内复苏后胎心恢复正常，此时可在严密监测下继续待产，并给予持续监护。在宫口开全 1 小时后产程无进展，胎先露下降停滞，且胎监出现反复的晚期减速伴正常变异，属于Ⅱ类胎监，估计短期内不能经阴道分娩，综上，应立即手术终止妊娠。在促宫颈成熟的过程中，应严密观察宫缩情况，并及时取出前列腺素 E_2 阴道栓剂，避免宫缩过强、过频的情况发生。

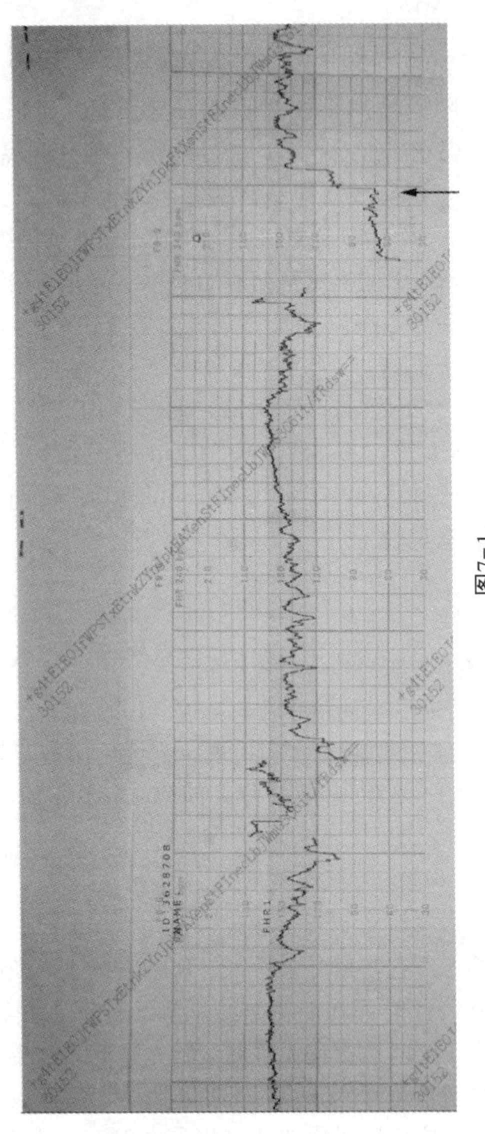

图7-1

注：箭头处为上推胎头

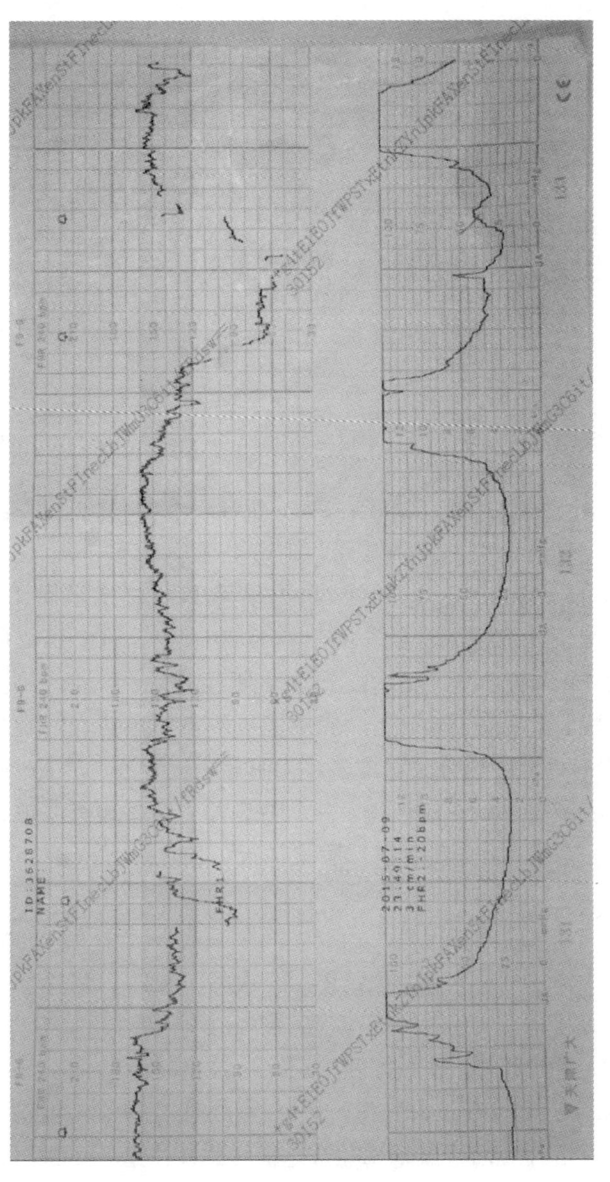

图7-2

（李思　胡雅毅）

病案 8

病历摘要

患者 31 岁，G_1P_0。LMP：2014 年 12 月 24 日；EDC：2015 年 9 月 30 日。因“停经 40^{+6}周，阴道分泌物增多 1 周”于 2015 年 10 月 6 日 03：40 急诊入院。根据早孕 B 超核实孕周 40^{+6}周。患者因不孕于外院行试管婴儿助孕，于 2015 年 1 月 7 日取卵，胚胎移植后 14 天查 HCG 提示妊娠，孕期经过顺利，未见明显内、外科合并症。1 年前于外院行“腹腔镜下左侧卵巢巧克力囊肿剥除术”。1 周前自觉阴道分泌物增多，无明显阴道流液，3 小时前阴道分泌物进一步增多，打湿内裤，于我院急诊，就诊窥开阴道见较多清亮液体，pH 试纸变蓝，以“胎膜早破”收入院。

体格检查

T：36.5℃；P：77 次/分；R：20 次/分；BP：116/80 mmHg。内科查体无特殊。专科查体：宫高 32 cm，腹围 103 cm，胎方位 ROA，胎心率 135 次/分。无规律宫缩。骨盆外测量：坐骨结节间径 8.2 cm。阴道检查：头先露，−3，宫颈管居后位、质软、消退 50%，宫口未开，内骨盆未见异常，估计胎儿体重 3400 g。上推胎头见清亮羊水流出，pH 试纸变蓝。

辅助检查

B超（入院后）：胎方位 ROA，BPD 9.58 cm，FL 7.4 cm。胎盘附着于子宫左侧壁，厚 3.0 cm，成熟度Ⅱ$^{+}$级。AFV 3.4 cm，AFI 6.5 cm，胎儿脐带绕颈 2 周。心电图：无异常。心脏彩超：心脏形态、结构及血流未见异常，左心室收缩功能测值正常。

分娩经过与结局

患者入院后因“胎膜早破、Bishop 评分 2 分”，于 10：30 给予前列腺素 E_2 阴道栓剂 1 枚塞入阴道促宫颈成熟。14：00 宫缩频繁（间隔 1～2 分钟，持续 50～60 秒），阴道检查：头先露，－2，宫颈管消退 80%，宫口未开，取出阴道内的前列腺素 E_2，并立即行胎监，胎监提示复发性胎心晚期减速，行剖宫产。14：28 剖宫产分娩壹活女婴，重 3150 g，Apgar 评分：10—10—10 分。脐带绕颈 2 周，紧，长 56 cm，羊水Ⅲ度粪染，约 300 ml。脐动脉血 pH 值 7.38。新生儿转儿科住院观察，给予抗感染、保暖、合理喂养一周后痊愈出院。产时胎监如图 8 所示。

胎监特征

基线胎心率 140～150 次/分，基线中等变异（正常变异，变异幅度 6～25 次/分），宫缩后出现胎心反复晚期减速（LD 波）及重度变异减速（VD 波），宫缩规律，间隔 1～2 分钟，持续 30～40 秒。

专家点评

该患者为初产妇，孕周已 41 周，宫颈不成熟，在促宫颈成熟时出现过频宫缩，胎监提示复发性晚期减速伴正常变异，属于Ⅱ类胎监，可持续胎监继续观察，由于患者短期内不能经阴道分娩，立即手术终止妊娠是正确选择。对于此类羊水偏少且有脐带绕颈者，可以先行缩宫素激惹试验（OCT），在OCT阴性的前提下，促宫颈成熟较为安全。此外，在促宫颈成熟的过程中，还应该严密观察宫缩情况，避免宫缩过强、过频的情况发生。

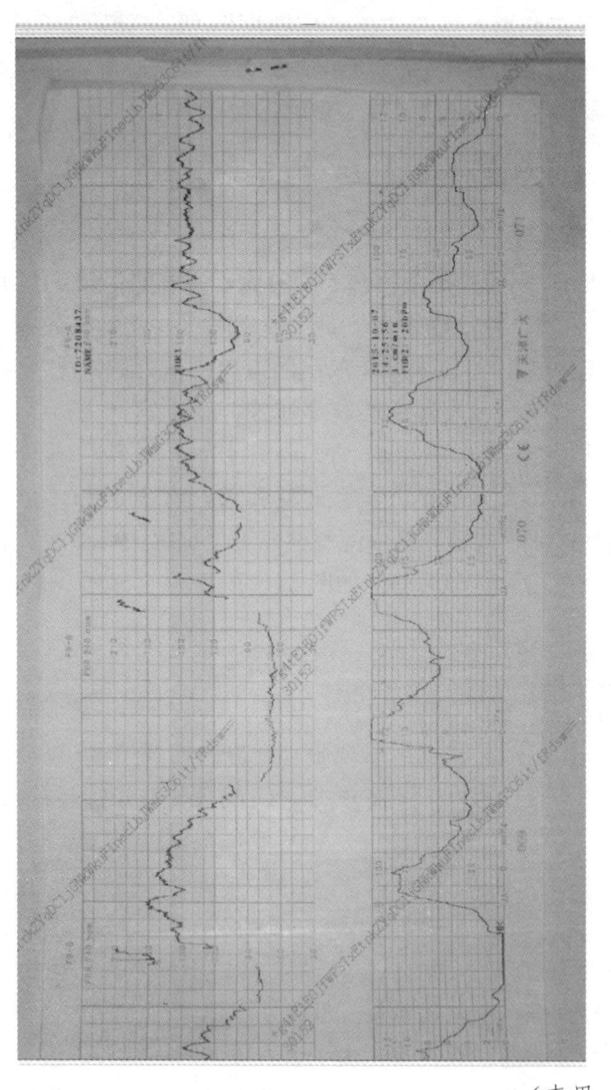

图8

（李思　胡雅毅）

病案 9

病历摘要

患者 34 岁，$G_3P_0^{+2}$。LMP：2014 年 12 月 25 日；EDC：2015 年 10 月 2 日。因“停经 39^{+1}周，规律性下腹痛$^{2+}$小时”于 2015 年 9 月 25 日 00：20 急诊入院。根据早期 B 超核实孕周无误，孕期经过顺利。2^+小时前出现规律性下腹痛，至我院急诊科就诊，肛查宫口开大 1^+ cm。以“临产”收入院。既往史无特殊。

体格检查

T：36.6℃；P：86 次/分；R：20 次/分；BP：125/72 mmHg。内科查体无特殊。专科查体：宫高 35 cm，腹围 96 cm，胎方位 LOA，胎心率 153 次/分。骨盆外测量：坐骨结节间径 8.5 cm。宫缩持续 40～50 秒，间隔 5～6 分钟。阴道检查：头先露，−3，宫颈管居中位、质中、消退 100%，宫口开大 1^+ cm，内骨盆未见异常。估计胎儿体重 3000 g。

辅助检查

B 超（入院后）：胎方位 LOA，BPD 8.9 cm，FL 7.1 cm。胎盘附着于子宫前壁，厚 2.7 cm，成熟度Ⅱ级。AFV 4.5 cm，AFI 12.2 cm，胎儿脐带绕颈 1 周。入院后胎监如图 9−1、图 9−2 所示。

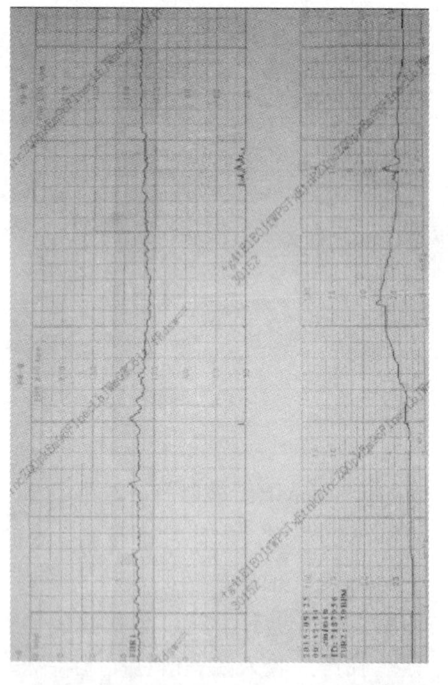

图9-1

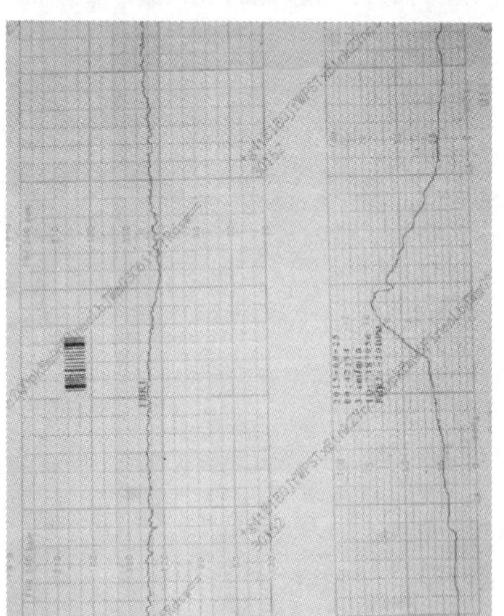

图9-2

分娩经过与结局

患者入院后立即行胎监（图 9－1），可见宫缩后出现胎心晚期减速（LD 波），立即给予左侧卧位、吸氧等处理后，宫缩后仍可见胎心晚期减速（图 9－2）。阴道检查：宫口开大 2 cm，头先露，－2，羊膜囊突出，于 01：00 行人工破膜，前羊水Ⅲ度粪染，于 01：20 行剖宫产术分娩壹活女婴，重 2740 g，Apgar 评分 10—10—10 分。脐带绕颈 2 周，长约 60 cm，后羊水Ⅲ度粪染，约 500 ml。新生儿 Apgar 评分：10—10—10 分。脐血分析：pH 值 7.39，PCO_2 39.8 mmHg，PO_2 29 mmHg，剩余碱（BE）－1 mmol/L，血氧饱和度（SO_2）55%。儿科医生评估新生儿一般情况好，回母婴同室观察。

胎监特征

图 9－1 示基线胎心率 135 次/分，基线微小变异（变异幅度 2～5 次/分），宫缩后出现胎心率缓慢下降，减速的开始、最低点和恢复分别落后于宫缩的起始、峰值及结束，属晚期减速；图 9－2 示基线胎心率130 次/分，基线基本无变异，宫缩后出现 LD 波。

专家点评

该患者临产后潜伏期的胎监提示胎心率基线微小变异（无变异），宫缩后有晚期减速，属Ⅱ类胎监，经左侧卧位、吸氧等宫内复苏措施后胎心仍不恢复，人工破膜见前羊水Ⅲ度粪染，有胎儿宫内窘迫的可能。考虑到此时宫口开大 2 cm，短时间内无法经阴道分娩，如果继续待产，可能加重胎儿宫内缺氧，预后不佳，需立即终止妊娠。向患者及其家属交代病情及风险后行急诊手术。胎儿宫内窘迫可能与脐带绕颈 2 周、相对过短，胎头下降过程中脐带受压有关。

（林立君　周容）

病案 10

病历摘要

患者 28 岁，G_1P_0。LMP：2014 年 5 月 28 日；EDC：2015 年 3 月 7 日。因“停经 38^{+3}周，阴道流液 2^+ 小时”于 2015 年 2 月 21 日 20：35 急诊入院。根据早孕 B 超核实孕周为 40^{+2} 周。孕期经过顺利。2^+ 小时前出现阴道流液，约 100 ml，我院急诊以“胎膜早破”收入院。既往史无特殊。

体格检查

T：36.7℃；P：80 次/分；R：20 次/分；BP：112/60 mmHg。内科查体无特殊。专科查体：宫高 34 cm，腹围 107 cm，胎方位 ROA，胎心率 145 次/分。骨盆外测量：坐骨结节间径 8 cm。不规律宫缩。阴道检查：头先露，－3，宫颈管居后位、质中、消退 50%，宫口未开，内骨盆未见异常。阴道口见清亮液体流出，pH 试纸变蓝。估计胎儿体重 3500 g。

辅助检查

B 超（入院后）：胎方位 ROA，BPD 9.3 cm，FL 7.4 cm，胎盘附着于子宫后壁，厚 3.3 cm；成熟度Ⅰ$^+$～Ⅱ级。AFV 7.6 cm，AFI 20.8 cm，胎儿脐带绕颈 1 周。

分娩经过与结局

患者入院后常规待产，于 2015 年 2 月 22 日 07：00 出现规律宫缩，10：00 阴道检查宫口 8 cm，胎方位 LOA，头先露+1～+2，10：20 胎监出现胎心率下降，最低达 90 次/分，持续 3 分钟（图 10-1），经左侧卧位、吸氧等宫内复苏后胎心恢复正常（图 10-2）；持续胎监，10：36 宫口开全，11：04 分娩壹活男婴，重 3260 g，Apgar 评分：10—10—10 分。脐带绕颈 1 周，长67 cm；羊水Ⅲ度粪染，约 500 ml。新生儿回母婴同室观察。

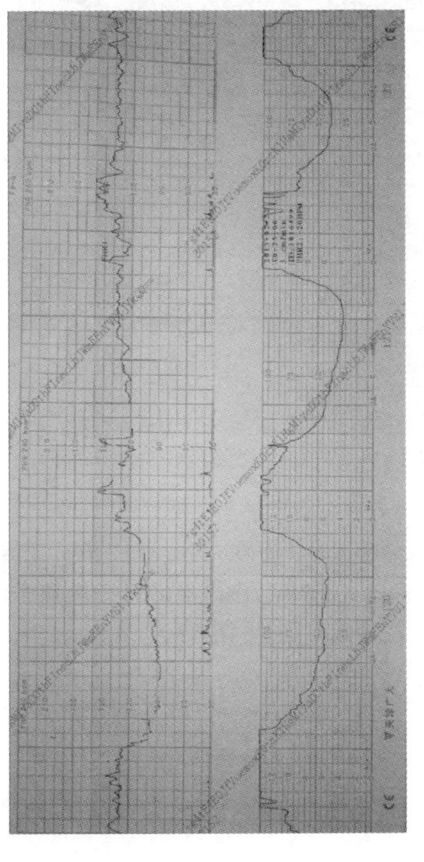

图10-1

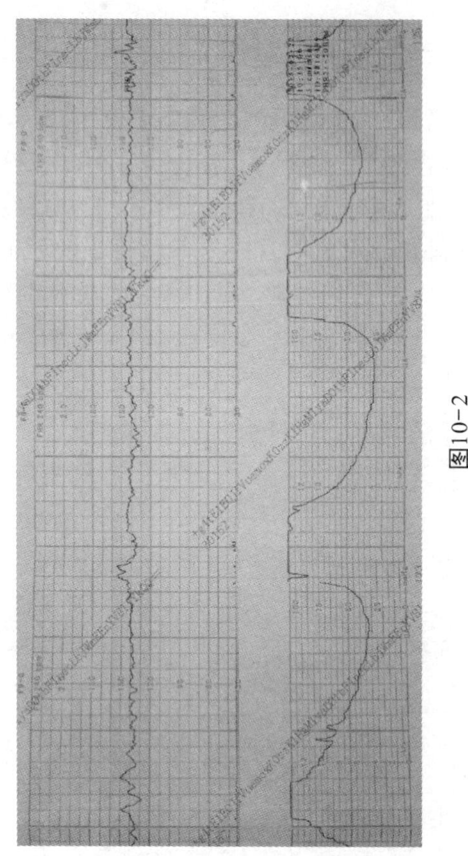

图10-2

胎监特征

图 10－1 示基线胎心率 140 次/分；基线正常变异（中等变异，变异幅度 6～25 次/分），宫缩后出现胎心延长减速（PD 波），持续 3 分钟后经宫内复苏后恢复（图 10－2），宫缩规律，间隔 2～3 分钟，持续 50～60 秒。

专家点评

患者在第一产程末的胎监提示变异为正常变异，宫缩后出现胎心延长减速（PD 波），超过 2 分钟，属Ⅱ类胎监。经左侧卧位、吸氧等宫内复苏后胎心可恢复，胎监转变为Ⅰ类胎监，故可在严密监护下继续阴道试产。

（林立君　肖雪）

病案 11

病历摘要

患者 28 岁，G_1P_0。LMP：2014 年 10 月 22 日；EDC：2015 年 7 月 29 日。因“停经 37^{+1}周，疑‘胎儿宫内窘迫’ 7^{+}小时”于 2015 年 7 月 9 日 22：25 从外院急诊入院。根据早孕 B 超核实孕周无误。孕早、中期经过顺利。6 周前外院彩超提示胎儿小于孕周，未行进一步诊治，现停经 37^{+1}周，7^{+}小时前外院 B 超提示胎儿心率慢、心胸比增大、心包积液、羊水少，疑胎儿宫内窘迫，转院至我院，急诊以“胎儿宫内窘迫”收入院。既往史无特殊。

体格检查

T：36.6℃；P：98 次/分；R：20 次/分；BP：114/84 mmHg。内科查体无特殊。专科查体：宫高 30 cm，腹围 91 cm，胎方位 LOA，胎心率 118 次/分。骨盆外测量：坐骨结节间径 8 cm。无规律宫缩。未行阴道检查。估计胎儿体重 1700 g。

辅助检查

B 超（入院后）：胎方位 ROA，BPD 7.7 cm，HC 28.5 cm（约 31^{+2}周），FL 5.6 cm，AC 25.9 cm（约 30 周）。胎盘附着于子宫前壁，厚 3.5 cm，成熟度Ⅰ级。AFV 2.4 cm，AFI 5.4 cm。胎

儿脐带绕颈 1 周，脐动脉舒张期血流反向。胎儿心脏：四腔心切面可见，全心增大，心胸面积比增大，心包腔查见液性暗区，宽约 0.5 cm。入院胎监如图 11 所示。

分娩经过与结局

向患者及其家属交代病情：胎儿明显小于孕周、心脏增大、脐动脉舒张期血流反向，胎监提示 NST 无反应型，宫缩后出现晚期减速，胎儿宫内窘迫可能性大；此外，不能排除胎儿畸形或溶血性贫血等疾病，且其预后无法估测，待产过程中随时可能发生胎死宫内的情况，若急诊行剖宫产术，新生儿预后无法估测，有发生新生儿死亡的可能，即使存活，其远期遗留脑瘫、智力低下、生存能力低下不能排除。患者及其家属表示理解病情及风险，顺其自然，不因胎儿因素行剖宫产术。患者 2015 年 7 月 11 日未自觉胎动，未闻及胎心。B 超提示宫内死胎，遂行羊膜腔内注射乳酸依沙吖啶（利凡诺）引产术。于 2015 年 7 月 12 日 01：50 分娩壹死女婴，重 1529 g，外观未见明显异常。胎盘自然剥离，大小约 16 cm×15 cm×1.5 cm，重 178 g；胎盘胎膜完整，未见明显异常。胎儿脐带绕颈 1 周，长 65 cm，附着于胎盘旁中央。

胎监特征

基线胎心率 140 次/分，基线微小变异（变异幅度 3～5 次/分），宫缩后出现胎心率缓慢下降，减速的开始、最低点和恢复分别落后于宫缩的起始、峰值及结束，宫缩不规律，中等强度，间隔 6～10 分钟，持续 30～40 秒。

专家点评

该患者为足月初产妇，入院前及入院后的胎监提示胎心晚期减速，B 超提示脐动脉舒张期血流反向，且胎儿不能排除畸形、溶血性贫血、染色体异常、遗传代谢性疾病等。患者无明显宫缩，宫口未开，短期内无法经阴道分娩，继续待产过程中随时有发生胎死宫内的风险，若行急诊剖宫产，新生儿预后无法估测，有死亡的风险，且增加产妇再次妊娠风险，故需向患者及其家属交代病情及风险，根据其意愿进行进一步处理。

该患者入院前 6 周 B 超已提示胎儿小于孕周，应提高警惕，积极寻找可能导致胎儿生长小于孕周的危险因素，危险因素包括孕妇、胎儿、胎盘脐带三方面，如慢性疾病、营养不良、药物暴露；宫内感染，胎儿畸形、溶血性贫血、染色体异常；单脐动脉、帆状胎盘、轮廓状胎盘、副叶胎盘、小胎盘等。针对病因给予相应处理，可能改善妊娠结局。

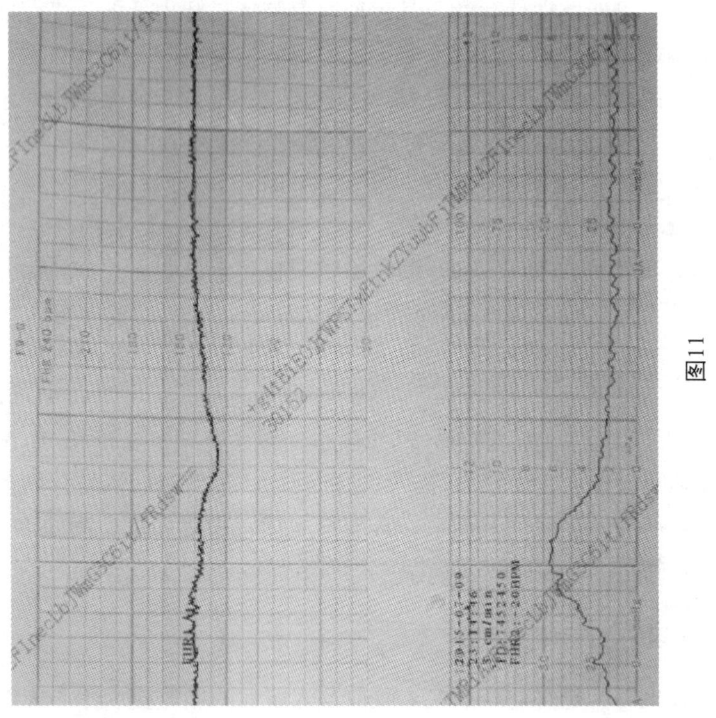

图11

（林立君　周容）

病案 12

病历摘要

患者，31 岁，$G_2P_0^{+1}$。LMP：2015 年 2 月 3 日；EDC：2015 年 11 月 10 日。因“停经 40 周，自觉胎动减少 2 天”于 2015 年 11 月 10 日 11：05 急诊入院。根据早孕 B 超核实孕周为 40 周。孕期经过顺利。2 天前患者自觉胎动减少，为进一步治疗，急诊入院。2 年前诊断为多囊卵巢综合征，口服“优思明”“达英－35”等治疗。

体格检查

T：36.7℃；P：100 次/分；R：20 次/分；BP：112/76 mmHg。内科查体无特殊。专科查体：宫高 32 cm，腹围 101 cm，胎方位 ROA，胎心率 151 次/分。骨盆外测量：坐骨结节间径 8.5 cm。无规律宫缩。阴道检查：头先露，－3，宫颈管居中位、质硬、消退 30％，宫口未开，内骨盆未见异常。估计胎儿体重 3500 g。

辅助检查

B 超（入院后）：胎方位 ROA，BPD 9.54 cm，FL 7.6 cm。胎盘附着于子宫前壁，厚 3.3 cm，成熟度Ⅱ级。AFV 3.2 cm，AFI 6.2 cm，无脐带绕颈。可见胎心搏动及胎动。

分娩经过与结局

考虑到羊水偏少，患者及其家属有阴道分娩的意愿，故行OCT。静脉滴注缩宫素后5分钟出现胎心延长减速（图12），立即行急诊剖宫产术，分娩壹活女婴，重3560 g，身长51 cm，Apgar评分：10—10—10分。胎盘大小约18 cm×20 cm×4 cm，重560 g。脐带绕腿1周，长60 cm；羊水清亮，约500 ml。新生儿回母婴同室观察。

胎监特征

基线胎心率130次/分，基线正常变异（中等变异，变异幅度6~25次/分）；无宫缩的情况下，出现一次胎心延长减速（PD波），胎心率最低达50次/分，持续时间在5分钟以上。

专家点评

该患者为初产妇，因羊水偏少行OCT，胎监提示无明显宫缩时即出现胎心延长减速波（持续5分钟以上），提示可能存在胎儿宫内缺氧，属于Ⅱ类胎监，应立即停止OCT。患者尚未临产，可以给予吸氧、左侧卧位进行宫内复苏。如果胎监无改善或者继续发展成为Ⅲ类胎监，宜行急诊剖宫产终止妊娠。与患者及其家属充分沟通后，患者及其家属选择行剖宫产立即终止妊娠。该患者胎儿宫内窘迫可能与脐带绕腿受压有关。

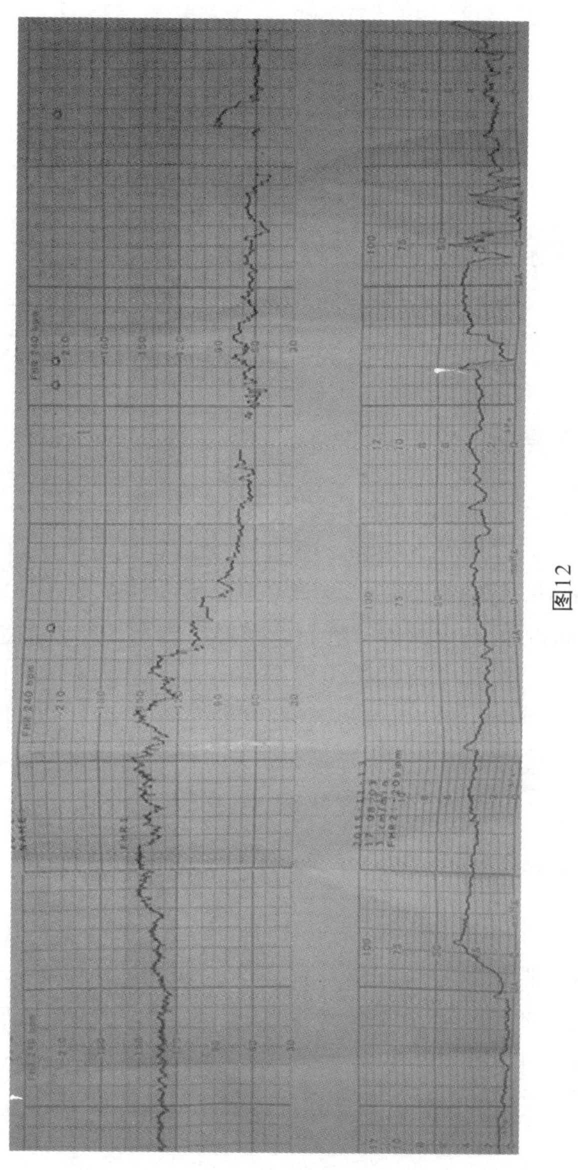

图12

（代莉　胡雅毅）

病案 13

病历摘要

患者 24 岁，G_1P_0。LMP：2015 年 2 月 28 日；EDC：2015 年 12 月 5 日。因“停经 33^{+5} 周，腹胀半个月，自觉胎动减少 2 天”于 2015 年 10 月 22 日 12：00 急诊入院。根据早孕 B 超核实孕周为 33^{+5} 周。患者孕 3^{+} 个月因“感冒，咳嗽”自服口服药后好转，具体用药不详；孕 5^{+} 个月阴道出现少许鲜血，无腹痛，于我院门诊检查，提示“先兆流产”，卧床休息 4 日后好转；半个月前开始出现不规律腹胀，无阴道流血流液，2 天前自觉胎动减少，为求进一步诊治，急诊入院。既往史无特殊。

体格检查

T：36.5℃；P：111 次/分；R：20 次/分；BP：128/70 mmHg。内科查体无特殊。专科查体：宫高 30 cm，腹围 90 cm，胎方位 LOP，胎心率 140 次/分。骨盆外测量：坐骨结节间径 8.5 cm。不规律宫缩。阴道检查：头先露，−3，宫颈管居后位、质软、消退 60%，宫口未开，内骨盆未见异常。估计胎儿体重 2300 g。

辅助检查

B 超（入院后）：胎方位 LOP，BPD 8.35 cm，FL 6.3 cm。胎

盘附着于子宫前壁，成熟度 0^+ 级。AFV 5.7 cm，胎儿脐带绕颈 1 周。可见胎心搏动及胎动。阴道 B 超提示：宫颈管长度 2.2 cm。

分娩经过与结局

患者入院后复查胎监示 NST 为有反应型，有较明显宫缩，给予硫酸镁抑制宫缩，地塞米松促胎肺成熟。患者于 2015 年 11 月 13 日（孕 36^{+6} 周）下午自诉胎动减少，反复胎监提示 NST 无反应型，可见延长减速（图 13）。与患者及其家属沟通后立即行剖宫产术，分娩壹活男婴，重 2515 g，身长 50 cm，Apgar 评分：10—10—10 分。胎盘大小约 18 cm×19 cm×2.5 cm，重 230 g。脐带扭曲 58 圈，长 60 cm，附着于胎盘旁中央。羊水清亮，约 500 ml。新生儿回母婴同室观察。

胎监特征

基线胎心率 150～155 次/分，胎心率基线正常（中等）变异（变异幅度 6～25 次/分）；宫缩后出现一次胎心延长减速（PD 波），持续 6 分钟，有不规律宫缩。

专家点评

该患者为初产妇，孕 36^{+6} 周，反复胎监提示 NST 无反应型，胎心率基线中等变异，偶发宫缩后出现一次延长减速，属于Ⅱ类胎监。可予左侧卧位、吸氧等宫内复苏措施，与患者及其家属沟通后，患者及其家属要求立即手术终止妊娠。分析该胎儿出现的 PD 波可能与脐带扭曲有关。

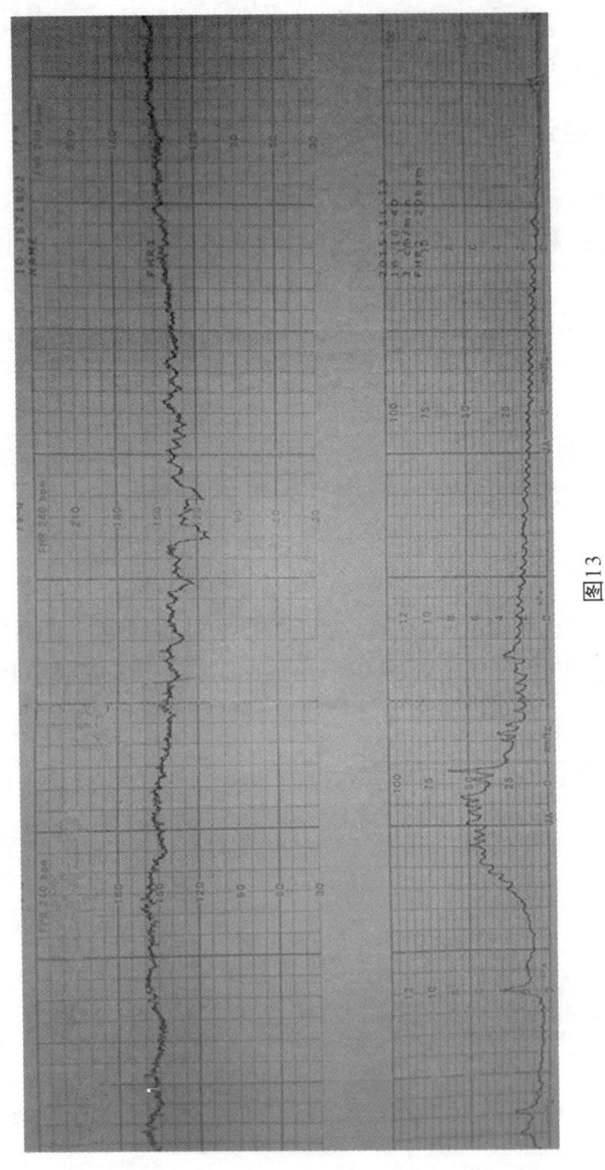

图13

（代莉　胡雅毅）

病案 14

病历摘要

患者 29 岁，G_1P_0。LMP：2014 年 6 月 4 日；EDC：2015 年 3 月 11 日。因“停经 39^{+1}周，下腹痛伴阴道血性分泌物 4 小时”于 2015 年 3 月 5 日 04：50 急诊入院。根据早孕 B 超核实孕周为 39^{+1} 周。孕早期阴道少许出血一次，予以肌内注射“黄体酮”，2 天后好转（具体用法及剂量不详）。孕中、晚期经过顺利。4 小时前出现阴道少量血性分泌物伴有不规律腹痛，无阴道流液，急诊以“先兆临产”收入院。既往史无特殊。

体格检查

T：36.6℃；P：82 次/分；R：20 次/分；BP：121/79 mmHg。内科查体无特殊。专科查体：宫高 33 cm，腹围 104 cm，胎方位 LOA，胎心率 143 次/分。骨盆外测量：坐骨结节间径 8 cm。不规律宫缩。阴道检查：头先露，−3～−2，宫颈管居中位、质软、消退 50%，宫口未开，内骨盆未见异常。估计胎儿体重 3200 g。

辅助检查

B 超（入院后）：胎方位 LOA，BPD 9.2 cm，FL 7.6 cm。胎盘附着于子宫后壁，厚 3.4 cm，成熟度Ⅰ$^{+}$～Ⅱ级。AFV 4.3 cm，

AFI 9.6 cm。可见胎心搏动及胎动。脐动脉 S/D 1.76。

分娩经过与结局

患者入院后常规监测胎心、胎动，于 2015 年 3 月 8 日 04：00 自发出现规律宫缩，15：05 胎膜自然破裂，羊水清亮，23：35 阴道检查发现宫口开大 2^{+} cm，羊水Ⅱ度污染，胎监提示 PD 波及可疑 LD 波（图 14）。与患者及其家属沟通后，行急诊剖宫产，23：57 分娩壹活男婴，重 3170 g，身长 49 cm，Apgar 评分：10—10—10 分。胎盘大小约 18 cm×17 cm×2.5 cm，重 489 g。脐带未见异常，长 46 cm，附着于胎盘中央。羊水Ⅲ度粪染，约 200 ml。新生儿回母婴同室观察。

胎监特征

基线胎心率 150～160 次/分，胎心率基线正常（中等）变异（变异幅度 6～25 次/分）；复发性晚期减速，伴一次延长减速；规律宫缩，宫维持续 60～70 秒，间隔 1～2 分钟，宫腔压力 50～60 mmHg。

专家点评

该患者为初产妇，在产程的潜伏期胎监提示中等变异，复发性晚期减速，伴一次延长减速，属于Ⅱ类胎监。考虑到患者产程尚在潜伏期，短期内无法经阴道分娩，经与患者及其家属充分沟通后，在给予宫内复苏措施（如吸氧、左侧卧位及静脉输注葡萄糖等）的同时行剖宫产终止妊娠。

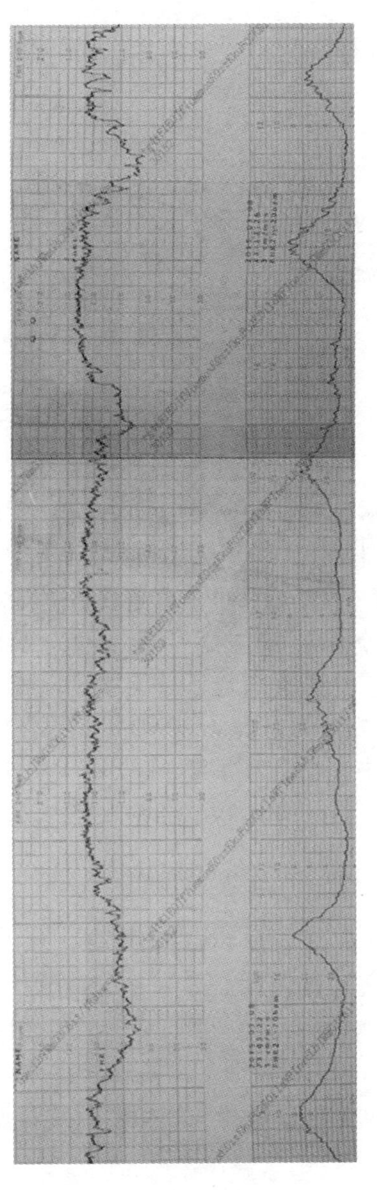

图14

（代莉　胡雅毅）

病案 15

病历摘要

患者 32 岁，$G_2P_0^{+1}$。LMP：2014 年 11 月 3 日；EDC：2015 年 8 月 10 日。因“停经 39^{+4} 周，规律腹痛 1^+ 小时”于 2015 年 8 月 7 日 03：50 急诊入院。根据早孕 B 超核实孕周为 39^{+4} 周。孕早期阴道有少量褐色分泌物，查孕酮偏低，予以“黄体酮”肌内注射至孕 3 个月，具体用法及剂量不详。孕期行口服糖耐量试验（OGTT）诊断为妊娠期糖尿病（GDM），经饮食控制血糖，自我监测血糖尚可。孕中、晚期无特殊。1^+ 小时前出现下腹部规律腹痛，4~5 分钟一次，持续约 30 秒，急诊入院。既往史无特殊。

体格检查

T：36.8℃；P：90 次/分；R：20 次/分；BP：134/84 mmHg。内科查体无特殊。专科查体：宫高 36 cm，腹围 108 cm，胎方位 LOA，胎心率 146 次/分。骨盆外测量：坐骨结节间径 8.3 cm。宫缩间歇 5~6 分钟，持续约 30 秒。阴道检查：头先露，−3，宫颈管居前位、质软、展平，宫口开大 3 cm，内骨盆未见异常。估计胎儿体重 3000 g。

辅助检查

B超（入院后）：胎方位 LOA，BPD 9.0 cm，FL 7.07 cm。胎盘附着于子宫前壁，厚 3.4 cm，成熟度Ⅰ$^{+}$级。AFV 5.2 cm，AFI 10.8 cm，胎儿脐带绕颈1周。可见胎心搏动及胎动。

分娩经过与结局

患者入院后常规监测胎心胎动，于入院当天（8月7日）08：30宫口开全，08：38开始出现频繁的变异减速和延长减速（图15）。于宫缩间期行人工破膜，羊水Ⅲ度粪染。阴道检查：宫口开全，头先露，+1，胎方位 LOP，与患者及其家属沟通后行急诊剖宫产术，于09：10分娩壹活男婴，体重3250 g，身长50 cm，Apgar评分：5（呼吸、心率、肌张力、反射及皮肤颜色均为1分）—10—10分。胎盘大小约18 cm×19 cm×3 cm，重507 g。脐带未见异常，长50 cm。羊水Ⅲ度粪染，约100 ml。新生儿转入儿科治疗。

胎监特征

基线胎心率150～160次/分，胎心率基线变异消失（即变异缺失）或/及微小变异（变异幅度≤5次/分）；复发性变异减速和延长减速；宫缩规律，宫缩持续60～70秒，间隔1～2分钟，宫腔压力100 mmHg。

专家点评

该患者为初产妇，在第二产程中基线胎心率处于正常范围，基线变异缺失或/及微小变异，伴复发性重度变异减速和延长减速，属于Ⅲ类胎监。羊水Ⅲ度粪染，提示急性胎儿宫内窘迫。阴道检查：头先露，+1。阴道助产较困难，立即急诊行剖宫产终止妊娠，并做好新生儿复苏抢救准备。在与患者及其家属沟通、行术前准备的同时，可给予患者吸氧及宫内复苏措施。对此类患者，新生儿建议行脐动脉血气分析，进一步了解宫内胎儿情况。

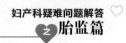

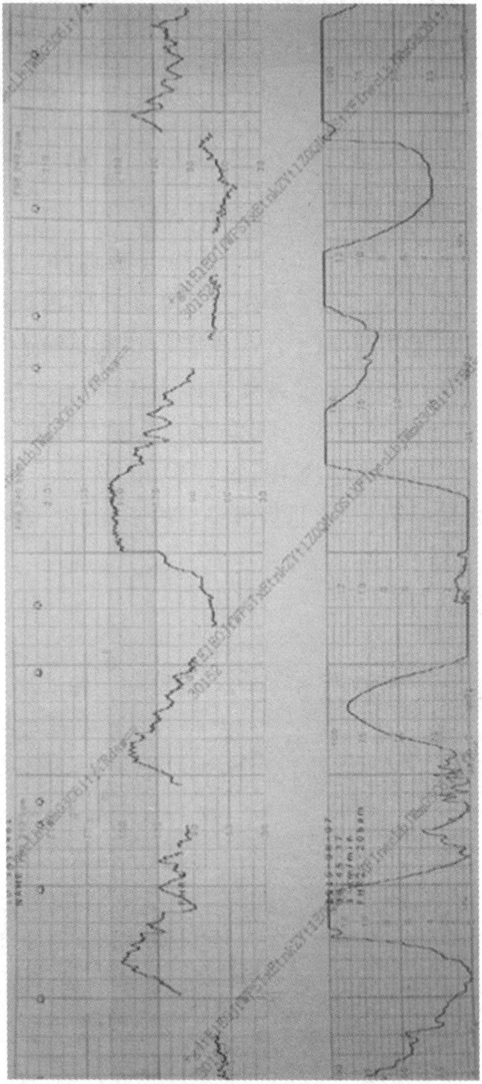

图15

（代莉　胡雅毅）

病案 16

病历摘要

患者 31 岁，$G_5P_1^{+3}$。LMP：2015 年 2 月 23 日；EDC：2015 年 11 月 30 日。因“停经 39^{+6} 周，要求入院待产”于 2015 年 11 月 29 日 14：40 平诊入院。患者孕期未建卡，未定期产检，孕期查血型为 RH 阴性，未行抗体滴度检查。现停经 39^{+6} 周，要求入院待产。自幼时智力障碍，学历为小学二年级，门诊以“血型 RH 阴性，足月孕”收入院。既往史无特殊。

体格检查

T：36.8℃；P：105 次/分；R：20 次/分；BP：128/92 mmHg。内科查体无特殊。专科查体：宫高 34 cm，腹围 91 cm，胎方位 LPO，胎心率 150 次/分。骨盆外测量：坐骨结节间径 8 cm。无宫缩。阴道检查：头先露，−3，宫颈管居后位、质中、消退 50%，宫口未开，内骨盆未见异常。估计胎儿体重 3000 g。

辅助检查

B 超（入院后）：胎方位 LOA，BPD 9.1 cm，FL 7.54 cm，胎盘附着于子宫前壁；厚 3.2 cm；成熟度 $Ⅰ^+$ 级。AFV 4.5 cm，AFI 13.8 cm。胎儿颈部未见脐带绕颈。脐动脉 S/D 2.3，有胎心

胎动。

分娩经过与结局

患者入院后监测胎心胎动，查血 RH 抗体滴度为 0，入院后第 1 天常规胎监时出现胎心延长减速，胎监如图 16。与患者及其家属沟通后行急诊剖宫产分娩壹活男婴，重 2930 g，身长 50 cm，Apgar 评分：10—10—10 分。胎盘大小约 16 cm×18 cm×4 cm，重 540 g。脐带扭转 40 周，近胎儿脐轮部变细明显，约 0.8 cm，脐带长 45 cm。羊水清亮，约 500 ml。脐动脉血 pH 值 7.23。新生儿回母婴同室。（产时留脐带血查血型及抗体滴度）

胎监特征

基线胎心率 130～140 次/分，胎心率基线中等（正常）变异（变异幅度 6～25 次/分）；出现一次延长减速，持续时间 6 分钟，胎心率最低时达 60 次/分，无宫缩规律。

专家点评

该患者为初产妇，胎监提示胎心率基线中等变异，无规律宫缩，伴一次延长减速，持续时间 6 分钟，属于Ⅱ类胎监。应嘱患者左侧卧位同时给予吸氧等宫内复苏措施，如果胎监无改善，甚至发展为Ⅲ类胎监，宜行急诊剖宫产终止妊娠。此患者尚未临产，短期内无法经阴道分娩，与家属充分沟通后，急诊剖宫产终止妊娠。

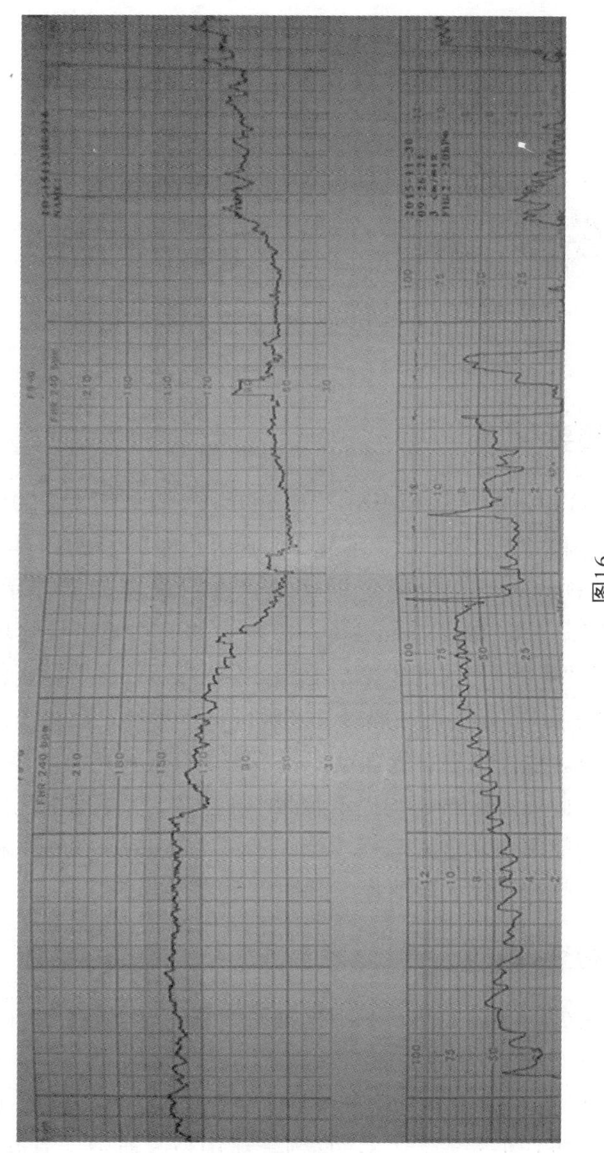

图16

（代莉　胡雅毅）

病案 17

病历摘要

患者 33 岁，G_1P_0。LMP：2014 年 5 月 5 日；EDC：2015 年 2 月 12 日。因“停经 39^{+4}周，不规律腹痛 3 小时”于 2015 年 2 月 6 日 09：01 急诊入院。孕期定期产检，查甲状腺功能提示 TSH 3.09 mU/L，FT_4 12.73 pmol/L，诊断为“亚临床甲状腺功能减退症”，予“优甲乐”口服，25 μg，qd，治疗后复查甲功正常。孕 30^+周产检时 B 超示头围、股骨长及腹围低于孕周，门诊予以加强营养、吸氧，输注丹参、葡萄糖、氨基酸，口服补充维生素、钙等处理 1 周，此后多次 B 超均提示胎儿小于孕周。3 小时前无明显诱因出现不规律腹痛，宫缩 7～8 分钟一次，每次持续 20～30 秒，急诊以“先兆临产”收入院治疗。既往史无特殊。

体格检查

T：36.7℃；P：88 次/分；R：20 次/分；BP：120/82 mmHg。内科查体无特殊。专科查体：宫高 31 cm，腹围 94 cm，胎方位 LOA，胎心 142 次/分。骨盆外测量：坐骨结节间径 8 cm。宫缩规律。阴道检查：头先露，－3，宫颈管居中位、质中、消退 40%，宫口未开，内骨盆未见异常。估计胎儿体重 2500 g。

辅助检查

B超（入院后）：胎方位 LOT，BPD 8.66 cm，HC 31.2 cm（约孕 34^{+6}周），FL 7.16 cm（约孕 36^{+}周），AC 32.1 cm（约孕 36 周）。胎盘附着于子宫前壁，厚 3.8 cm；成熟度 I^{+}级。AFV 5.0 cm，AFI 13.0 cm。提示胎儿小于孕周。心电图：窦性心律，未见明显异常。心脏彩超：心脏形态、结构及血流未见异常，左心室收缩功能测值正常。

分娩经过与结局

患者入院后常规待产，入院 8 天后自然临产，当天（2 月 14 日）09：10 宫口开大 4 cm 时行胎监（图 17），因胎监提示 CST 可疑，于宫缩间隙性行人工破膜，羊水Ⅲ度粪染，考虑胎儿宫内窘迫可能，向患者及其家属交代病情及风险后决定立即行急诊剖宫产，于 09：29 行剖宫产，09：34 娩出壹活女婴，重 2330 g，Apgar 评分：10—10—10 分。脐带未见明显异常，长 50 cm。羊水Ⅲ度粪染，约 200 ml。脐动脉血 pH 值 7.24。新生儿回母婴同室观察。

胎监特征

基线胎心率 150 次/分，胎心率基线变异缺失（振幅波动消失），无加速，宫缩规律，间隔 1～2 分钟，持续 50～60 秒。

专家点评

患者在第一产程中胎监为Ⅱ类胎监，胎心率基线变异缺失，无加速，结合前羊水Ⅲ度粪染，考虑有胎儿宫内窘迫的可能，如果继续待产，可能发生胎粪吸入综合征，胎儿宫内缺氧加重，预后不佳，需尽快终止妊娠，考虑患者短期内无法经阴道分娩，终止妊娠方式以急诊剖宫产为宜。

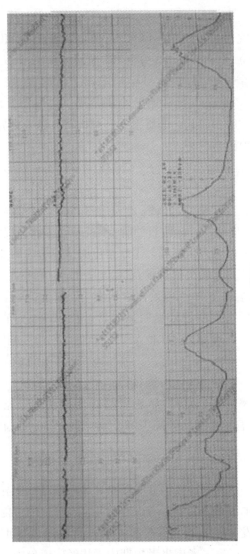

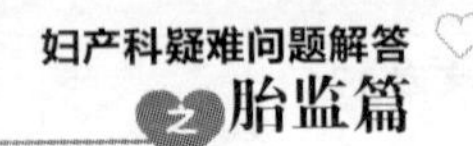

图17

（周圣涛　周容）

病案 18

病历摘要

患者 27 岁，G_1P_0。LMP：2014 年 6 月 6 日；EDC：2015 年 3 月 13 日。因“停经 40^{+2} 周，不规律下腹痛伴阴道血性分泌物 1^+ 天”于 2015 年 3 月 15 日 11：58 急诊入院。孕期建卡定期产检，经过顺利。1 天前出现不规律腹痛伴阴道少量血性分泌物，无明显阴道流液，急诊以“先兆临产”收入院。既往史无特殊。

体格检查

T：36.8℃；P：88 次/分；R：20 次/分；BP：115/67 mmHg。内科查体无特殊。专科查体：宫高 35 cm，腹围 98 cm。胎方位 LOA，胎心率 142 次/分。骨盆外测量：坐骨结节间径 8 cm。有不规律宫缩。阴道检查：头先露，－3，宫颈管居中位、质软、消退 80%，宫口未开，内骨盆未见异常。估计胎儿体重约 3500 g。

辅助检查

B 超（入院后）：胎方位 LOP，BPD 9.4 cm，FL 7.5 cm；胎盘附着于子宫前壁；厚 2.4 cm；成熟度Ⅱ级。AFV 6.2 cm，AFI 12.3 cm，胎儿脐带绕颈 1 周，有胎心胎动。

分娩经过与结局

患者入院后常规待产，于入院第二天（3 月 16 日）07：10 自然临产，于 11：18 宫口开大 3 cm 时行胎监（图 18），胎监提示早期减速，胎心率基线变异差，无加速，且宫缩差，行人工破膜了解羊水性状并加强宫缩，羊水Ⅱ～Ⅲ度污染，告知患者及其家属相关风险后患者及其家属选择行急诊剖宫产，于 11：40 行剖宫产，11：43 分娩壹活女婴，重 3470 g，Apgar 评分：10—10—10 分。脐带绕颈 1 周，松，长 55 cm。羊水Ⅲ度粪染，约 100 ml。脐动脉血 pH 值 7.21。新生儿回母婴同室观察。

胎监特征

潜伏期基线胎心率 160 次/分，胎心率基线变异缺失，无加速，有早期减速，宫缩欠佳。

专家点评

该患者系足月初产妇，进入产程后宫缩欠佳，且胎监为Ⅱ类胎监，伴胎心率基线变异缺失，无加速，建议行人工破膜加强宫缩了解羊水性状，若发现羊水Ⅲ度粪染且患者短期内无法经阴道分娩，宜尽早行剖宫产终止妊娠。

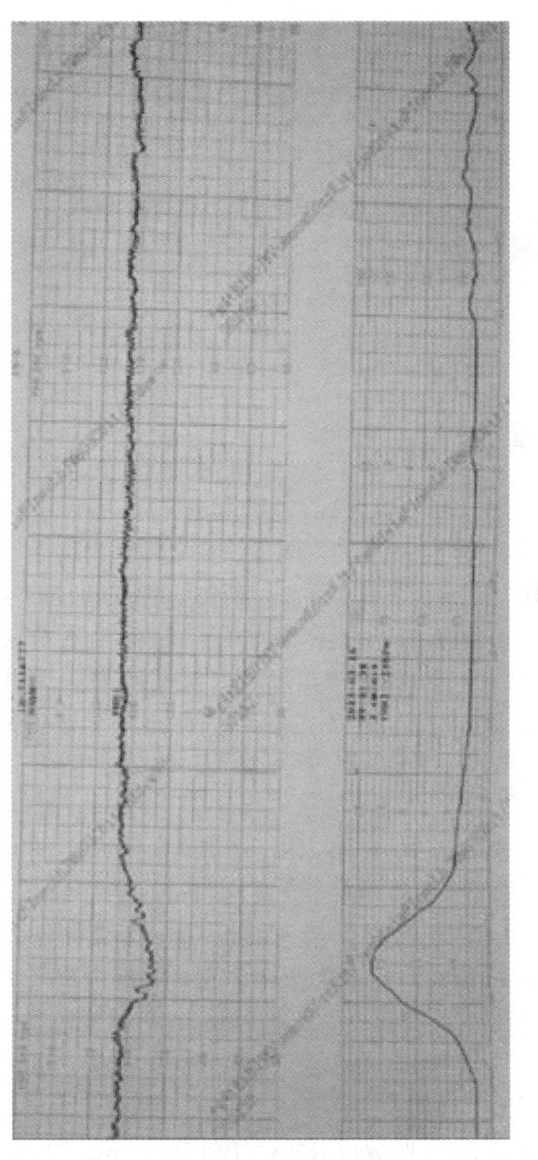

图18

（周圣涛　周容）

病案 19

病历摘要

患者 31 岁，G_1P_0。LMP：2014 年 5 月 14 日；EDC：2015 年 2 月 21 日。因“停经 39^{+5}周，阴道少量血性分泌物伴不规律腹痛 1 天”于 2015 年 2 月 16 日 08：35 急诊入院。孕期建卡定期产检，经过顺利。1 天前患者无明显诱因出现阴道少量血性分泌物伴不规律腹痛，宫缩 6～7 分钟一次，每次持续约 30 秒，无明显阴道流液，于我院就诊，急诊以“先兆临产”收入院。既往史无特殊。

体格检查

T：36.7℃；P：84 次/分；R：20 次/分；BP：116/79 mmHg。内科查体无特殊。专科查体：宫高 36 cm，腹围 98 cm，胎方位 ROA，胎心率 133 次/分。骨盆外测量：坐骨结节间径 8.2 cm。宫缩不规律。阴道检查：头先露，－3，宫颈管居中位、质软、消退 90%，宫口未开，内骨盆未见异常。估计胎儿体重约 3600 g。

辅助检查

B 超（入院后）：胎方位 ROA，BPD 9.8 cm，FL 7.5 cm。胎盘附着于子宫后壁，厚 3.4 cm，成熟度 Ⅰ$^{+}$ 级。AFV 5.3 cm，AFI 14.8 cm，未见脐带绕颈。有胎心胎动。

分娩经过与结局

患者入院后常规待产，入院 8 小时后宫缩规律，宫口开大 3 cm，胎监如图 19 所示，孕妇于当日 23：52 顺娩壹活男婴，重 3430 g，Apgar 评分：10—10—10 分。脐带未见明显异常，长 54 cm。后羊水Ⅲ度粪染。脐动脉血 pH 值 7.24，新生儿回母婴同室观察。

胎监特征

基线胎心率 140 次/分，胎心率基线中等变异（正常变异，变异幅度 10～25 次/分），胎心加速欠佳，宫缩规律，间隔 3～4 分钟，持续 50～60 秒。

专家点评

该患者系足月初产妇，进入产程后胎监示 CST 阴性，变异好，加速欠佳，为Ⅰ类胎监，给予宫内复苏措施后复查胎监，必要时可行人工破膜了解羊水性状，若羊水正常则可继续阴道试产，但仍需严密监测胎心变化及产程进展。

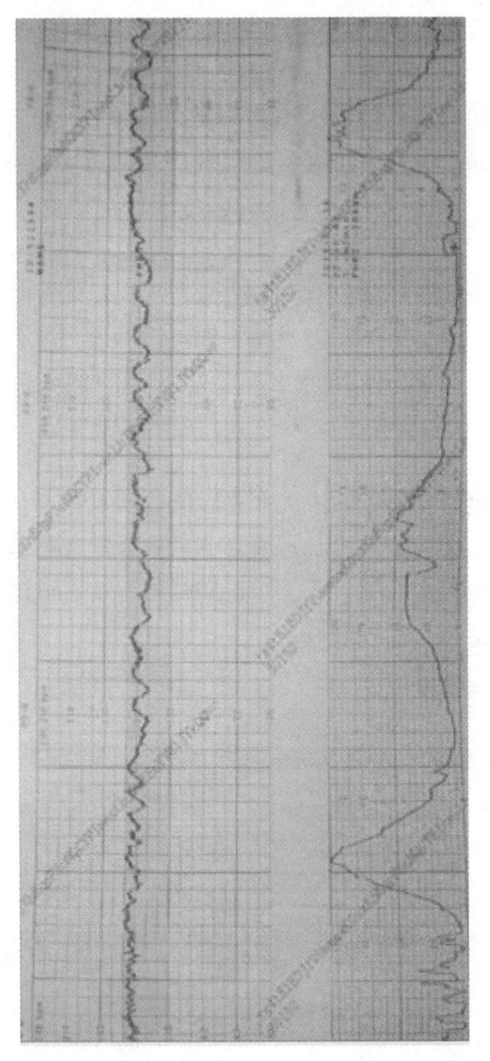

图19

（周圣涛　周容）

病案 20

病历摘要

患者 32 岁，G_1P_0。LMP：2014 年 9 月 11 日；EDC：2015 年 6 月 18 日。因“停经 40^{+4}周，阴道流液 1 小时”于 2015 年 6 月 22 日 02：20 急诊入院。孕期建卡，定期产检，孕期血常规提示小细胞低色素性贫血，行地中海贫血基因筛查提示 β 珠蛋白生成障碍性贫血（β 地中海贫血），孕 24^{+} 周 B 超提示胎儿永久性右脐静脉。现停经 40^{+4}周，1 小时前无明显诱因出现阴道流液，量约 100 ml，粪染，伴不规律腹痛，遂于我院急诊科就诊。考虑羊水Ⅲ度粪染，急诊收入我科。既往史无特殊。

体格检查

T：36.5℃；P：74 次/分；R：20 次/分；BP：114/74 mmHg。内科查体无特殊。专科查体：宫高 33 cm，腹围 96 cm，胎方位 LOA，胎心率 145 次/分。骨盆外测量：坐骨结节间径 8.5 cm。不规律宫缩。阴道检查：头先露，−3～−2，宫颈管居中位、质中、消退 100%，宫口开大 1 cm，阴道内见少量黄绿色液体流出，内骨盆未见异常。估计胎儿体重 3300 g。

辅助检查

B超（入院后）：胎方位 LOA，BPD 9.4 cm，HC 33 cm，FL 7.1 cm，AC 33.1 cm；胎盘附着于子宫前壁，厚3.5 cm；成熟度Ⅰ$^{+}$级；AFV 3.2 cm，AFI 6.2 cm；胎儿颈部未见脐带绕颈，脐动脉 S/D 1.86，有胎心胎动，胎心率158次/分，心律齐。

分娩经过与结局

患者入院后胎监如图20所示，宫口开大1 cm，羊水Ⅲ度粪染，考虑可能胎儿宫内窘迫，患者短期内无法经阴道分娩，告知患者及家属相关风险后于03：50行剖宫产，03：54分娩壹活男婴，重2925 g，Apgar评分：10—10—10分。脐带未见明显异常，长50 cm。羊水Ⅲ度粪染，约600 ml。脐动脉血pH值7.23。新生儿回母婴同室观察。

胎监特征

基线胎心率150次/分，胎心率基线变异缺失，无加速，宫缩后见可疑LD波；宫缩规律，强度强，间隔2～3分钟，持续70～80秒。

专家点评

患者足月妊娠胎膜早破，宫口开大1 cm，羊水Ⅲ度粪染，胎监提示宫缩后可疑胎心晚期减速，CST可疑，变异加速差，为Ⅱ类胎监，考虑胎儿宫内窘迫可能。患者短期内无法经阴道分娩，立即手术终止妊娠是正确选择。

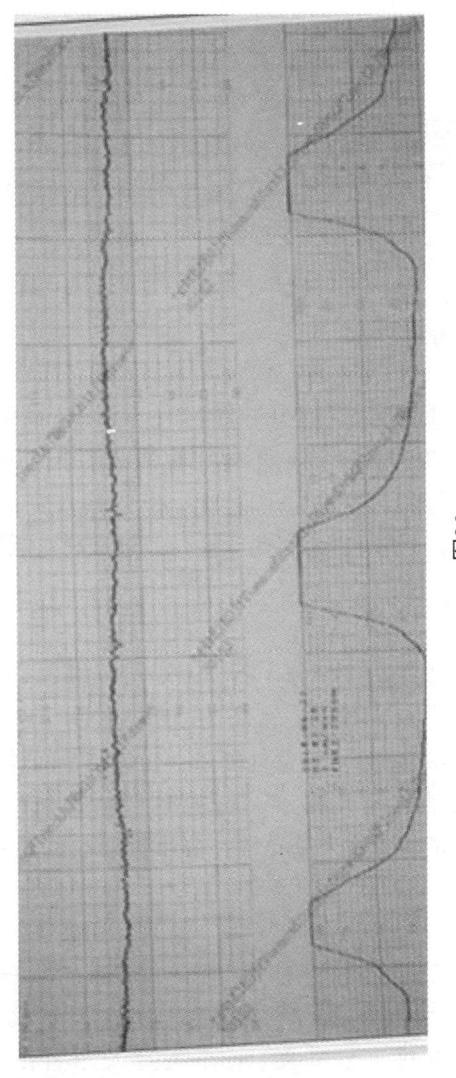

图20

（周圣涛　周容）

病案 21

病历摘要

患者 31 岁，$G_3P_0^{+2}$。LMP：2014 年 5 月 22 日；EDC：2015 年 3 月 1 日。因“停经 41 周，不规律腹痛 20^+ 小时，阴道血性分泌物 4^+ 小时”于 2015 年 3 月 5 日 11：25 急诊入院。孕早期彩超核实孕 40 周无误。孕期建卡定期产检，经过顺利。既往史无特殊。

体格检查

T：36.9℃；P：110 次/分；R：20 次/分；BP：111/66 mmHg。内科查体无特殊。专科查体：宫高 33 cm，腹围 104 cm，胎方位 LOA，胎心率 142 次/分。骨盆外测量：坐骨结节间径 8 cm。不规律宫缩。阴道检查：头先露，－3，宫颈管居中位、质软、消退 80%，宫口未开，内骨盆未见异常。估计胎儿体重 3600 g。

辅助检查

B 超（入院后）：胎方位 LOA，BPD 9.66 cm，HC 34.3 cm，FL 7.6 cm，AC 36.6 cm。胎盘附着于子宫左侧壁及后壁，厚 3.4 cm，成熟度Ⅱ级。AFV 8.1 cm，AFI 24.9 cm，胎儿颈部未见脐带绕颈。脐动脉 S/D 2.37，有胎心胎动。

分娩经过与结局

患者入院后常规待产，于入院后第三天（3 月 8 日）00：00 自然临产，02：00 胎膜自破，见羊水Ⅲ度粪染，行胎监如图 21 所示。阴道检查：宫口开大 1^{+} cm，头先露−2，告知患者及其家属短期内无法经阴道分娩及继续待产相关风险后患者及其家属要求剖宫产，于 03：09 行剖宫产，03：12 分娩壹活男婴，重 3790 g，Apgar 评分：10—10—10 分。脐带未见异常，长 70 cm。羊水Ⅲ度粪染，约 500 ml。脐动脉血 pH 值为 7.25。新生儿回母婴同室观察。

胎监特征

基线胎心率 150 次/分，胎心率基线微小变异（变异幅度≤5 次/分），加速差，有可疑晚期减速，宫缩规律，但不协调，间隔 1～3 分钟，持续 60～70 秒。

专家点评

该患者为足月初产妇，临产后胎监提示 CST 可疑，变异加速差，有可疑晚期减速，为Ⅱ类胎监，结合羊水Ⅲ度粪染，短期内无法经阴道分娩，急诊手术终止妊娠是正确的选择。

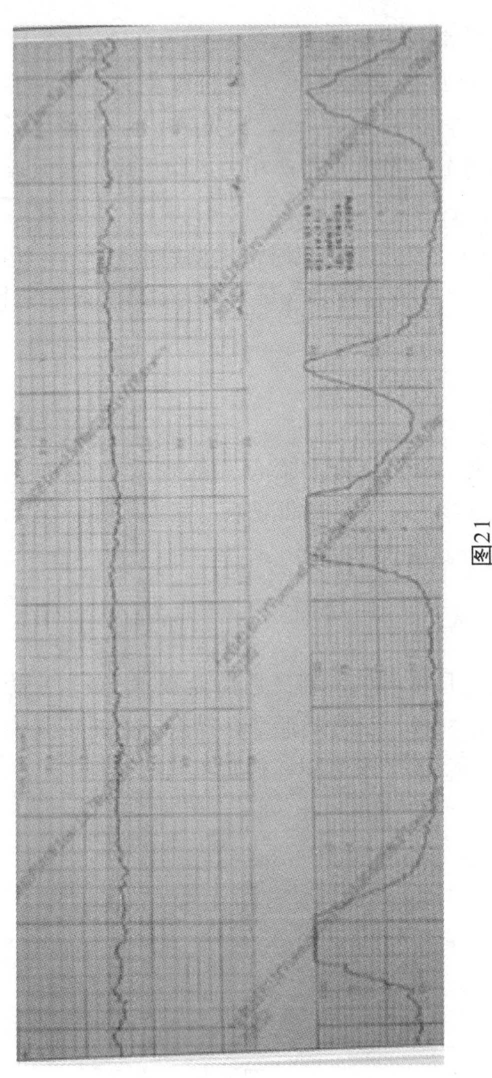

图21

（周圣涛　周容）

病案 22

病历摘要

患者 35 岁，G_2P_1。LMP：2015 年 2 月 28 日；EDC：2015 年 12 月 5 日。因“停经 40^{+3}周，不规则下腹痛 7 小时”于 2015 年 12 月 8 日 16：00 急诊入院。月经平素规律，孕期未产检。7 小时前出现下腹不规则痛，宫缩持续 10～20 秒，间隔 10～15 分钟，不伴阴道流血及流液，考虑“先兆临产”急诊入院。5 年前顺产壹活男婴，现健在。既往史无特殊。

体格检查

T：36.9℃；P：80 次/分；R：20 次/分；BP：119/78 mmHg。内科查体无特殊。专科查体：宫高 32 cm，腹围 93 cm，胎方位 LOA，胎心率 142 次/分；宫缩间歇 10～15 分钟，持续 10～20 秒。骨盆外测量：坐骨结节间径 9 cm。阴道检查：头先露，－2，宫颈管居中位、质软、消退 50%，宫口开大 1 指。内骨盆未见异常。估计胎儿体重 3200 g。

辅助检查

B超（入院后）：胎方位 ROA，BPD 9.05 cm，FL 6.9 cm，AC 33.49 cm；AFV 7.99 cm，AFI 24.96 cm，胎盘附着于子宫前

壁，成熟度Ⅱ级，有胎心胎动。

分娩经过与结局

患者入院后胎监提示 NST 有反应型，入院当日（12 月 8 日）20：45 因宫口开大 3^{+} cm 入产房待产，21：40 行分娩镇痛，22：00 胎膜自破，羊水清亮。22：50 宫口开全，入分娩室后胎监示胎心率 70 次/分，经吸氧、左侧卧位等宫内复苏措施后胎心未恢复，宫缩后反复出现胎心减速（图 22）。立即行阴道检查：宫口开全，头先露，+2，胎方位 ROP，胎膜已破，检查时见淡红色血性羊水流出，量约 200 ml；未扪及脐带。于 23：05 行产钳助产，一次成功，娩出壹女婴，重 3000 g，新生儿肤色苍白，听诊未闻及心跳，无肌张力及呼吸，考虑死产。新生儿科医生气管插管吸出较多血性羊水，并予胸外按压、脐静脉注射肾上腺素等治疗，抢救 30 分钟，心跳未恢复，患者及其家属放弃抢救。后羊水血性，羊水总量约 1000 ml。无脐带扭转。胎盘、胎膜自娩，查胎盘边缘及脐带附着处灶性剥离，见少许凝血块压迹。脐带附着于胎膜上，在胎膜上走行约 6 cm，从胎盘边缘插入。脐带根部可见脐血管破裂口，长约 2 mm，有暗红色血液流出，并见凝血块附着。胎监如图 22 所示。

胎监特征

基线胎心率不稳定，基线变异缺失或/及微小变异（变异幅度≤5 次/分）；宫缩后胎心减速，最低达 60 次/分，且恢复缓慢；宫缩间隔 1 分钟，持续 60 秒，宫腔压力超过 100 mmHg。

专家点评

患者在第二产程出现复发性晚期胎心减速，伴胎心率基线变异缺失或/及微小变异，属Ⅲ类胎监；同时伴有血性羊水，无论考虑胎盘早剥或脐血管破裂所致的胎儿宫内窘迫，均应立即结束分娩。该患者在发现胎心明显减速后以产钳助产，该处理是正确的。从产后胎盘检查结果分析，胎儿死产与脐带血管前置、破裂有关。该患者孕期未正规产检，未能早期发现血管前置，如能在孕期早期发现血管前置，择期行剖宫产，则可避免死产的发生。

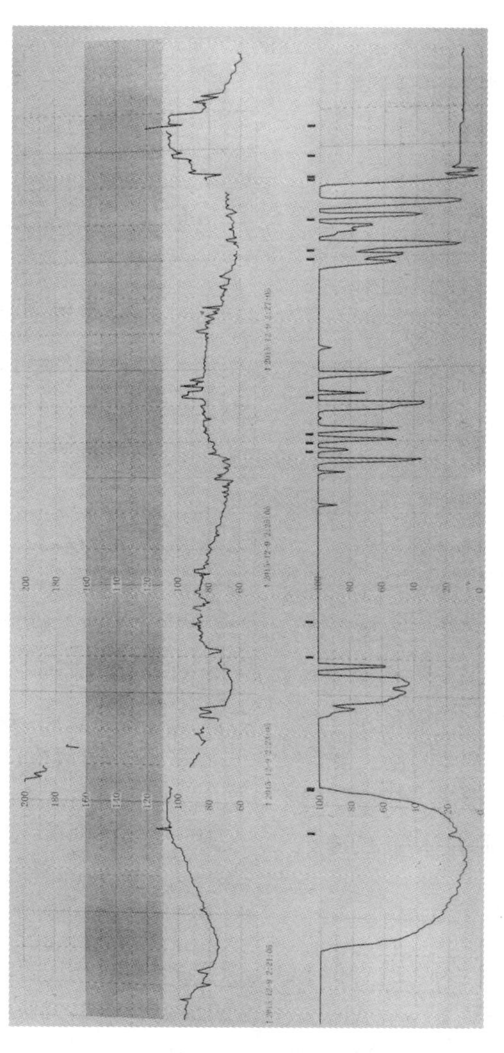

图22

（明芳　周容）

病案 23

病历摘要

患者 27 岁，G_1P_0。LMP：2015 年 3 月 6 日；EDC：2015 年 12 月 11 日。平素月经规律，因“停经 39^{+5} 周，下腹阵痛 3 小时”于 2015 年 12 月 9 日 06：30 急诊入院。孕期定期产检，彩超提示帆状胎盘，血管前置。既往史无特殊。

体格检查

T：36.8℃；P：82 次/分；R：20 次/分；BP：125/86 mmHg。内科查体无特殊。产科检查：宫高 29 cm，腹围 85 cm，胎方位 LOA，已衔接，宫缩间隔 5～6 分钟，持续 25～30 秒，胎心率 140 次/分。骨盆外测量：坐骨结节间径 9 cm。阴道检查：头先露，−2，宫颈管居中位、质中、展平，宫口开大 2 cm，内骨盆未见明显异常。估计胎儿体重 2700 g。

辅助检查

B 超（入院后）：胎方位 LOA，BPD 9 cm，FL 7.05 cm，AC 31.26 cm；AFV 3 cm，AFI 8 cm。胎盘附着于子宫后壁，成熟度Ⅱ级。有胎心胎动。入院后胎监如图 23 所示。

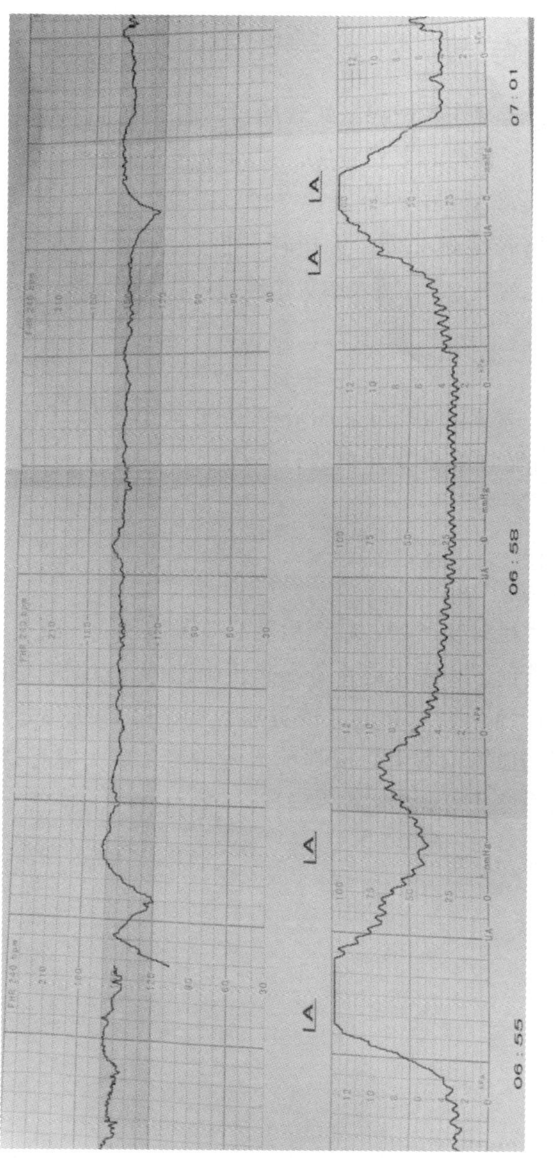

图23

分娩经过与结局

考虑到患者孕期彩超提示帆状胎盘，血管前置，入院后胎监提示有规律宫缩，伴胎心变异减速，立即行急诊剖宫产，娩出壹活女婴，重 2580 g，Apgar 评分：10—10—10 分。羊水Ⅰ度污染，量约 650 ml。脐带绕颈 2 周，无扭转。胎盘、胎膜自娩完整，脐带走行在胎膜上约 3 cm 后插入胎盘边缘。

胎监特征

基线胎心率 145 次/分，胎心率基线微小变异（变异幅度≤5 次/分），宫缩时胎心变异减速；宫缩规律，间隔 5～6 分钟，宫缩持续 25～30 秒。

专家点评

该患者系足月初产妇，临产后胎心监测出现变异减速，且有帆状胎盘、血管前置，手术终止妊娠是正确选择。根据中华医学会妇产科学分会产科学组发布的《前置胎盘的临床诊断与处理指南》，对诊断明确的血管前置者，应提前入院待产，床头应有特殊标识，并择期剖宫产终止妊娠。

（明芳　周容）

病案 24

病历摘要

患者 32 岁，G_1P_0。LMP：2014 年 11 月 28 日；EDC：2015 年 9 月 4 日。平素月经规律，因“停经 40^{+1}周，下腹阵痛半小时”于 2015 年 9 月 5 日 09：30 入院。孕期建卡定期产检，经过顺利。既往史无特殊。

体格检查

T：36.9℃；P：70 次/分；R：20 次/分；BP：112/77 mmHg。内科检查无特殊。产科检查：宫高 30 cm，腹围 101 cm；胎方位 LOA，已衔接，宫缩间隔 3 分钟，持续 25～30 秒，胎心率 140 次/分。骨盆外测量：坐骨结节间径 9 cm。阴道检查：头先露，－2，宫颈管质中、消退 100％，宫口开大 1 指，内骨盆未见异常。估计胎儿体重 3200 g。

辅助检查

B 超（入院后）：胎方位 LOA，BPD 9.42 cm，FL 6.93 cm，AC 33.25 cm；AFV 3.5 cm，AFI 12.6 cm。胎盘附着于子宫后壁，成熟度Ⅱ级。有胎心胎动。

分娩经过与结局

患者入院后于09：28行胎监（图24－1），给予吸氧后于10：16再次复查胎监（图24－2），告知患者胎儿有宫内窘迫可能，患者及其家属要求继续试产，并给予持续吸氧、静脉滴注葡萄糖注射液及平衡液。12：50宫缩加强，间隔1～2分钟，持续50秒，阴道检查：宫口扩张4 cm，胎膜自破，羊水Ⅲ度粪染，头先露，0，再次告知患者及其家属胎儿有宫内窘迫，继续待产可能发生死产、新生儿死亡等风险。于13：10行急诊剖宫产术，13：13顺娩壹活女婴，重3330 g，Apgar评分：10—10—10分。脐带未见明显异常，长25 cm。羊水Ⅲ度粪染，约200 ml。脐动脉血pH值7.20，新生儿回母婴同室观察。

胎监特征

患者入院时基线胎心率160次/分，胎心率基线微小变异（变异幅度≤5次/分），宫缩后出现晚期减速（图24－1）；吸氧后复查胎监，基线胎心率仍为160次/分，胎心率基线微小变异，仍有晚期减速（图24－2）；胎动次数少，胎动后胎心加速不明显；宫缩较规律，宫缩间隔3～4分钟，持续50～60秒，宫腔压力30～40 mmHg。

专家点评

从给出的胎监图可以看出，胎儿在刚临产时就存在胎心变异差，在较弱的宫缩后出现了胎心晚期减速，提示胎儿宫内窘迫。给予吸氧等宫内复苏措施后胎儿缺氧不能缓解，胎心变异仍差，仍有胎心晚期减速，应及时终止妊娠。及时行剖宫产是正确的处理。对产程中有胎儿宫内窘迫者或可疑胎儿宫内窘迫者，建议新生儿出生后立即抽脐动脉血进行血气分析，明确是否存在酸碱平衡失调，这对出生后新生儿的进一步处理很有帮助。

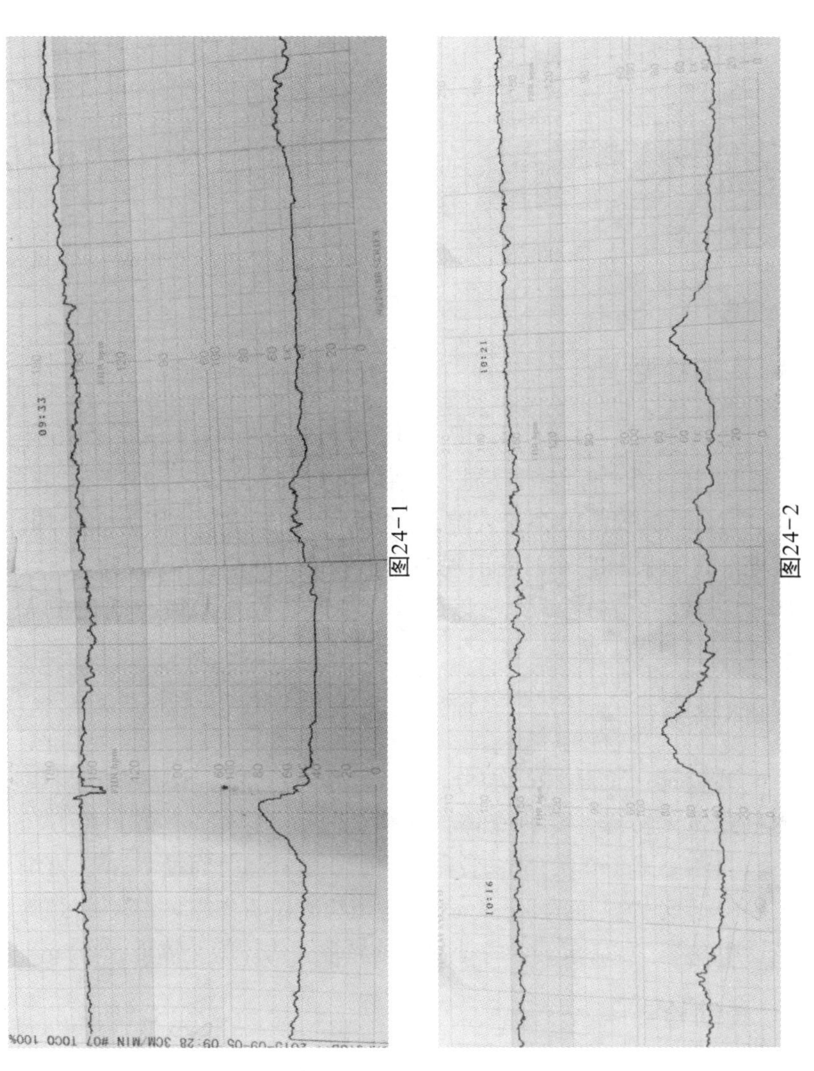

图24-1

图24-2

（明芳　周容）

病案 25

病历摘要

患者 30 岁，G_1P_0。LMP：2014 年 12 月 6 日；EDC：2015 年 9 月 13 日。因“停经 41^{+1} 周，规律下腹痛伴见红 2^+ 小时”于 2015 年 9 月 20 日 07：10 急诊入院。根据早孕 B 超核实孕周为 39^{+4} 周。孕期经过顺利。2^+ 小时前出现规律下腹痛，间隔 4～5 分钟，持续 30～40 秒，至本院就诊，急诊以“临产”收住入院。既往史无特殊。

体格检查

T：36.6℃；P：92 次/分；R：20 次/分；BP：109/66 mmHg。内科查体无特殊。专科查体：宫高 32 cm，腹围 94 cm，胎方位 LOT，胎心率 140 次/分。骨盆外测量：坐骨结节间径 8 cm。宫缩间隔 4～5 分钟，持续 30～40 秒。阴道检查：头先露，−2，宫颈管消退 100%，宫口未开，内骨盆未见异常。估计胎儿体重 3200 g。

辅助检查

B 超（入院后）：胎方位 LOT，BPD 9.5 cm，FL 7.3 cm。胎盘附着于子宫后壁，厚 3.7 cm；成熟度Ⅰ～Ⅱ级。AFV 5.0 cm，AFI 13.8 cm；胎儿脐带绕颈 1 周，脐动脉 S/D 2.2，有胎心胎动。

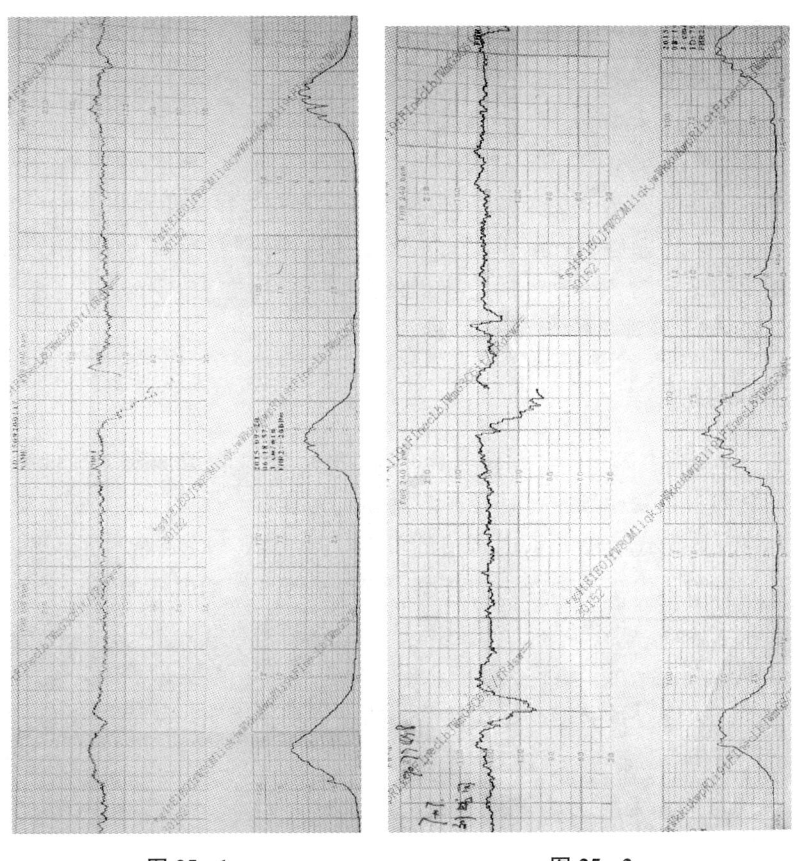

图 25－1　　图 25－2

分娩经过与结局

患者入院后立即行胎监，提示散在的重度 VD 波（图 25－1），经吸氧、左侧卧位及输液后，胎心变异减速仍然存在，且为复发性（图 25－2）。考虑到患者为初产妇，短期内无法经阴道分娩，与患者及其家属交代相关风险后，于入院 1 小时 30 分钟后行急诊剖宫产，分娩壹活男婴，重 2625 g，Apgar 评分：10—10—10 分。胎儿脐带绕颈 1 周。羊水Ⅲ度粪染，约 150 ml。脐动脉血 pH 值

7.25。新生儿科医师到场评估，因新生儿出生后一般情况好，回母婴同室继续观察。

胎监特征

基线胎心率150次/分，胎心率基线中等变异（变异幅度5～10次/分）；宫缩后出现散在的变异减速（图25－1）及复发性的胎心变异减速（图25－2），胎心率最低至70次/分左右；有规律宫缩，间隔2～3分钟，持续70～80秒。

专家点评

从胎监图25－1、图25－2可以看出，胎儿在潜伏期即出现复发性的胎心变异减速，且经宫内复苏后无缓解，很可能存在脐带受压情况，考虑有胎儿宫内窘迫的可能，属于ACOG指南中的CST Ⅱ类胎监。由于该患者为初产妇，宫口未开，短期内不能经阴道分娩，故选择急诊剖宫产终止妊娠，围生儿结局良好。术中证实羊水过少（约150 ml）。羊水对母儿均有保护作用，羊水过少时，宫缩时就有可能导致脐带受压，使胎儿的血供受到影响，从而导致胎儿宫内窘迫。

（杨艳　周容）

病案 26

病历摘要

患者 29 岁，G_1P_0。LMP：2014 年 12 月 6 日；EDC：2015 年 9 月 13 日。因“停经 40 周，不规律腹痛 11 小时”于 2015 年 9 月 12 日 15：45 入院。早孕 B 超核实孕周无误。孕期经过顺利。11 小时前出现不规律腹痛，间隔约 30 分钟，3 小时前腹痛变频，间隔 10～15 分钟，持续 10～15 秒，考虑“先兆临产”收入住院。既往史无特殊。

体格检查

T：36.2℃；P：96 次/分；R：20 次/分；BP：113/82 mmHg。内科查体无特殊。专科查体：宫高 31 cm，腹围 90 cm，胎方位 LOA；胎心率 140 次/分。骨盆外测量：坐骨结节间径 8.5 cm。宫缩间隔 5～10 分钟，持续 10～15 秒。阴道检查：头先露，−3，宫颈管居中、质中、消退 90%，宫口未开，内骨盆未见异常。估计胎儿体重 3000 g。

辅助检查

B 超（入院后）：胎方位 LOA，BPD 9.3 cm，FL 7.5 cm；胎盘附着于子宫后壁，厚 3.6 cm；成熟度 Ⅰ$^{+}$ 级。AFV 5.2 cm，

AFI 13.5 cm，脐动脉 S/D 2.6，有胎心胎动。

分娩经过与结局

患者入院后监测胎心胎动，评估骨盆及胎儿大小，向患者及其家属告知病情，其选择阴道试产，于 9 月 13 日 00：50 自然临产，宫缩间隔 2～3 分钟，持续 30～45 秒。阴道检查：头先露，−2，宫颈管居中、质中、消退 100%，宫口开大 4 cm，前羊膜囊突出。于 02：37 胎监示宫缩时胎心率明显下降，最低至 60 次/分且持续不恢复（图 26）。阴道检查：宫口开大 6 cm，头先露 0，予吸氧、左侧卧位，上推胎头（图 26 箭头标记处），胎心减速不缓解。于 2：52 行急诊剖宫产，02：55 娩出壹活女婴，重 2730 g，Apgar 评分：10—10—10 分。脐带长 30 cm。羊水清亮，约 400 ml。脐动脉血 pH 值 7.23。新生儿科医师到场评估，新生儿出生后一般情况好，回母婴同室继续观察。

胎监特征

基线胎心率 120 次/分，胎心率基线微小变异（变异幅度≤5 次/分）；宫缩后出现 PD 波，胎心最低仅 50～60 次/分；子宫收缩强，间隔 1.5 分钟，持续约 1 分钟，宫腔压力 80～90 mmHg。

专家点评

患者在产程中出现胎心率持续下降，最低至 50～60 次/分，伴有胎心率基线微小变异，提示胎儿存在宫内窘迫；此类胎监属Ⅱ类，经上推胎头后胎心仍不恢复，且宫口开大仅 6 cm，短期内不能经阴道分娩，立即行剖宫产结束分娩是正确的选择。从手术中的情况分析，胎心持续不能恢复，可能与脐带过短（仅 30 cm）、胎头在下降过程中脐带受压有关。

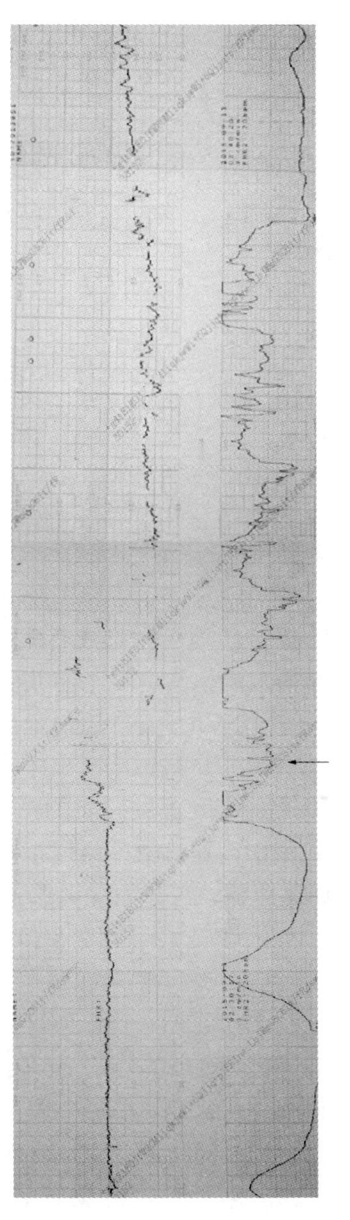

图26

（杨艳　周容）

病案 27

病历摘要

患者 31 岁，G_1P_0。LMP：2014 年 12 月 22 日；EDC：2015 年 9 月 29 日。因“停经 38^{+2} 周，不规律腹痛 3^+ 天”于 2015 年 9 月 16 日 09：55 入院。早孕 B 超核实孕周无误。患者因配偶精液异常，行人工受精。孕 13 周 B 超提示：双绒毛膜双羊膜囊双胎。孕 20 周 B 超检查发现：宫内双胎，其中一个胎儿已死亡。由当地医院转诊至我院，B 超提示：存活儿大脑中动脉血流频谱及心脏超声未见明显异常。孕 26^+ 周 OGTT（2015 年 6 月 23 日）：空腹血糖 5.5 mmol/L，餐后 1 小时血糖 12.2 mmol/L，餐后 2 小时血糖 9.7 mmol/L。诊断为妊娠期糖尿病（GDM），予糖尿病饮食控制血糖。3^+ 天前出现不规律腹痛，考虑“先兆临产”收住入院。既往史无特殊。

体格检查

T：37℃；P：85 次/分；R：20 次/分；BP：145/62 mmHg。内科查体无特殊。专科查体：宫高 31 cm，腹围 93 cm，胎方位 LOP，胎心率 140 次/分。骨盆外测量：坐骨结节间径 8 cm。不规律宫缩。阴道检查：头先露，－3，宫颈管居中、质软、消退 90%，宫口未开，内骨盆未见异常。估计胎儿体重 3100 g。

辅助检查

B超（入院后）：宫内双胎（一胎存活一胎死亡）。存活儿：胎方位 LOA，BPD 9.0 cm，HC 32.0 cm，FL 7.1 cm，AC 32.4 cm；AFV 4.8 cm，AFI 10.5 cm；胎儿脐带绕颈 1 周，脐动脉 S/D 2.45。羊膜腔左下方紧贴子宫前壁处查见另一变形胎儿样回声，未见胎心搏动。

分娩经过与结局

患者入院后监测胎心胎动，空腹及三餐后 2 小时血糖，予糖尿病管理，血糖控制良好。于入院后第一天（2015 年 9 月 17 日）15：30 述阴道异物感，查体见纸样胎儿部分脱出至阴道口，立即转至产房，于 16：08 娩出壹死胎，纸片样，苍白腐朽，结扎脐带后继续待产。患者宫缩不规律，阴道检查：宫口开大 2 cm，头先露−1，未破膜。予人工破膜，羊水清亮。观察 30 分钟后，宫缩仍不规律，遂予缩宫素静脉滴注促宫缩，19：19 宫口开全，20：14 胎监发现宫缩后胎心率下降，最低至 60 次/分。经左侧卧位、吸氧等宫内复苏措施后胎心有恢复趋势（图 27）。阴道检查：胎方位正枕前位，先露+3，可扪及胎儿双耳，向患者及其家属交代病情后在会阴侧切下于 20：19 行产钳助产，一次成功，分娩壹活女婴，重 2800 g，Apgar 评分：10—10—10 分。脐带绕颈 1 周。胎盘胎膜完整娩出。后羊水清亮，约 150 ml。未见异常。脐动脉血 pH 值 7.22。新生儿科医生到场评估，因新生儿出生后一般情况好，回母婴同室继续观察。

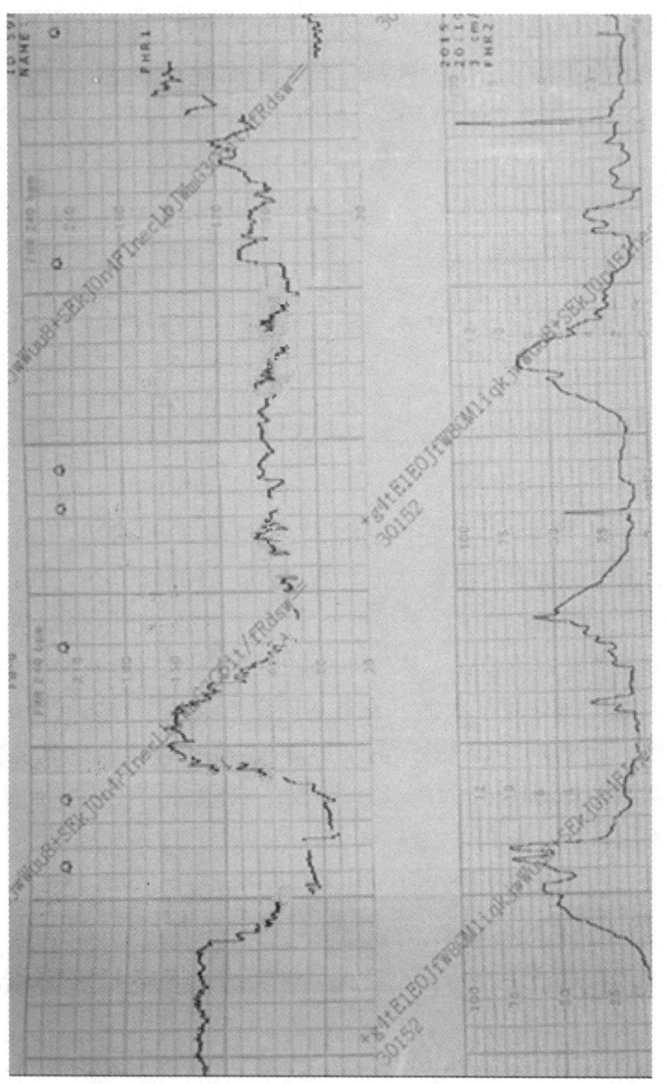

图27

胎监特征

基线胎心率 135 次/分，胎心率基线中等变异（正常变异，变异幅度 6～25 次/分），宫缩后有重度变异减速及延长减速，宫缩规律，间隔 1.5 分钟，持续 1 分钟。

专家点评

在第二产程胎监出现重度 VD 波及 PD 波，属Ⅱ类胎监，考虑胎儿宫内窘迫可能，虽经宫内复苏后胎心有恢复趋势，但也应尽快结束分娩，否则，胎儿宫内窘迫可能加重，造成不良后果。阴道检查头先露+3，可扪及胎儿双耳，故行产钳助产，该处理是正确的。

（杨艳　周容）

病案 28

病历摘要

患者 34 岁，$G_4P_1^{+2}$。LMP：2014 年 8 月 28 日；EDC：2015 年 6 月 4 日。因“停经 40 周，腹痛 1 小时”于 2015 年 6 月 4 日 02：26 急诊入院。早孕 B 超核实孕周为 40^{+2} 周。孕期经过顺利。1 小时前出现规律腹痛，间隔 3～4 分钟，持续 20～30 秒，考虑“先兆临产”急诊入院。4 年前顺产壹活男婴，现健在。既往史无特殊。

体格检查

T：36.7℃；P：86 次/分；R：20 次/分；BP：127/67 mmHg。内科查体无特殊。专科查体：宫高 35 cm，腹围 95 cm，胎方位 LOA，胎心率 140 次/分。骨盆外测量：坐骨结节间径 8.5 cm。宫缩间隔 2～3 分钟，持续 30～45 秒。阴道检查：头先露，－3，宫颈管居中位、质中、消退 90%，宫口开大 1 cm，内骨盆未见异常。估计胎儿体重 3400 g。

辅助检查

B 超（入院后）：胎方位 LOA，BPD 9.6 cm，FL 7.4 cm；胎盘附着于子宫前壁，厚 3.8 cm；成熟度Ⅱ级。AFV 4.6 cm，AFI

11.2 cm，胎儿脐带绕颈 1 周。脐动脉 S/D 2.0，有胎心胎动。

分娩经过与结局

患者入院后常规待产，入院当天（6 月 4 日）10：10 阴道可见活动性出血、量多，阴道检查宫口开大 4 cm，未扪及脐带脱垂，胎监提示胎心下降（图 28），立即给予患者吸氧、左侧卧位、上推胎头，加快静脉输液速度，胎心下降不恢复，持续 5 分钟。于 10：23 行剖宫产，术中见子宫充血、水肿，血管重度怒张，10：25 分娩壹活女婴，重 3240 g，Apgar 评分：7—8—9 分。脐带绕颈 1 周，长 65 cm。羊水血性，约 500 ml，胎盘后间隙见一新鲜血块大小约 4 cm×4 cm。脐动脉血 pH 值 6.93。新生儿因产前有宫内窘迫病史，血气分析提示代谢性酸中毒，警惕缺氧致多器官功能损伤，转入新生儿科治疗。

胎监特征

胎监示胎心率基线不稳定，变异不确定；胎心持续过缓（低至 50 次/分）；宫缩规律，间隔 2 分钟，持续 50～60 秒，宫腔压力最高达 100 mmHg。

专家点评

患者在第一产程中突发阴道流血量多，宫口开大 4^{+} cm，胎监提示胎心明显下降，胎儿宫内缺氧不能排除，经宫内复苏措施后胎心不恢复，如果继续待产，可能胎儿宫内缺氧加重，有发生胎死宫内的风险，需立即终止妊娠。患者虽为经产妇，但短期内阴道分娩困难，立即行手术终止妊娠是正确的处理。术中证实胎儿宫内缺氧与胎盘早剥有关。

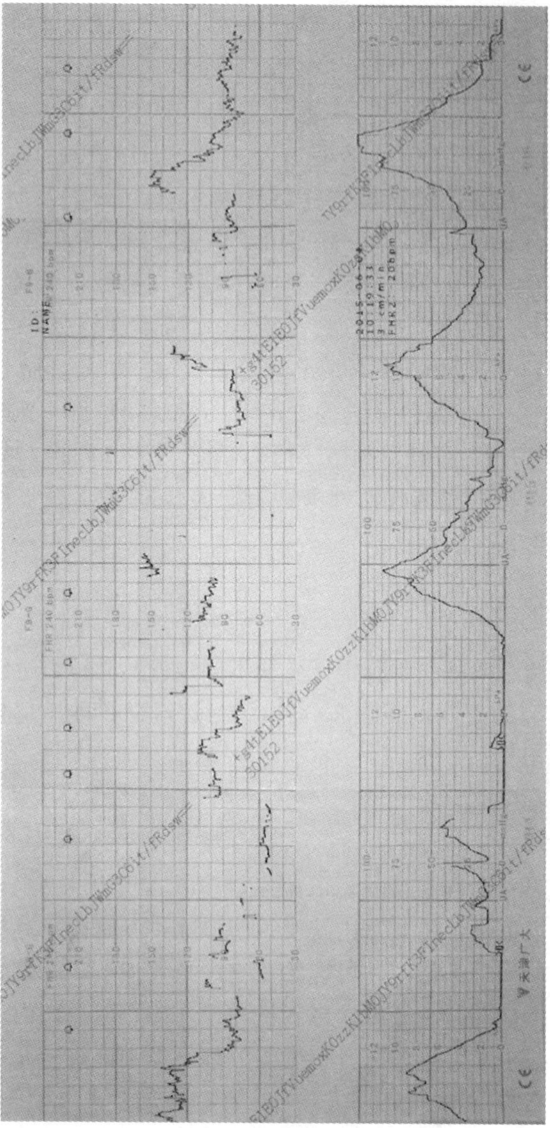

图28

（陈亚丽　龚云辉）

病案 29

病历摘要

患者 32 岁，$G_3P_0^{+2}$。LMP：2014 年 5 月 17 日；EDC：2015 年 2 月 24 日。因“停经 32^{+3}周，皮肤瘙痒 15 天，下腹发紧 1 天”于 2014 年 12 月 30 日 23：07 急诊入院。早孕 B 超核实孕周为 32^{+6}周，早孕期 B 超核实双胎性质为双绒毛膜双羊膜囊双胎。孕期经过顺利。15 天前患者出现全身皮肤瘙痒，腹部及四肢为甚，伴尿黄，院外查肝功能：ALT 257 U/L，AST 205 U/L，TBA 68.7 μmol/L，给予丁二磺酸腺苷蛋氨酸（思美泰）静脉输入，口服多烯磷脂酰胆碱胶囊（易善复）、熊去氧胆酸、茵栀黄口服液、肌苷片、维生素 C 等治疗 12 天后复查肝功能：ALT 181 U/L，AST 128 U/L，TBA 97.7 μmol/L。1 天前患者出现下腹发紧，2～3 分钟一次，持续 30 秒左右，考虑“重度妊娠期肝内胆汁淤积症（ICP），$G_3P_0^{+2}$ 32^{+6}周宫内孕一头/一横双活胎，先兆早产”急诊入院。既往曾行人工流产 2 次，双侧输卵管堵塞，此次妊娠系行辅助生殖助孕技术后。

体格检查

T：36.8℃；P：112 次/分；R：20 次/分；BP：106/63 mmHg。内科查体无特殊。专科查体：宫高 33 cm，腹围 92 cm，胎方位：

LOA/LScA，胎心率（152/156）次/分。骨盆外测量：坐骨结节间径8 cm。规律宫缩（宫缩间隔 2～3 分钟，持续 30～45 秒）。阴道检查：头先露，−3，宫颈管居中位、质中、消退 60%，宫口开大1^{+} cm，内骨盆未见异常。估计胎儿体重分别为 2200、2000 g。

辅助检查

B超（入院后）：胎儿 1：胎方位 LOA，BPD 8.15 cm，FL 6.31 cm；胎儿 2：胎方位 ROA，BPD 8.19 cm，FL 6.28 cm。胎盘 1：附着于子宫前壁，厚 3.3 cm，成熟度Ⅰ级；胎盘 2：附着于子宫后壁，厚 3.2 cm，成熟度Ⅰ级。胎儿 1 AFV 5.0 cm，胎儿 2 AFV 4.7 cm；胎儿 1：脐动脉 S/D 2.5，胎儿 2：单脐动脉，脐动脉 S/D 2.0。胎儿 1 心率 152 次/分，胎儿 2 心率 153 次/分，两胎儿心律齐，双胎间查见隔膜回声。

分娩经过与结局

患者入院后完善相关检查，给予抑制宫缩、保肝、降胆汁酸、促胎肺成熟等处理，复查肝功能：ALT 126 U/L，AST 50 U/L，TBA 41.2 μmol/L。患者入院后第 18 天（2015 年 1 月 17 日，孕35^{+3}周）常规胎监时发现其中一胎儿出现复发性胎心变异减速，胎心率最低至 50 次/分，经吸氧、左侧卧位等宫内复苏措施后，仍存在胎心变异减速（图 29）。向患者及其家属交代病情后，患者及家属选择立即行剖宫产终止妊娠。遂行急诊剖宫产，分娩两活男婴，体重 1980 g/2040 g，身长 36 cm/44 cm，Apgar 评分：9—7—10 分/9—10—10 分。胎儿 1 单脐动脉，羊水Ⅱ度污染，量约 600 ml；胎儿 2 羊水Ⅱ度污染，量约 700 ml。新生儿回母婴同室观察。

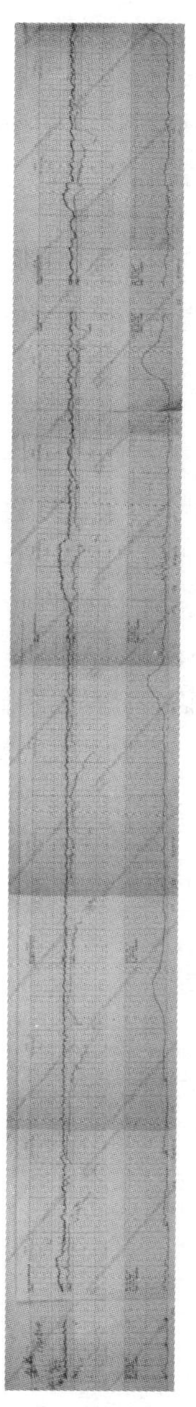

图29

胎监特征

胎儿 1：胎监 NST 有反应型，基线胎心率 130～140 次/分，基线中等变异（正常变异，变异幅度 6～25 次/分）。胎动后胎心加速大于 15 次/分，持续时间大于 15 秒。

胎儿 2：基线胎心率 130 次/分，基线微小变异（变异幅度≤5 次/分）；NST 无反应型，复发性 VD 波，胎心率最低至50 次/分；宫缩间隔 10 分钟，不规律。

专家点评

患者胎儿 2 常规胎监提示复发性 VD 波，最低胎心至 50 次/分，考虑有脐带因素所致的胎儿宫内窘迫可能。经左侧卧位、吸氧等宫内复苏措施后仍有 VD 波；如果继续待产，可能胎儿宫内缺氧加重，预后不佳，应积极处理，及时终止妊娠。考虑患者为重度 ICP，双胎，孕周已达 35^{+3}周，且经促胎肺成熟治疗，没有必要继续等待，与患者及其家属充分沟通后行急诊剖宫产，新生儿结局好，相关处理是正确的。

（陈亚丽　肖雪）

病案 30

病历摘要

患者 21 岁，G_1P_0。LMP：2014 年 6 月 5 日；EDC：2015 年 3 月 12 日。因“停经 30^{+6}周，血压升高 1^+个月，视物模糊 5 天，血尿 1 天”于 2015 年 1 月 7 日 19：40 急诊入院。当地医院建卡定期产检。孕早期 B 超核实孕周无误。1^+个月前发现血压升高，最高达 180/100 mmHg，予口服硝苯地平 10 mg，tid，血压控制在 130～150/90～100 mmHg。5 天前视物模糊，未重视。1 天前出现血尿，伴恶心、呕吐，无头痛、抽搐、腹痛、阴道流血流液等，当地医院就诊，测血压 180/140 mmHg，给予硫酸镁解痉、降压处理后血压仍高，故转入我院，急诊以“重度子痫前期”收入院。既往史无特殊。

体格检查

T：36.8℃；P：122 次/分；R：20 次/分；BP：189/146 mmHg，体重：90 kg，身高：162 cm。内科查体无特殊。专科查体：宫高 28 cm，腹围 110 cm，胎方位 LOP，胎心率 150 次/分。骨盆外测量：坐骨结节间径 8 cm。无宫缩。阴道检查：头先露，−3，宫颈管后位、质中、消退 70%，宫口未开，内骨盆未见异常。估计胎儿体重约 2500 g。

辅助检查

B超（入院后）：胎方位 LOP，BPD 7.9 cm，FL 5.6 cm。胎盘附着于子宫前壁，厚 3.8 cm，成熟度 0 级。AFV 4.5 cm，胎儿脐带未见异常。脐动脉血流单峰，有胎心胎动。凝血功能：PT 10.6 s，APTT 33.2 s。肝肾功能：ALT 45 U/L，AST 63 U/L，ALB 28.9 g/L，BUN 5.84 mmol/L，Cr 96 μmol/L，LDH 2095 U/L。血常规：PLT 61×10^9/L，Hb 130 g/L，WBC 16.7×10^9/L，N 89.1%。尿常规：尿蛋白“++”。

分娩经过与结局

患者入院后予硝苯地平、美托洛尔（倍他乐克）、盐酸乌拉地尔降压，硫酸镁解痉，血压波动于 142～157/96～102 mmHg。入院后第 7 天（2015 年 1 月 13 日，孕 31^{+6}周）胎监反复提示 NST 无反应型（图 30），彩超提示脐血流单峰，向患者及其家属交代相关风险及后果后，患者及其家属决定放弃保胎，要求引产，不因胎儿因素行剖宫产。经全科讨论后，于 1 月 13 日 12：25 行水囊引产，1 月 14 日 8：00 水囊自行脱落，阴道检查发现宫口开大 2 cm，阴道少许流血，复查彩超提示胎儿臀位，胎盘后间隙未见异常，患者无明显宫缩，予缩宫素静脉滴注促宫缩，于当天 10：00 宫口开全，10：50 分娩壹活女婴，体重 2200 g，Apgar 评分：6—9—9 分。脐带绕颈 1 周，长 67 cm。羊水Ⅲ度粪染，约 400 ml。胎盘质朽，伴异味，边缘可见血凝块，大小约 7 cm×6 cm，重约 100 g。脐动脉血 pH 值 7.15。新生儿因早产、宫内窘迫，出生时羊水Ⅲ度粪染等，转入新生儿科进一步治疗。

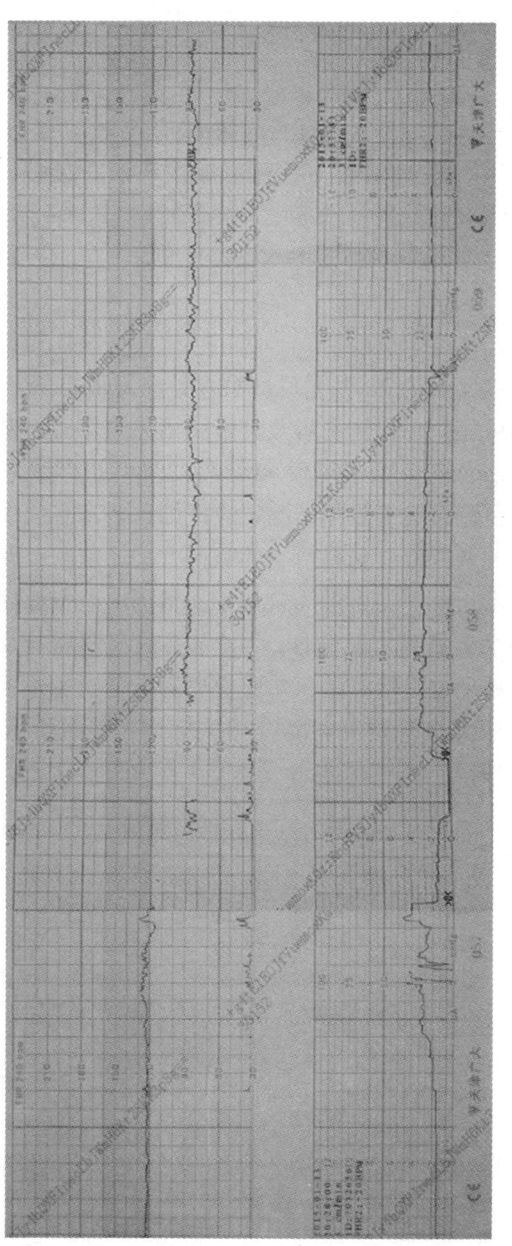

图30

胎监特征

基线胎心率 120 次/分，有自发的胎心过缓，胎心率最低达 85 次/分；胎心率基线微小变异（变异幅度≤5 次/分）；NST 无反应型；无宫缩。

专家点评

该患者以“重度子痫前期”入院，经解痉、降压等综合治疗 1 周后，胎监提示反复的 NST 无反应型，伴脐血流单峰，不排除胎儿宫内缺氧的可能。在告知患者及其家属相关风险后，患者及其家属选择引产。缩合该患者孕周仅 31^{+6} 周，新生儿存活率低，NST 无反应型，脐血流单峰等具体情况，应仔细评估其宫颈成熟度以及有无阴道试产的条件，并选择恰当的引产方式。重度子痫前期并非行剖宫产的手术指征，但可适当放宽手术指征。该患者存在肝肾功能损伤，选用水囊引产是正确的。当水囊自行脱落后，及时给予缩宫素促宫缩，处理也是恰当的。对此类患者，分娩过程中及分娩后仍需要监测血压等全身情况，复查相关指标，同时给予相应的解痉、降压等处理。

（陈亚丽　周容）

病案 31

病历摘要

患者 27 岁，G_1P_0。LMP：2014 年 12 月 25 日；EDC：2015 年 10 月 2 日。因“停经 42^{+2}周”于 2015 年 10 月 8 日 09：00 入院。根据早孕 B 超核实孕周为 40^{+6}周，孕期建卡定期产检，经过顺利。孕前检查发现“桥本甲状腺炎”，怀孕后复查甲状腺功能，指标异常，到内分泌科就诊调整左甲状腺素钠（优甲乐）为 2 片，qd，口服至今，现甲状腺功能已经恢复正常。余无特殊。

体格检查

T：36.8℃；P：72 次/分；R：20 次/分；BP：126/83 mmHg。内科查体无特殊。专科查体：宫高 32 cm，腹围 103 cm，胎方位 LOA，胎心率 145 次/分。骨盆外测量：坐骨结节间径 8.5 cm。无宫缩。阴道检查：头先露，−3，宫颈管居中、质软、消退 80%，宫口开大可容 1 指尖，内骨盆未见异常。估计胎儿体重 3500 g。

辅助检查

B 超（入院后）：胎方位 LOP，BPD 9.5 cm，FL 7.5 cm。胎盘附着于子宫前壁，成熟度 $Ⅰ^+$～Ⅱ级。AFV 3.4 cm，AFI 6.5 cm。可见胎心胎动。

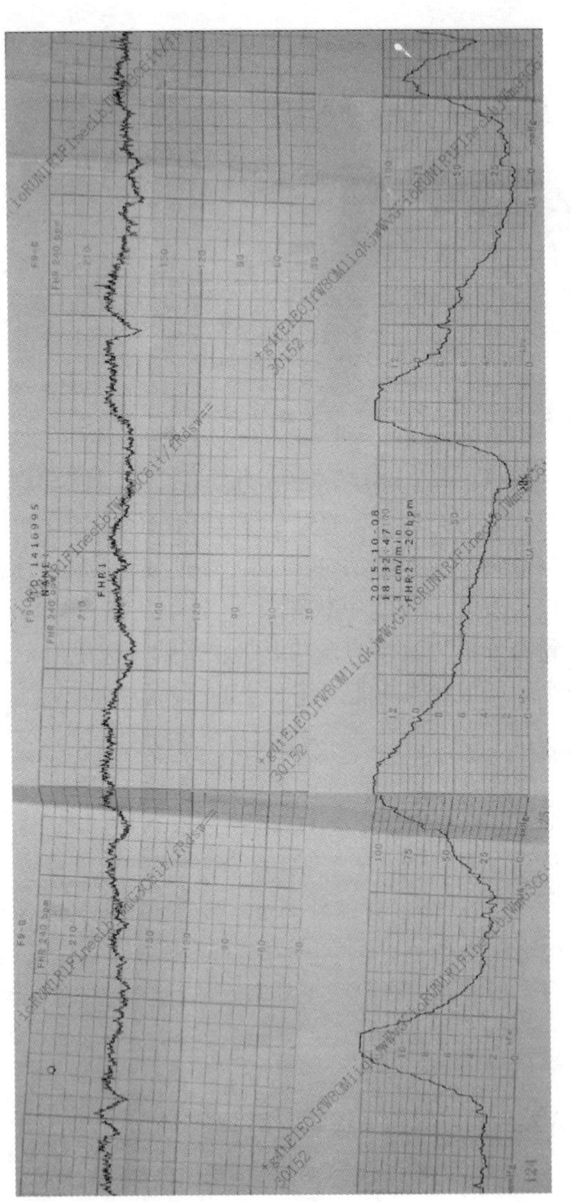

图31

分娩经过与结局

患者入院后完善相关检查，患者及其家属有经阴道试产意愿，因患者羊水偏少（AFV 3.4 cm，AFI 6.5 cm），遂行 OCT，胎监如图 31 所示。与患者及其家属充分沟通后，行急诊剖宫产分娩壹活男婴，重 3530 g，Apgar 评分：10—10—10 分。术中胎盘自然剥离，大小约 20 cm×15 cm×2 cm，重 780 g，胎盘胎膜完整。脐带未见异常，长 42 cm，附着于胎盘边缘。羊水清亮，约 350 ml。新生儿回母婴同室继续观察。

胎监特征

基线胎心率 180 次/分，胎心过速；胎心率基线中等变异（正常变异，变异幅度 6～25 次/分）；规律宫缩，10 分钟内宫缩 4 次，宫腔压力 100 mmHg。

专家点评

该患者系初产妇，根据早孕 B 超核实孕周为 40^{+6} 周羊水偏少，可能存在胎盘功能低下，引产前行 OCT，是非常正确的处理。胎监提示宫缩明显时胎儿心动过速，达 180 次/分，偶发变异减速，属于Ⅱ类胎监。患者可以通过吸氧、左侧卧位进行宫内复苏，继续 OCT。如果胎监无改善或者继续发展为Ⅲ类胎监，宜行急诊剖宫产终止妊娠。另外，如果胎儿心动过速持续的时间长，胎儿心动过速持续超过 80 分钟为异常产时胎监，应考虑尽快终止妊娠。与患者及其家属充分沟通后，患者及其家属选择急诊剖宫产终止妊娠。临床上造成胎心过速的原因可能与孕妇发热、感染、药物反应、甲亢、贫血、焦虑导致内源性肾上腺素增加以及与胎儿贫血、感染、低氧血症、心脏发育异常、先天畸形等因素有关，需逐一排查。就该患者而言，胎心过速的最大原因可能与胎盘功能低下有关。

（白一　胡雅毅）

病案 32

病历摘要

患者 33 岁，G_1P_0。LMP：2014 年 12 月 18 日；EDC：2015 年 9 月 25 日。因“停经 40 周，胎动减少 2 天，见红 4^+ 小时”于 2015 年 9 月 24 日 08：00 入院。B 超核实孕周确切，孕期经过顺利。2 天前自觉胎动减少，胎监示 NST 反应型。4^+ 小时前见红，伴不规律阵发性宫缩，急诊以“先兆临产”收入院。既往史无特殊。

体格检查

T：36.5℃；P：84 次/分；R：20 次/分；BP：126/88 mmHg。内科查体无特殊。专科查体：宫高 33 cm，腹围 96 cm，胎方位 LOA，胎心率 140 次/分。骨盆外测量：坐骨结节间径 8.0 cm。阴道检查：头先露，−2，宫颈管居中位、质软、消退 100%，宫口开大 1 指，内骨盆未见异常。估计胎儿体重 3300 g。

辅助检查

B 超（入院后）：胎方位 LOA，BPD 9.26 cm，FL 7.19 cm。胎盘附着于子宫后壁，厚 3.6 cm，成熟度Ⅰ$^+$级。AFV 4.5 cm，AFI 10.1 cm。胎儿脐带绕颈 1 周，子宫前壁肌壁间见 2.1 cm×

1.3 cm×2.3 cm 弱回声结节。有胎心胎动。

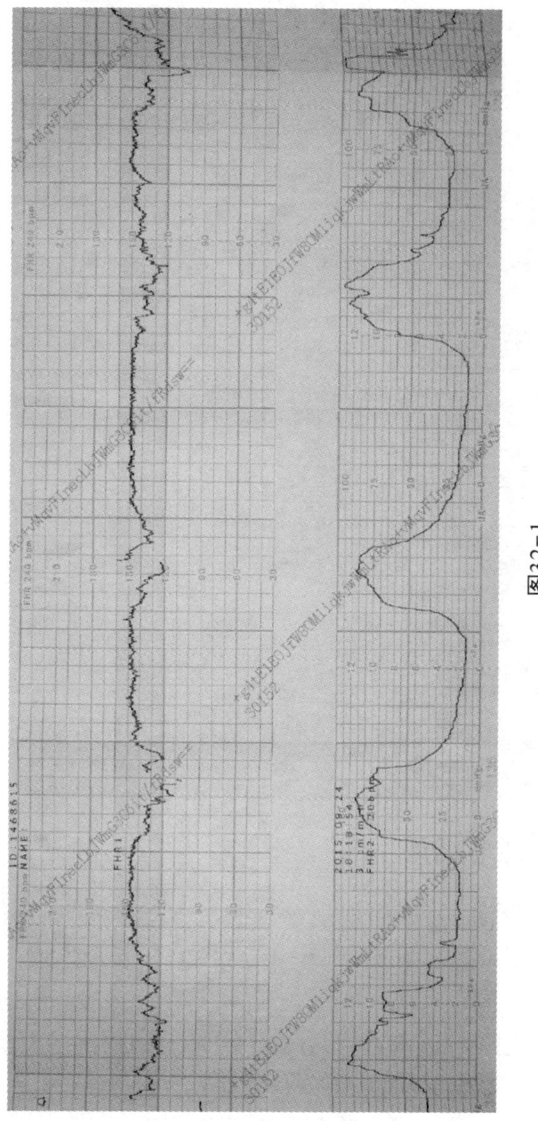

图32-1

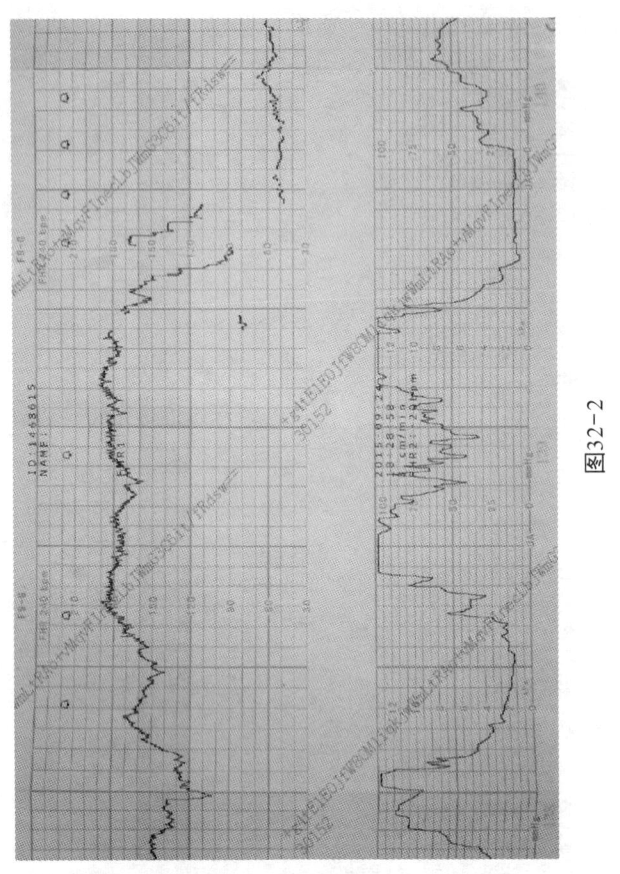

图32-2

分娩经过与结局

患者入院后，逐渐出现规律宫缩，18：00 宫口近开全时胎监出现频繁早期减速（图 32－1），18：23 宫口开全，18：28 胎监示胎心率基线上抬后出现一次延长减速（图 32－2）。阴道检查：宫口开全，头先露，0～+1，胎方位 LOP，宫口周围未扪及脐带，羊水清亮。于 18：52 行剖宫产分娩壹活女婴，重 3120 g，Apgar 评分：10—10—10 分。术中胎盘自然剥离，约 18 cm×18 cm×2 cm，重682 g，胎盘胎膜完整。脐带长 65 cm，附着于胎盘旁中央。羊水清亮，约 500 ml。脐动脉血 pH 值 7.28。新生儿回母婴同室观察。

胎监特征

图 32－1 胎监示基线胎心率 150 次/分，胎心率基线中等变异(正常变异，变异幅度 6～25 次/分)，宫缩后胎心出现复发性早期减速，规律宫缩，宫缩持续 30～40 秒，间隔 1～2 分钟，宫腔压力 100 mmHg。图 32－2 胎监示宫缩后出现一次延长减速（PD 波）。

专家点评

该患者宫口已开全，胎监提示延长减速超过 2 分钟，胎儿存在心动过速，属于Ⅱ类胎监，这种图形出现的原因考虑可能与宫口开全后胎头下降脐带受压有关，立即行阴道检查。如果阴道检查宫颈口周围没有脐带受压的情况，应该在采取宫内复苏措施的同时，继续观察。如果胎监没有改善或者出现Ⅲ类胎监，应立即终止妊娠。该病例阴道检查先露 0～+1，羊水清亮，与患者及其家属充分沟通后，不愿意继续阴道试产，要求立即手术终止妊娠。术中证实脐带先露，推测宫缩后出现的 PD 波与脐带先露有关。

（白一　胡雅毅）

病案 33

病历摘要

患者 33 岁，G_1P_0。LMP：2015 年 1 月 17 日；EDC：2015 年 10 月 24 日。因“停经 36 周，外院胎监提示 NST 无反应型，可疑减速，生物物理评分 4 分 3 小时”于 2015 年 9 月 16 日 05：00 急诊收入。据早孕超声核实孕周为 36^{+5} 周，孕期顺利。3 小时前外院行胎监提示 NST 无反应型，可疑减速，生物物理评分 4 分，急诊以“胎儿宫内窘迫”收入。既往史无特殊。

体格检查

T：36.8℃；P：80 次/分；R：20 次/分；BP：135/85 mmHg。内科查体无特殊。专科查体：宫高 30 cm，腹围 86 cm，胎方位 LOA，胎心率 140 次/分。骨盆外测量：坐骨结节间径 8.0 cm。子宫张力稍高，扪及明显宫缩。阴道检查：头先露，−3，宫颈管居中位、质软、消退 60%～70%，内骨盆未见异常。估计胎儿体重 2850 g。

辅助检查

入院后急诊 B 超：胎方位 LOA，BPD 8.83 cm，FL 6.50 cm。胎盘附着于子宫底，AFV 4.6 cm，AFI 11.7 cm；胎儿胃泡内查见

稍强回声，有胎心胎动。

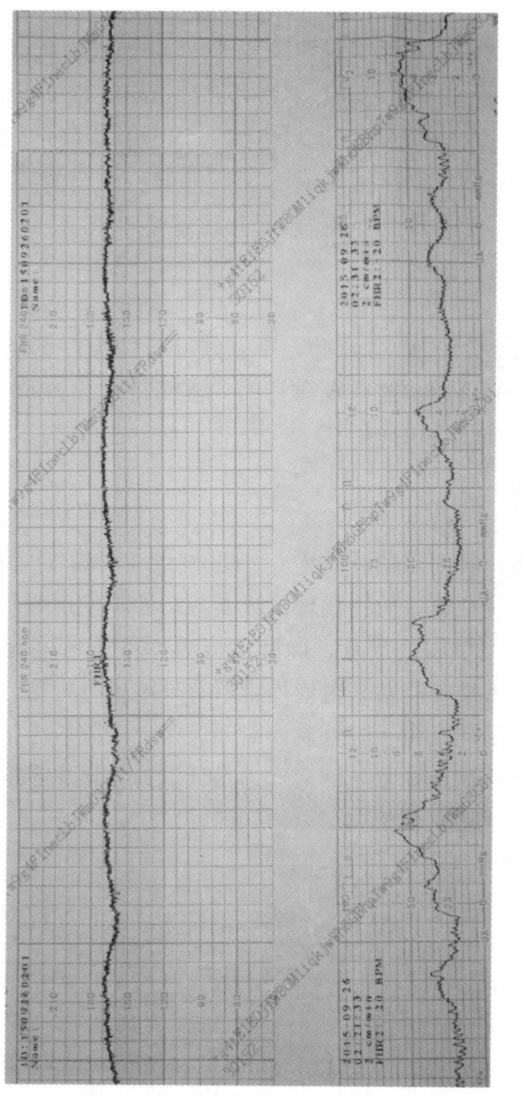

图33

分娩经过与结局

患者入院后立即复查胎监如图 33 所示（患者入院时未携带任何外院检查资料）。向患者及其家属交代病情后，行急诊剖宫产术，于 05：30 分娩壹活男婴，重 2590 g，Apgar 评分：10—10—10 分。血性羊水，约 300 ml。胎盘、胎膜完整，胎盘边缘见 6 cm×7 cm压迹，有血凝块约 200 g。新生儿回母婴同室。

胎监特征

基线胎心率 170 次/分，胎心率基线变异缺失；见复发性晚期减速，属典型的Ⅲ类胎监；规律宫缩，宫缩持续 40～50 秒，间隔 1～2 分钟，宫缩压 30 mmHg。

专家点评

这个病例，有两点值得注意：一是该患者外院胎监提示 NST 无反应型，可疑减速，生物物理评分 4 分，外院发现时就应就地积极处理。该产妇孕周近足月，胎肺已成熟，不应转院延误抢救时机。二是该患者从外院转来时应携带所有外院检查资料，并且应有外院医护人员陪同。由于院外耽误时间较久，入院后已临产，与患者与其家属沟通后选择紧急剖宫产为最佳选择。该患者的胎监图为Ⅲ类，与胎盘早剥密切相关。

（白一　胡雅毅）

病案 34

病历摘要

患者 24 岁，G_1P_0。LMP：2015 年 3 月 7 日；EDC：2015 年 12 月 14 日。因“停经 40^{+2}周，阴道流液 1^+小时”于 2015 年 4 月 5 日 02：39 急诊入院。根据早孕 B 超核实孕周无误，孕期建卡定期产检，经过顺利。1^+小时前，患者无明显诱因出现阴道流液，量约 30 ml，色清亮，无阴道流血，下腹胀痛，以“胎膜早破”急诊入院。既往史无特殊。

体格检查

T：37℃；P：93 次/分；R：20 次/分；BP：102/65 mmHg。内科查体无特殊。专科查体：宫高 36 cm，腹围 100 cm，胎方位 LOA，胎心率 148 次/分。骨盆外测量：坐骨结节间径 8^+ cm。不规律宫缩。阴道检查：头先露，−3，宫颈管居后位、质软、消退 50%，宫口未开，内骨盆未见异常。阴道口见清亮液体流出，pH 试纸变蓝。估计胎儿体重 3700 g。

辅助检查

B 超（入院后）：胎方位 ROA，BPD 9.8 cm，FL 7.3 cm。胎盘附着于子宫后壁，厚 3.6 cm，成熟度 $Ⅰ^+$级。AFV 5.8 cm，

AFI 13.8 cm。胎儿脐带绕颈1周，脐动脉S/D 2.7。

分娩经过与结局

患者入院后宫缩逐渐加强，于02：46行胎监如图34所示，经吸氧、左侧卧位后仍然存在胎心晚期减速（LD波）。阴道检查：头先露，−2，宫口开大1^+ cm，向患者及其家属交代相关情况后，于03：10分行剖宫产娩出壹活男婴，重3940 g，身长53 cm，Apgar评分：10—10—10分。脐带绕颈1周，长约60 cm。羊水Ⅲ度粪染，黏稠，约400 ml。胎盘、胎膜完整，胎膜黄染。新生儿回母婴同室观察。

胎监特征

基线胎心率150～160次/分，胎心率基线变异缺失；复发性晚期减速；规律宫缩，宫缩持续60～80秒，间隔3～4分钟，宫腔压力100 mmHg。

专家点评

该患者入院时胎膜已破，入院后逐渐出现规律宫缩，胎监示胎心率基线变异缺失，反复性晚期减速（＞50％），属于Ⅲ类胎监，CST阳性，考虑胎儿急性宫内窘迫可能性大。由于该患者为初产妇，宫口开大1^+ cm，短时间无法阴道分娩，应立即剖宫产终止妊娠。值得注意的是，在给患者及其家属交代病情、进行术前准备的同时，应积极采取措施纠正胎儿缺氧，包括改变孕妇体位、吸氧、抑制宫缩等措施。

目前，在Ⅲ类胎监曲线的情况下完成分娩可接受的时间范围尚未确定。从历史上看，在异常FHR图形的情况下实施紧急剖宫产，从做出决定到娩出新生儿存在30分钟的时间规则，然而这种说法缺乏相应的科学证据，很多研究都证实，不良妊娠结局的增加与这30分钟缺乏必然的联系。除此之外，还应该认识到，某些病例的Ⅲ类胎监曲线究竟已经持续了多长时间并不清楚，如果胎儿已经存在缺氧缺血性损伤，产妇即使立即分娩也不一定会改善妊娠结局。只是在我国目前的医疗形势下，最好遵从 30 分钟的时间规则，以避免不必要的医疗纠纷。

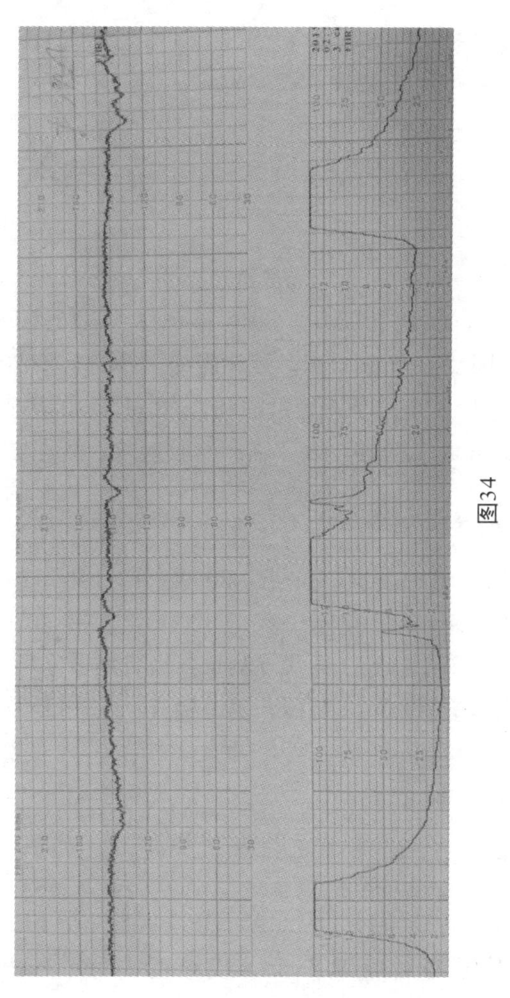

图34

（全懿　胡雅毅）

病案 35

病历摘要

患者 33 岁，G_1P_0。LMP：2015 年 2 月 12 日；EDC：2015 年 11 月 19 日。因“停经 38^{+3}周，规律腹痛 3 小时”于 2015 年 11 月 8 日 06：15 急诊入院。孕期经过顺利。3 小时前出现规律腹痛，急诊就诊时宫口开大 1 指尖，以“临产”收入院。既往史无特殊。

体格检查

T：36.5℃；P：90 次/分；R：20 次/分；BP：125/76 mmHg。内科查体无特殊。专科查体：宫高 32 cm，腹围 90 cm，胎方位 LOA，胎心率 127 次/分。骨盆外测量：坐骨结节间径 8 cm。宫缩间歇 5～6 分钟，持续 30～40 秒。阴道检查：头先露，－3，宫颈管居中位、质中、消退 90%，宫口开大 1 指尖，内骨盆未见异常。估计胎儿体重 3100 g。

辅助检查

B 超（入院后）：胎方位 LOA，BPD 9.6 cm，FL 7.5 cm。胎盘附着于子宫后壁，厚 3.2 cm，成熟度 Ⅰ$^{+}$级。AFV 4.0 cm，AFI 8.0 cm。脐动脉 S/D 1.7。有胎心胎动。

分娩经过与结局

患者入院后给予待产处理常规，09：28 阴道检查：头先露，−2，宫口开大 1 cm，未破膜。规律宫缩，胎监提示 PD 波（图35）。遂于 09：45 行急诊剖宫产术。09：48 分娩壹活男婴，重3150 g。Apgar 评分：10—10—10 分。脐带扭曲 35 圈，华通氏胶（Wharton's Jelly）少，长70 cm。羊水Ⅱ度污染，约 600 ml。胎盘胎膜完整。脐动脉血 pH 值 7.24。新生儿回母婴同室观察。

胎监特征

基线胎心率 150 次/分，胎心基线微小变异（变异幅度≤5 次/分），宫缩间歇 3～4 分钟，持续 30～40 秒。

专家点评

在产程的潜伏期胎监出现复发性 PD 波，考虑该患者先露−2，宫口开大 1 cm，短时间无法经阴道分娩，选择急诊剖宫产终止妊娠是正确的。该患者的 PD 波，可能与脐带扭曲、华通氏胶少，宫缩时脐带受压有关。值得注意的是，在与患者及其家属沟通和行术前准备的过程中，应积极给予宫内复苏等措施。

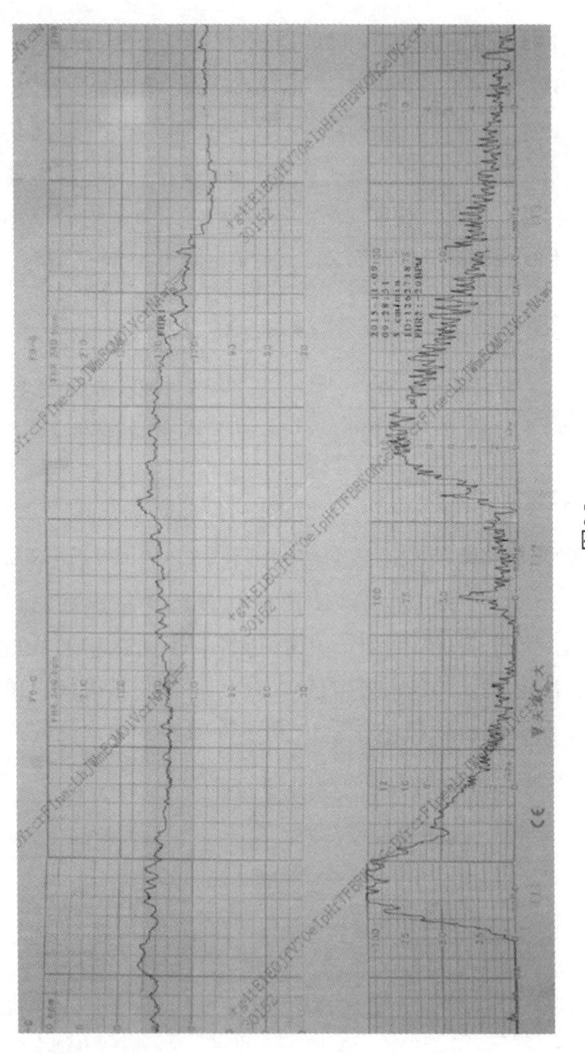

图35

（官键　周容）

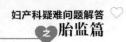

病案 36

病历摘要

患者 28 岁，G_1P_0。LMP：2015 年 4 月 19 日；EDC：2016 年 1 月 26 日。因“停经 34^{+2}周，脐动脉 S/D 增高 1^+月，血压升高 1 天”于 2015 年 12 月 17 日 14：50 急诊入院。外院建卡，不定期产检。根据早孕 B 超核实孕周无误。院外多次 B 超示胎儿脐动脉 S/D 值增高，胎儿小于孕周，胎儿大脑中动脉血流频谱正常，1 天前测血压时发现血压升高（具体不详），急诊转入我院。急诊测血压 161/115 mmHg，急查尿蛋白“++”，彩超提示胸膜腔、腹膜腔积液，急诊以“重度子痫前期”收入院。既往史无特殊。

体格检查

T：36.5℃；P：86 次/分；R：20 次/分；BP：150/100 mmHg。内科查体未见明显异常。专科查体：宫高 26 cm，腹围 94 cm，胎方位 LOA，胎心率 142 次/分。骨盆外测量：坐骨结节间径 8 cm。无规律宫缩。阴道检查：头先露，−3，宫颈管居中位、质硬、消退 30%，宫口未开，内骨盆未见异常。胎儿估计体重 1700 g。

辅助检查

B 超（入院后）：胎方位 ROA，BPD 7.7 cm，FL 5.9 cm。胎

盘附着于子宫右侧壁（较局限），厚 4.4 cm，成熟度Ⅱ级，下缘位置不低，胎盘后间隙未见确切占位。AFV 4.2 cm。脐动脉 S/D 4.9，胎心率 134 次/分。泌尿系统彩超：右肾积水。胸部彩超：左侧胸腔查见游离液性暗区，深约 6.0 cm。心脏彩超：左心室收缩功能正常。腹部彩超：结肠旁沟查见游离液性暗区，深约 3.4 cm。尿常规：尿蛋白“++”，无病理管型。入院后尿蛋白 2.71 g/24 h。

分娩经过与结局

患者入院后给予硫酸镁解痉，硝苯地平（拜新同）降压，地塞米松促胎肺成熟等综合治疗，血压控制尚可。入院后第 1 天（2015 年 12 月 18 日）行胎监如图 36 所示。与患者及其家属沟通后，行急诊剖宫产术，术中见腹水约 1000 ml，色清亮。血性羊水，约 400 ml。手术娩出壹活男婴，体重 1170 g。Apgar 评分：10—10—10 分。胎盘母面约 1/3 可见血凝块压迹，血凝块重约 80 g，胎盘人工剥离，大小约 14 cm×15 cm×2 cm，重 300 g。胎盘、胎膜完整。脐带未见异常，长 50 cm，附着于胎盘旁中央。脐动脉血 pH 值 7.25。新生儿因早产转儿科观察。

胎监特征

基线胎心率 140 次/分，胎心率基线变异缺失，近似一条直线，产妇无宫缩。胎动少，胎动后无胎心加速。

专家点评

该患者为重度子痫前期，孕周已达 34^{+2} 周，胎监示 NST 无反应型，变异缺失，为Ⅱ类胎监，且伴有脐动脉 S/D 增加，不排除胎儿宫内窘迫可能，应积极处理，不应消极等待。患者宫颈条件差，不可能在短时间内经阴道分娩。与患者及其家属充分沟通后，选择立即手术终止妊娠。

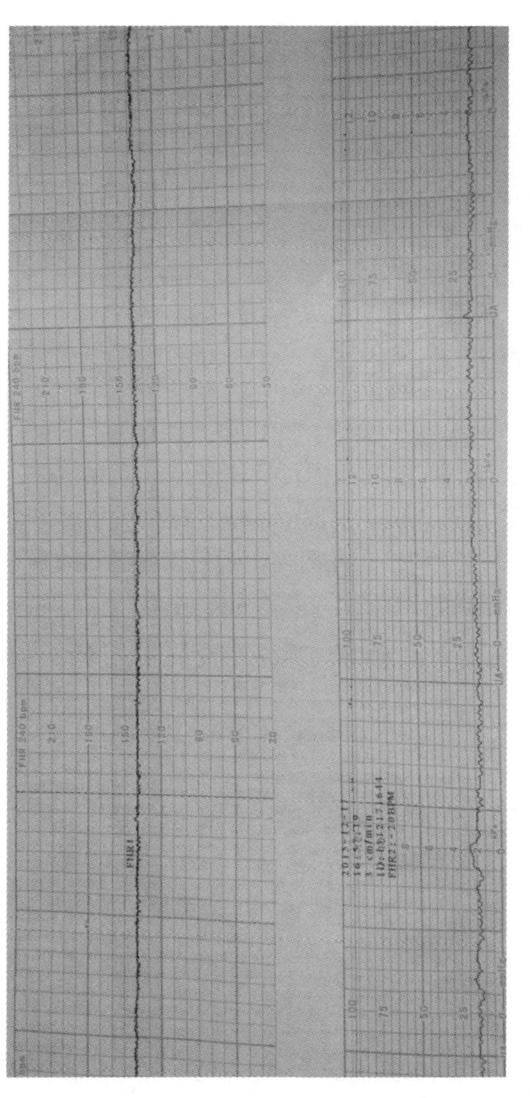

图36

（全懿　胡雅毅）

病案 37

病历摘要

患者 30 岁，G_1P_0。LMP：2013 年 12 月 25 日；EDC：2014 年 10 月 2 日。因“停经 39^{+1} 周，规律腹痛 3^+ 小时”于 2014 年 9 月 26 日 06：00 急诊入院。根据孕早期 B 超核实孕周无误。孕期建卡定期产检，经过顺利。3^+ 小时前出现规律腹痛，间隔 5～6 分钟，持续约 20 秒，至急诊科就诊，以“先兆临产”收入院。对“头孢类”抗生素过敏，其余无特殊。患 β 珠蛋白生成障碍性贫血（β 地中海贫血）。

体格检查

T：36.5℃；P：80 次/分；R：20 次/分；BP：110/70 mmHg。内科查体无特殊。专科查体：宫高 33 cm，腹围 95 cm，胎方位 LOA，胎心率 142 次/分。骨盆外测量：坐骨结节间径 8 cm。宫缩间隔 2～3 分钟，持续 20 秒，强度中。阴道检查：头先露，－2，宫颈管居中位、质软、消退 100%，宫口未开，内骨盆未见异常，估计胎儿体重 3000 g。

辅助检查

B 超（入院后）：胎方位 LOA，BPD 9.3 cm，HC 32 cm，FL

6.7 cm，AC 30.8 cm；胎盘附着于子宫宫底一后壁，厚 4.4 cm；成熟度Ⅱ⁻级；AFV 4.2 cm，AFI 10.0 cm，胎儿颈部未见“U”形压迹。脐动脉 S/D 2.09，有胎心胎动。入院后血常规：HGB：97 g/L。

分娩经过与结局

患者入院后宫缩逐渐加强，胎监（图 37－1），在严密观察下继续待产，并给予吸氧、左侧卧位等处理，产程进展顺利，20：10 宫口开全时行人工破膜，羊水Ⅲ度粪染。立即行胎监示复发性晚期减速（图 37－2），考虑胎儿宫内窘迫，阴道检查：宫口开全，头先露，+3，胎方位 LOA，未扪及明显产瘤，可扪及胎儿双耳，向患者及其家属交代病情后于 20：29 行产钳助产，一次成功，娩出壹活男婴，重 2600 g，Apgar 评分：7—8—8 分。无脐带缠绕，脐带扭转 45 圈，长65 cm。脐动脉血 pH 值 6.98。新生儿因轻度窒息、羊水粪染，转入新生儿科治疗。

胎监特征

入院后胎监（图 37－1）示基线胎心率 160 次/分，存在中等变异（变异幅度 6～25 次/分）及显著变异（变异幅度≥25 次/分）；宫缩 60～70 秒，间隔 2～3 分钟，宫腔压力 30～60 mmHg。图 37－2 胎监示胎心率基线不稳定，存在变异缺失及微小变异（变异幅度≤5 次/分）；复发性晚期减速，胎心率最低达 60 次/分；规律宫缩，30～40 秒，间隔 1～2 分钟，宫腔压力 70 mmHg。

专家点评

该患者入院后，宫缩逐渐规律，胎监提示胎心率基线中等变异及显著变异，属于Ⅱ类胎监。经吸氧、左侧卧位等宫内复苏措施后继续观察产程进展。产程进展较快，第二产程胎监提示复发性晚期减速，胎心率基线不稳定，伴变异缺失和极少微小变异，羊水Ⅲ度粪染，属Ⅱ～Ⅲ类胎监，需尽快终止妊娠。考虑此时宫口已开全，胎方位 LOA，先露+3，可扪及双耳，立即行产钳助产是正确的选择。该胎儿宫内窘迫极有可能与脐带扭转致脐带血流受阻有关。

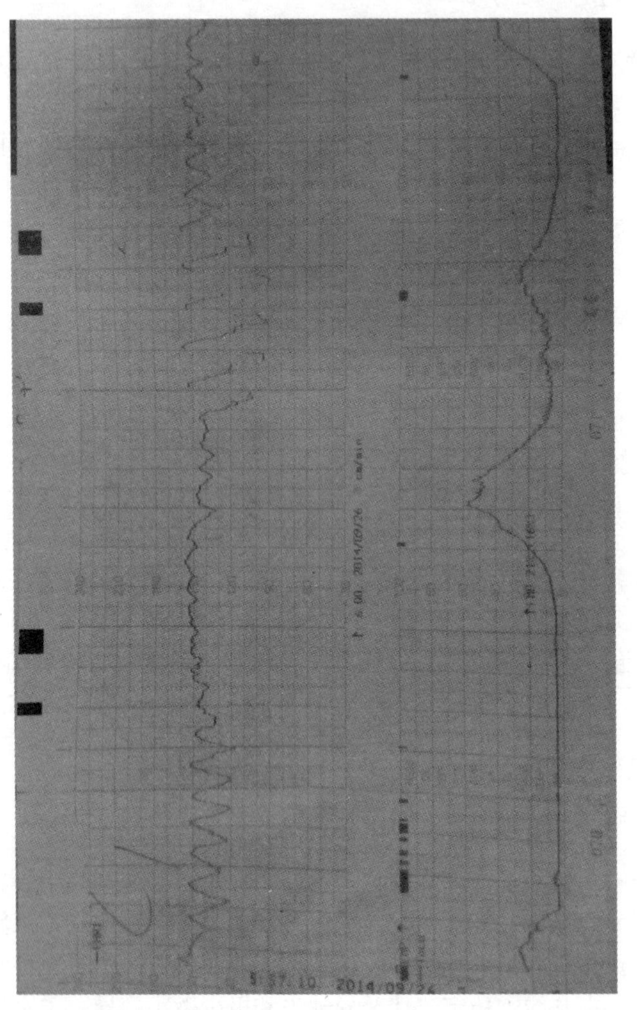

图37-1

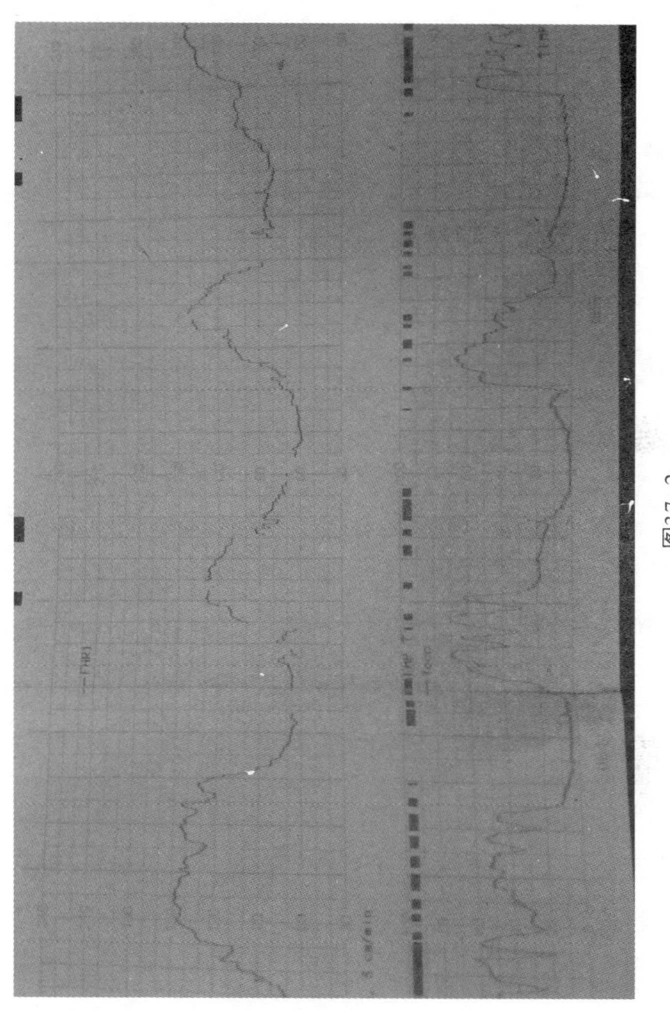

图37-2

（张晶莹　周容）

病案38

病历摘要

患者28岁。G_1P_0，LMP：2015年2月9日；EDC：2015年11月16日。因“停经40^{+5}周，无腹痛及阴道流血”于2015年11月21日10：21入院。平素月经周期规律，孕期建卡定期产检，经过顺利。既往史无特殊。

体格检查

T：36.6℃；P：96次/分；R：22次/分；BP：104/63 mmHg，内科查体无特殊。专科查体：宫高32 cm，腹围106 cm，胎方位LOA，胎心率132次/分。骨盆外测量：坐骨结节间径8 cm。阴道检查：宫口未开，宫颈管质软、居中、消退50%，头先露，−2，胎膜未破，内骨盆未见异常。估计胎儿体重3550 g。

辅助检查

超声（入院后）：胎方位ROA，BPD 9.9 cm，FL 7.9 cm，AFV 8.5 cm，AFI 25 cm。脐带绕颈1周。胎盘附着于子宫前壁，成熟度Ⅱ级。

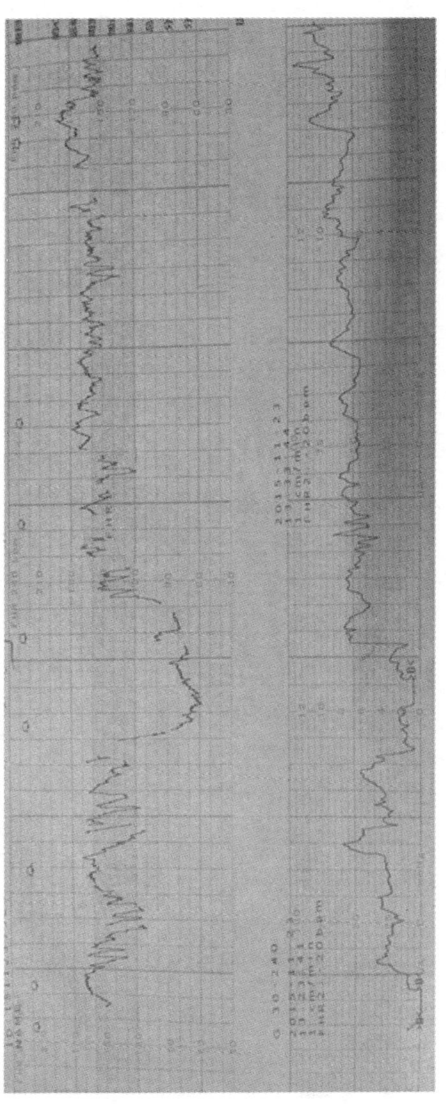

图38

分娩经过与结局

患者入院后常规待产并完善相关检查，于入院后第 2 天（11 月 23 日）自发出现不规律宫缩，行胎监如图 38 所示。向患者及其家属交代病情及风险后，患者及其家属要求行剖宫产。遂行急诊剖宫产术，娩出壹活男婴，体重 3900 g，Apgar 评分：4 分（呼吸 0 分，心率、皮肤、肌张力、反射各 1 分）—8 分（呼吸、肌张力各 1 分，心率、皮肤和反射各 2 分）—8 分（呼吸、肌张力各 1 分，心率、皮肤和反射各 2 分）。羊水Ⅲ度粪染。胎儿脐带绕颈 1 周，紧，长约25 cm。新生儿转新生儿科治疗。胎盘胎膜完整。

胎监特征

基线胎心率 150～165 次/分，胎心率基线中等变异（变异幅度 6～25 次/分），有明显重度变异减速，胎心率最低达 60 次/分。有不规律宫缩，强度弱。

专家点评

该患者为足月初产妇，有不规律宫缩时行胎监提示重度变异减速，为Ⅱ类胎监，考虑有胎儿宫内窘迫的可能。如果继续待产，可能胎儿宫内缺氧加重，预后不佳，与患者及其家属充分沟通后选择立即手术终止妊娠。新生儿出生后，Apgar 评分即刻 4 分，1 分钟和 5 分钟时为 8 分，且伴有羊水Ⅲ度粪染，建议对此类患者，可行脐动脉血气分析，全面评估胎儿宫内情况。推测该胎儿宫内窘迫可能与脐带过短（仅 25 cm）及脐带绕颈 1 周有关。

（白幼鹏　胡雅毅）

病案 39

病历摘要

患者 34 岁，G_2P_1。LMP：2015 年 2 月 12 日；EDC：2015 年 11 月 19 日。因“停经 33^{+2} 周，阴道流液 9 小时，下腹痛 7 小时”于 2015 年 10 月 10 日 02：58 入院。平素月经周期规律，孕期建卡定期产检，经过顺利。曾于 2003 年足月顺产壹男婴，现健在。既往史无特殊。

体格检查

T：37.0℃；P：110 次/分；R：22 次/分；BP：100/60 mmHg，内科查体无特殊。专科查体：宫高 29 cm，腹围 96 cm，胎方位 LOA，胎心率 178 次/分。阴道检查：宫口容 1 指，宫颈管消退 80%，头先露，−3，胎膜已破，羊水Ⅱ度污染。骨盆外测量：坐骨结节间径8 cm。阴道检查时有少量阴道流血。宫缩不规律，强度弱。估计胎儿体重 3000 g。

辅助检查

B 超（入院后）：胎方位 LOA，BPD 8.7 cm，FL 6.0 cm；AFV 4.5 cm，AFI 13 cm。胎盘附着于子宫前壁，成熟度Ⅰ级。有胎心胎动。

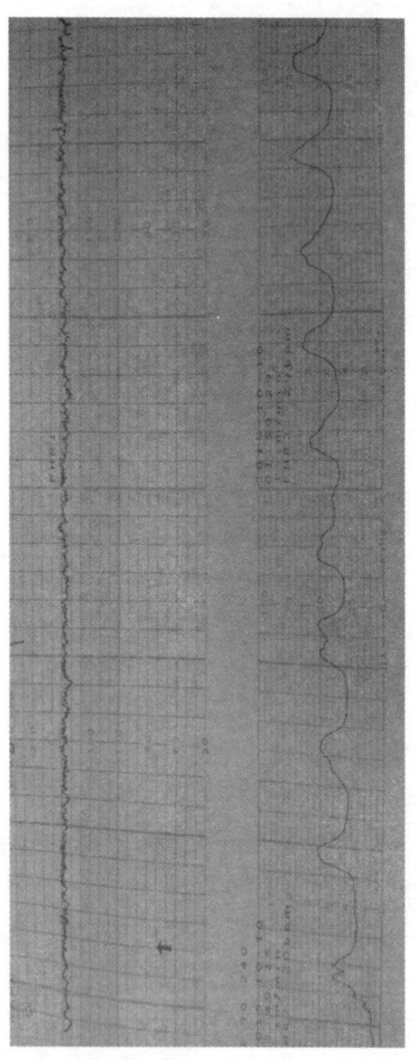

图39

分娩经过与结局

入院后给予胎膜早破常规护理，同时行宫颈分泌物培养及尿培养，行胎监如图 39 所示。嘱患者左侧卧位，吸氧后胎监仍无改善。

向患者及其家属交代病情后，于 04：35 行急诊剖宫产术。切开子宫时，即有约 50 g 血凝块涌出。血性羊水，约 100 ml。04：37 娩出壹活女婴，体重 2100 g，Apgar 评分：3 分（呼吸、皮肤 0 分，心率、肌张力、反射各 1 分）—5 分（呼吸、皮肤、心率、肌张力、反射均 1 分）—5 分（呼吸、皮肤、心率、肌张力、反射均 1 分）。脐带绕颈 1 周。胎盘有血凝块压迹，大小约 3 cm×5 cm。新生儿转儿科治疗。胎盘胎膜完整。

胎监特征

基线胎心率 170～180 次/分，基线微小变异（变异幅度≤5 次/分），胎动后胎心无加速，宫缩规律，宫缩持续 80～120 秒，间隔 1～2 分钟。

专家点评

该患者为经产妇，胎膜早破，早产临产，胎监提示胎儿心动过速，提示胎心率基线微小变异，无变异减速或者晚期减速，规律宫缩，不强，有间歇期，属于Ⅱ类胎监。

胎儿心动过速首先要了解母亲有无甲状腺功能亢进、发热等情况，该患者有胎膜早破的高危因素。胎监提示胎心率基线微小变异不排除胎肺发育不成熟、宫内感染、低氧血症的可能。虽然该患者仅有少量阴道流血，超声并未提示胎盘异常，然而，临产时异常阴道流血还是要考虑到胎盘早剥或者前置胎盘的可能。

该患者在经左侧卧位、吸氧等宫内复苏处理后复查胎监没有改善，加之观察到羊水Ⅱ度污染，阴道不规则流血，宫口仅开 1 指，短时间内不能经阴道分娩，与患者及其家属充分沟通后立即急诊剖宫产终止妊娠。

（白幼鹏　肖雪　胡雅毅）

病案 40

病历摘要

患者 27 岁，G_1P_0。LMP：2015 年 2 月 10 日；EDC：2015 年 11 月 17 日。因“停经 40 周，见红 2 天，不规律下腹痛 6 小时”于 2015 年 11 月 17 日 10：05 入院。平素月经周期规律。孕期建卡定期产检，经过顺利。既往史无特殊。

体格检查

T：36.4℃；P：88 次/分；R：22 次/分；BP：112/61 mmHg，内科查体无特殊。专科查体：宫高 35 cm，腹围 100 cm，胎方位 LOA，胎心率 145 次/分。阴道检查：宫口容 1 指，宫颈管消退 60%，先露−1，胎膜未破。骨盆外测量：坐骨结节间径 8 cm。宫缩不规律，宫缩持续 10 秒，间隔 10～15 分钟。估计胎儿体重 3600 g。

辅助检查

B 超（入院后）：胎方位 ROA，BPD 9.3 cm，FL 7.0 cm；AFV 2.5 cm，AFI 5.8 cm，胎盘附着于子宫后壁，成熟度Ⅱ级。有胎心胎动。

分娩经过与结局

患者入院后常规胎监提示基线胎心率 130～140 次/分，胎心率基线微小变异，胎动后无胎心加速，也无减速，宫缩不规律。给予患者吸氧、左侧卧位、静脉输液等宫内复苏措施后再次复查胎监（图 40），可疑胎儿宫内缺氧，向患者及其家属交代病情和相关风险后，患者及其家属选择行剖宫产。遂行剖宫产娩出壹活男婴，体重 3000 g，Apgar 评分：9—10—10 分，羊水约 200 ml，色黄，黏稠，Ⅲ度粪染。胎盘、胎膜未见明显异常。脐动脉血 pH 值 7.29。新生儿回母婴同室观察。

胎监特征

基线胎心率 130～140 次/分，基线微小变异（变异幅度<5 次/分），胎动后胎心无加速、无减速，宫缩不规律。

专家点评

胎监提示胎心率基线微小变异，胎动后胎心无加速、减速或者晚期减速，属于Ⅱ类胎监。该患者为初产妇，足月孕，由于羊水偏少（AFV 2.5 cm，AFI 5.8cm），反复胎监 NST 无反应型，宫口开大容 1 指。这时，可以行人工破膜，了解羊水性状。如果羊水Ⅲ度粪染，建议应与患者及其家属充分沟通后立即行急诊剖宫产终止妊娠；如果羊水清亮，可以行胎儿头皮刺激，刺激后如果有胎心加速或者胎儿头皮血 pH 值大于 7.2，可以在严密监测下继续阴道试产。如果胎监发展成Ⅲ类胎监，需要立即行剖宫产术终止妊娠。上述处理是恰当的。出现此类胎监可能与羊水偏少、胎盘血液循环受影响有关。

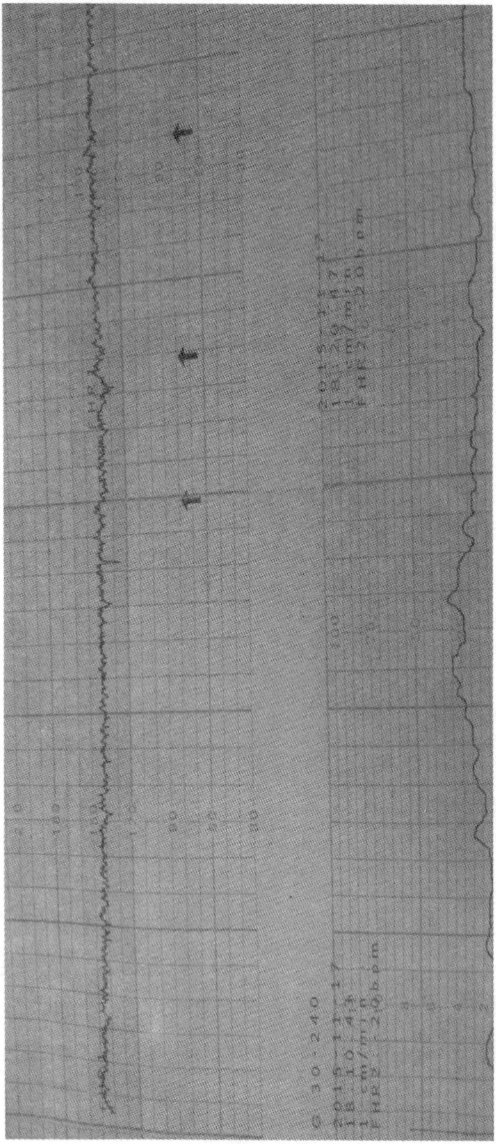

图40

（白幼鹏　肖雪　胡雅毅）

病案 41

病历摘要

患者 35 岁，G_1P_0。LMP：2015 年 3 月 18 日；EDC：2015 年 12 月 25 日。因“停经 37^{+5}周，阴道流液 3 小时”于 2015 年 12 月 12 日 00：55 急诊入院。根据早孕 B 超核实孕周为 38^{+1}周。孕期 OGTT 提示 GDM，予饮食干预，血糖控制可，其余无特殊，孕期经过顺利。3 小时前无明显原因出现阴道流液，考虑“胎膜早破”，故急诊入院。既往史无特殊。

体格检查

T：36.7℃；P：70 次/分；R：20 次/分；BP：98/52 mmHg。内科查体无特殊。专科查体：宫高 30 cm，腹围 95 cm，胎方位 LOA，胎心率 140 次/分。骨盆外测量：坐骨结节间径 8.5 cm。无规律宫缩。阴道检查：羊水清亮，头先露，−3，宫颈管居中位、质中、消退 70%，宫口未开，内骨盆未见异常。估计胎儿体重 3100 g。

辅助检查

B 超（入院后）：胎方位 LOA，BPD 9.1 cm，FL 7.2 cm。胎盘附着于子宫前壁，厚 2.9 cm，成熟度 0^+级。AFV 7.8 cm，AFI

13.2 cm，胎儿未见脐带绕颈。有胎心胎动。

分娩经过与结局

患者入院后给予胎膜早破护理常规。06：57 阴道检查：头先露，−2，宫口开大 1 cm，宫缩不规律，胎监提示 LD 波（图 41），与患者及其家属充分沟通后，患者及其家属选择行剖宫产，于 07：26 行急诊剖宫产，07：28 分娩壹活男婴，重 2980 g，Apgar 评分：10—10—10 分。脐带未见异常，直径约 0.8 cm，长 48 cm。羊水血性，约 400 ml。胎盘母面可见血凝块压迹，大小约 4 cm×5 cm。脐动脉血 pH 值 7.23。新生儿回母婴同室观察。胎盘胎膜完整。

胎监特征

基线胎心率 130 次/分，基线微小变异（变异幅度≤5 次/分），宫缩后出现晚期减速（LD 波），宫缩不规律。

专家点评

在进入产程的初期，胎监提示 LD 波，应考虑胎盘功能不良所致的胎儿宫内窘迫，患者短期内无法经阴道分娩，故立即手术终止妊娠是正确选择。术中证实胎盘早剥。该患者出现的 LD 波与胎盘早剥所致的胎盘功能不良有密切关系。

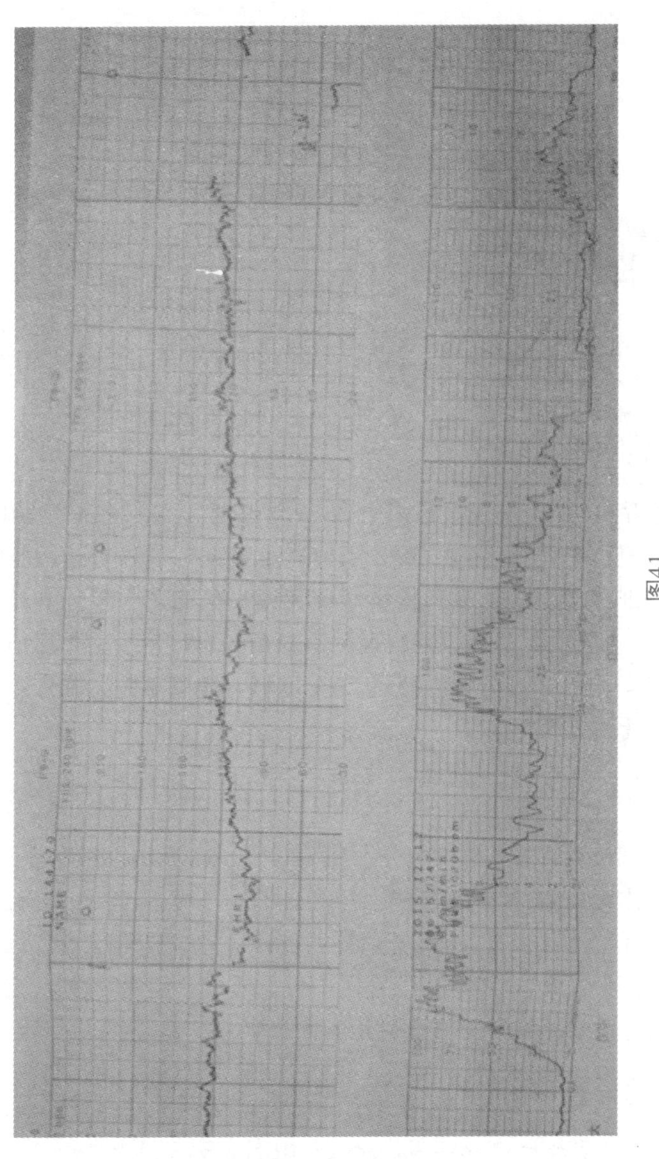

图41

（官键　周容）

病案 42

病历摘要

患者 32 岁，G_1P_0。LMP：2015 年 2 月 1 日；EDC：2015 年 11 月 8 日。因“停经 40^{+3}周，阴道流血 2 天”于 2015 年 11 月 11 日 12：20 急诊入院。B 超核实孕周无误。孕期建卡定期产检，经过顺利。2 天前无明显原因出现阴道少量鲜血，量少，今晨出现规律宫缩，间隔 6~8 分钟，持续 20~30 秒，遂以“先兆临产”入院待产。既往史无特殊。

体格检查

T：36.6℃；P：80 次/分；R：20 次/分；BP：99/60 mmHg。内科查体无特殊。专科查体：宫高 34 cm，腹围 93 cm，胎方位 ROA，胎心率 140 次/分。骨盆外测量：坐骨结节间径 8.5 cm。阴道检查：头先露，－3，宫颈管居中位、质中、消退 90%，宫口未开，内骨盆未见异常。估计胎儿体重 3300 g。

辅助检查

B 超（入院后）：胎方位 ROA，BPD 9.3 cm，FL 7.4 cm；胎盘附着于子宫后壁，成熟度Ⅰ级。AFV 4.2 cm，AFI 10.5 cm，有胎心胎动。

分娩经过与结局

患者入院后给予常规待产处理。入院后第 1 天（11 月 12 日）宫缩逐渐加强，进入产程，20：50 宫口开全，头先露，+3，枕后位。胎监提示 PD 波（图 42），于 20：59 行出口产钳助产，一次成功，分娩壹活男婴，重 3455 g，Apgar 评分：10—10—10 分。脐动脉血 pH 值 7.16。胎盘与子宫壁粘连，人工剥离娩出。脐带有一真结，长 60 cm。胎盘胎膜完整。羊水Ⅲ度粪染。新生儿回母婴同室观察。

胎监特征

基线胎心率 120 次/分，胎心率基线中等变异（变异幅度 6～25 次/分），宫缩后出现 PD 波及 LD 波，宫缩持续 60～70 秒，间隔 3 分钟。

专家点评

患者在第二产程出现 PD 波及 LD 波，提示胎儿有宫内窘迫，应尽快缩短第二产程终止妊娠。该患者阴道检查示头先露，+3，行产钳助产是正确的选择。同时，应做好新生儿出生后的抢救准备。分析胎儿宫内窘迫的原因，可能与脐带真结、宫缩时脐带受压致血流供应受阻有关。

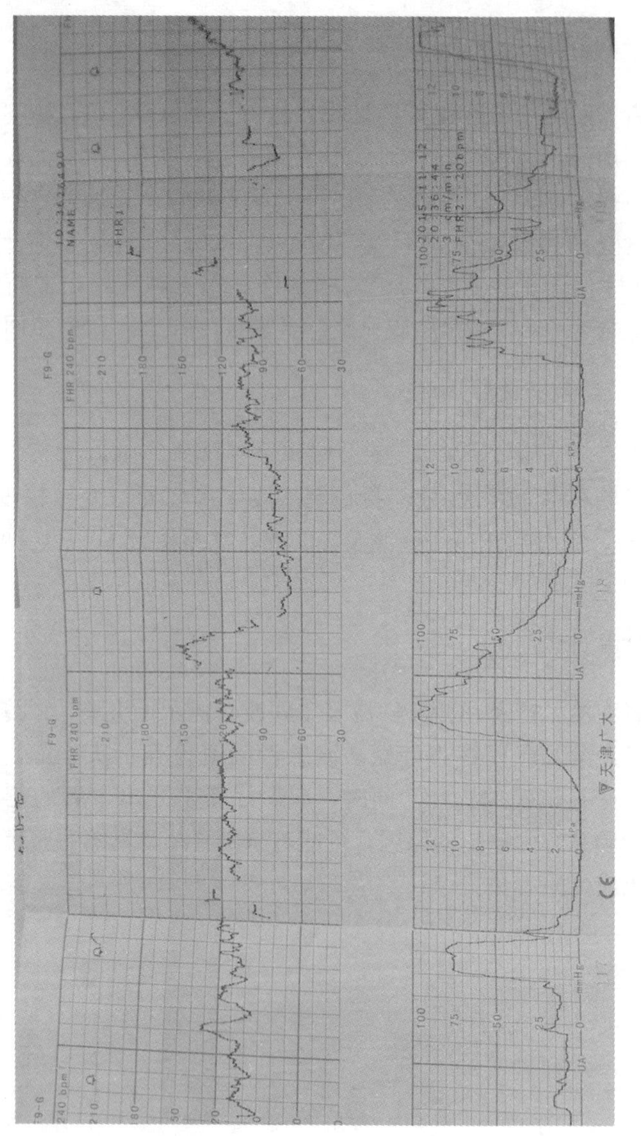

图42

（官键　周容）

病案 43

病历摘要

患者 31 岁，G_1P_0。LMP：2015 年 4 月 19 日；EDC：2016 年 1 月 26 日。因“停经 34^{+5} 周，阵发性下腹痛 4^+ 小时”于 2015 年 12 月 18 日 05：05 急诊入院。B 超核实孕周 34^{+5} 周。患者此次妊娠系体外受精（IVF），于 2015 年 5 月 6 日移植新鲜囊胚 2 枚，孕期查甲状腺功能提示甲状腺功能减退症，口服左甲状腺素钠（优甲乐）1 片，qd，至今。孕期 B 超提示胎盘前置状态，后复查胎盘位置逐渐上移至正常范围。4^+ 小时前出现阵发性下腹痛，间歇 4～5 分钟，持续 40 秒，无阴道流血流液，考虑“早产临产”入院。既往史无特殊。

体格检查

T：36.6℃；P：88 次/分；R：20 次/分；BP：125/67 mmHg。内科查体无特殊。专科查体：宫高 36 cm，腹围 111 cm，胎方位 LSA/ROA，胎心率 134/148 次/分。宫缩间歇 4～5 分钟，持续 40 秒。骨盆外测量：坐骨结节间径 8.5 cm。阴道检查：臀先露，−2，宫颈管居前位、质软、展平，宫口开大 1^+ cm，内骨盆未见异常，估计胎儿体重 1400～1700 g。

辅助检查

B超（入院后）：双胎儿间查见隔膜回声。胎儿1（左侧，先露在前）：胎方位LSA（混合臀），BPD 8.4 cm，FL 6.5 cm。胎盘1附着于子宫后壁，厚3.4 cm，成熟度Ⅰ$^{+}$级，AFI 5 cm。胎儿2（右侧）：胎方位ROA，BPD 8.7 cm，FL 6.6 cm，胎盘2附着于子宫前壁，厚3.4 cm，成熟度Ⅰ级，AFI 5.1 cm。心电图未见异常。心脏彩超：心脏形态、结构及血流未见异常，左心室收缩功能测值正常。甲状腺功能：TSH 2.7 mU/L，FT_4 11.9 pmol/L，TPOAb 49.2 U/ml。

分娩经过与结局

患者入院后立即给予抑制宫缩、促胎肺成熟等相关处理，但宫缩仍逐渐加强。再次行阴道检查：宫口开大4^{+} cm，扪及胎儿肢体，未扪及羊膜囊，考虑胎膜已破且为混合臀位，羊水未见。05：30胎监提示胎儿1 CST阴性，胎儿2 CST可疑，变异差，立即给予左侧卧位、吸氧等宫内复苏措施后变异无好转（图43）。向患者及其家属交代病情后行急诊剖宫产，于05：36剖宫产两活婴，新生儿1，男，重1421 g，查见阴囊空虚，右脚3、4、5趾折叠，Apgar评分：8—9—9分，未见羊水，儿科医生抢救后转新生儿科。新生儿2，女，重1740 g，Apgar评分：10—10—10分，羊水清亮。两胎儿胎盘胎膜完整。产时胎监如图43所示。

胎监特征

胎儿1基线胎心率135次/分，基线中等变异（变异幅度10～25次/分）。宫缩时胎心有加速。胎儿2基线胎心率120次/分，基线无变异，宫缩后无胎心加速或减速。宫缩规律，间歇4～5分钟，持续40秒。

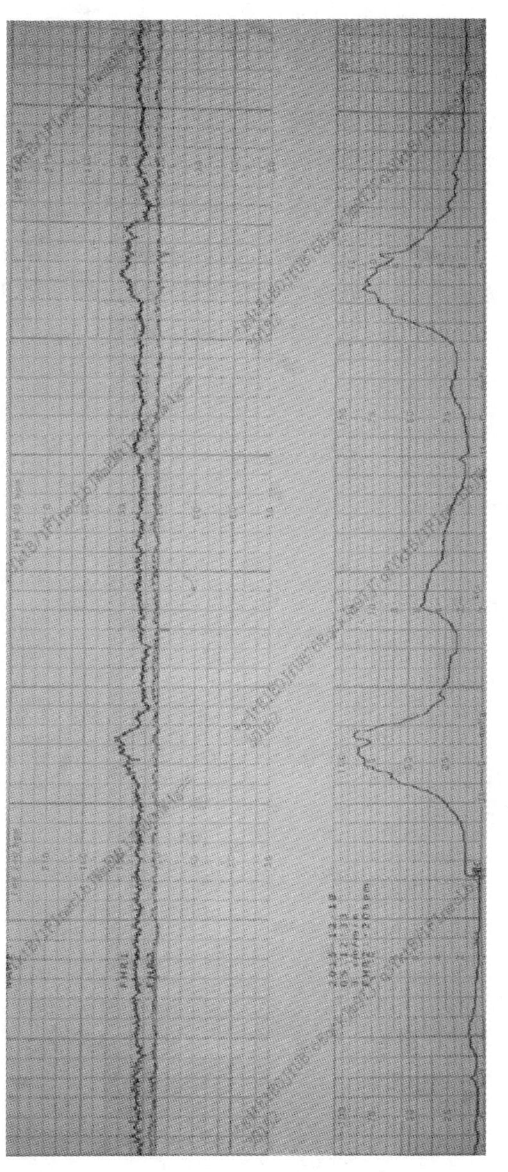

图43

专家点评

患者入院后阴道检查发现胎膜已破，混合臀位，孕周大于 34 周，宫口开大 4^{+} cm，无继续保胎的必要。根据目前的双胎指南，第 1 胎儿为臀位而第 2 胎儿为头位者，分娩方式以剖宫产为宜。入院后的胎监提示胎儿 2 CST 可疑，胎心率基线无变异，属Ⅱ类胎监。故与患者及其家属充分沟通后立即行剖宫产终止妊娠。

（龚云辉　肖雪）

病案 44

病历摘要

患者 29 岁，G_1P_0。LMP：2014 年 4 月 26 日；EDC：2015 年 2 月 2 日。因“停经 40^{+6}周，要求入院待产”于 2015 年 2 月 6 日 11：04 入院。根据病史及早孕 B 超核实孕周为 40^{+6}周。孕期经过顺利，孕期检查发现 α 珠蛋白生成障碍性贫血（α 地中海贫血），余无特殊。既往史无特殊。

体格检查

T：36.6℃；P：90 次/分；R：20 次/分；BP：108/68 mmHg。内科查体无特殊。专科查体：宫高 31 cm，腹围 93 cm，胎方位 ROA，胎心率 130 次/分。骨盆外测量：坐骨结节间径 8.5 cm。无规律宫缩。阴道检查：头先露，−3，宫颈管居中位、质中、消退 30%，宫口未开，内骨盆未见异常。估计胎儿体重 3000 g。

辅助检查

B 超（入院后）：胎方位 ROA，BPD 9.17 cm，HC 33.34 cm，FL 7.4 cm，AC 31.4 cm。胎盘附着于子宫右后壁，厚 3.5 cm，成熟度Ⅱ级。AFV 2.1 cm，AFI 5.5 cm，胎儿脐带绕颈 1 周。脐动脉 S/D 2.1。有胎心胎动。心电图及心脏彩超未见异常。血常规：

WBC 10.9×10^9/L，N 73.4%，RBC 4.97×10^{12}/L，Hb 94 g/L，PLT 88×10^{12}/L。

分娩经过与结局

入院后评估患者宫颈条件不成熟（Bishop 评分 2 分），且羊水偏少。患者及其家属有阴道分娩的意愿，故在促宫颈成熟前，行 OCT。待出现宫缩后行胎监，胎监示基线胎心率升高至约 170 次/分，伴有重度 VD 波，遂立即停止 OCT，予吸氧、左侧卧位等处理，并持续胎监，仍提示胎心偏快，伴有重度 VD 波（图 44），阴道检查：头先露，−2，宫颈管居中位、质软、消退 90%，宫口未开，内骨盆未见异常。再次评估，患者宫颈条件不成熟，短期内无法经阴道分娩，向患者及其家属告知相关风险后行急诊剖宫产。患者于 17：40行剖宫产，17：45 分娩壹活女婴，重 2650 g，Apgar 评分：8—10—10 分。脐带绕颈 1 周，长 65 cm，直径约 1.0 cm。羊水Ⅲ度粪染，约 400 ml。胎盘胎膜完整。脐动脉血 pH 值 7.30。新生儿回母婴同室观察。

胎监特征

基线胎心率 170 次/分，基线微小变异（变异幅度≤5 次/分），宫缩后出现复发性重度变异减速（VD 波），宫缩强，间隔 1～2 分钟，持续 40～70 秒，宫腔压力 60～80 mmHg。

专家点评

该患者入院时已近 41 周，宫颈条件不成熟，伴羊水偏少，有促宫颈成熟的指征。在促宫颈成熟前，先行 OCT 是非常正确的。在行 OCT 的过程中，出现过强宫缩，胎心偏快，胎心率基线微小变异，伴重度 VD 波，属Ⅱ类胎监，停止 OCT，经吸氧、左侧卧位等宫内复苏后，胎监无改善。由于短期内患者不能经阴道分娩，继续待产有加重胎儿宫内窘迫的可能。与患者及其家属沟通后行急诊剖宫产是正确的。该患者的胎心偏快及重度 VD 波可能与宫缩过强有关。因此，在行 OCT 的过程中，必须遵循从小剂量缩宫素开始、逐渐缓慢加量的原则，且需专人守护。

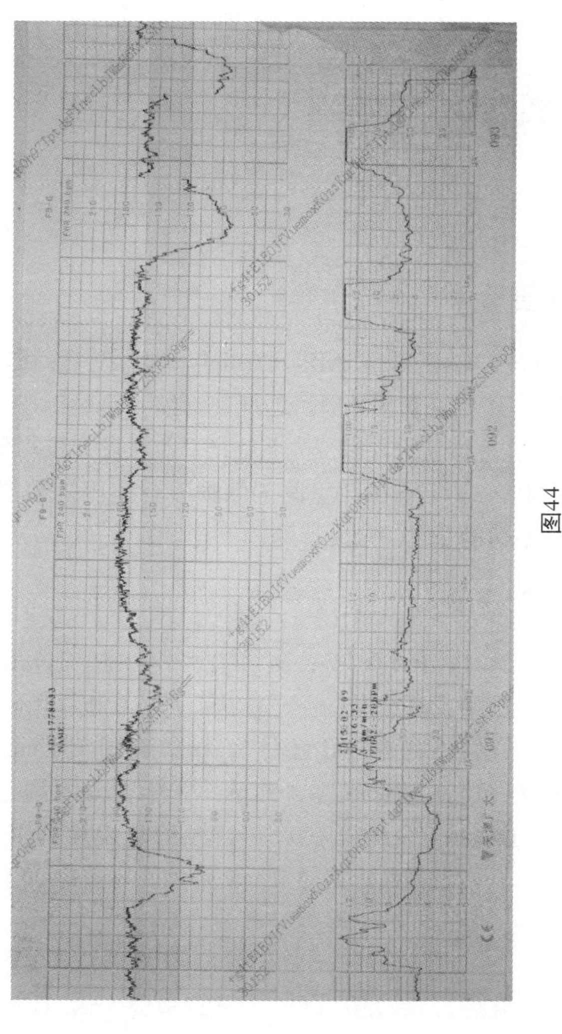

图44

（单丹　周容）

病案 45

病历摘要

患者 29 岁，$G_2P_0^{+1}$。LMP：2014 年 9 月 29 日；EDC：2015 年 7 月 6 日。因“停经 40^{+1}周，不规则宫缩 9 小时”于 2015 年 7 月 7 日 17：32 急诊就诊，以“先兆临产”收入院。核实孕周无误。孕期经过顺利。14 年前因“室间隔缺损”行室间隔缺损修补术。入院时评估心功能Ⅱ级。余无特殊。

体格检查

T：36.5℃；P：100 次/分；R：19 次/分；BP：107/57 mmHg。听诊未闻及心脏杂音及额外心音，心界不大，双肺呼吸音清晰。余内科查体无特殊。专科查体：宫高 34 cm，腹围 105 cm，胎方位 LOA，胎心率 140 次/分。骨盆外测量：坐骨结节间径 9 cm。无规律宫缩。阴道检查：头先露，－3，宫颈管居中位、质中、消退 60%，宫口未开，内骨盆未见异常。估计胎儿体重 3000 g。

辅助检查

B超（入院后）：胎方位 LOA，BPD 9.68 cm，HC 33.8 cm，FL 7.53 cm，AC 33.8 cm。胎盘附着于子宫前壁，厚 3.4 cm；成熟度Ⅱ$^{+}$级。AFV 6.1 cm，AFI 13.1 cm，胎儿脐带绕颈 2 周。脐

动脉 S/D 1.7，有胎心胎动。患者心电图未见异常，心脏彩超提示：心脏形态、结构及血流未见异常，左心室收缩功能测值正常。

分娩经过与结局

患者入院后给予严密监测胎心胎动，第 2 天（7 月 8 日）患者自发出现规律宫缩，宫口开大 2 cm 后转入产房严密观察。第一产程胎监均正常。宫口开全后持续胎监提示宫缩后出现 PD 波，经吸氧后胎心缓慢恢复（图 45），阴道检查：胎方位 LOA，先露+3，羊水清亮，行产钳助产，一次成功，分娩壹活男婴，重 3130 g，Apgar 评分：10—10—10 分。脐带未见异常，长 60 cm。羊水Ⅱ度污染，约 300 ml。胎盘胎膜完整。脐动脉血 pH 值 7.29。新生儿科医生到场参与抢救，评估新生儿情况后建议回母婴同室观察。患者产前、产时及产后无心累、心慌等不适。整个待产及分娩过程均行心电监护，血压、心率等指标均正常。

胎监特征

胎心率基线 160 次/分，基线微小变异（变异幅度≤5 次/分），宫缩后出现胎心延长减速（PD 波），经吸氧后胎心缓慢恢复；宫缩间隔 1～2 分钟，持续 50 秒～3 分钟，偶有强直宫缩。

专家点评

该患者宫口开全后出现胎心延长减速超过 2 分钟，属Ⅱ类胎监，虽经吸氧后胎心缓慢恢复，但不能完全排除胎儿宫内窘迫可能，宜缩短第二产程，尽快终止妊娠。考虑到先露低，行产钳助产是正确选择。此外，对该类心脏病合并妊娠的患者，在产前、产时及产后均应严密监测心脏情况，以预防早期心力衰竭的发生，确保母婴安全。

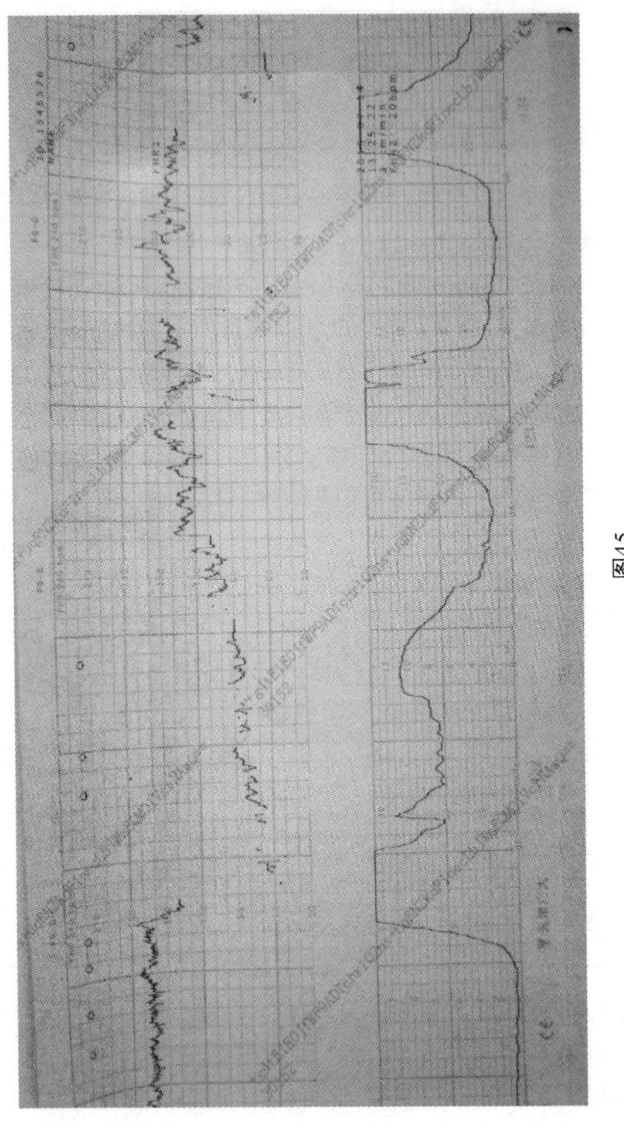

图45

（单丹　肖雪）

病案 46

病历摘要

患者 31 岁，$G_3P_0^{+2}$。LMP：2014 年 3 月 31 日；EDC：2015 年 1 月 7 日。因“停经 38^{+6}周，阴道少量血性分泌物伴不规律腹痛 1 天”于 2014 年 12 月 30 日 22：22 急诊入院。患者平素月经周期欠规律，根据早孕 B 超核实孕周为 39^{+5}周。孕期建卡定期产检，经过顺利。既往史无特殊。

体格检查

T：36.7℃；P：87 次/分；R：20 次/分；BP：126/80 mmHg，内科查体无特殊。专科查体：宫高 33 cm，腹围 107 cm，胎方位 LOA，胎心率 153 次/分。骨盆外测量：坐骨结节间径 8.5 cm。有不规律宫缩。阴道检查：头先露，－3，宫颈管居中位、质软、消退 100%，宫口开大 1 cm，内骨盆未见异常。估计胎儿体重 3400 g。

辅助检查

B 超（入院后）：胎方位 LOA，BPD 9.4 cm，HC 33.54 cm，FL 7.3 cm，AC 33.72 cm。胎盘附着于子宫后壁，成熟度Ⅰ级。AFV 4.4 cm，AFI 10.8 cm。胎儿脐带绕颈 1 周。脐动脉 S/D

2.0。有胎心胎动。

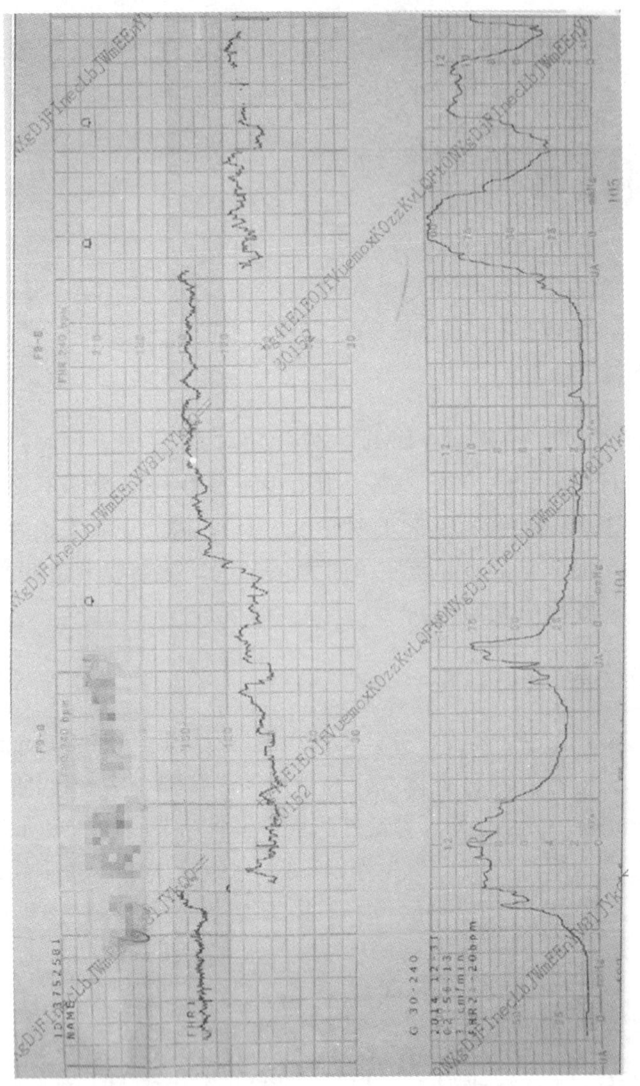

图46

分娩经过与结局

患者入院后第 1 天（12 月 31 日）自发宫缩逐渐加强，00：10 宫口开大 2 cm 转入产房，02：50 宫口开全，胎监如图 46 所示。给予患者吸氧。阴道检查：宫口开全，胎方位 LOA，头先露，+2。03：00 胎膜自破，前羊水Ⅲ度粪染，量约 80 ml。03：05 顺娩壹活男婴，重 3300 g，Apgar 评分：10—10—10 分。脐带绕颈 1 周，长 67 cm。后羊水Ⅲ度粪染，约 500 ml。胎盘胎膜完整。脐动脉血 pH 值 7.25。新生儿转入母婴同室观察。

胎监特征

基线胎心率 140^{+} 次/分，胎心率基线中等变异（变异幅度 6~25 次/分），宫缩后存在复发性延长减速（PD 波），吸氧后胎心可迅速恢复正常。宫缩规律。

专家点评

该患者第二产程胎监示胎心率基线及其变异正常，但宫缩后出现反复延长减速，经吸氧后胎心可迅速恢复。B 超提示胎儿脐带绕颈、羊水Ⅲ度粪染，这些因素综合提示存在急性胎儿窘迫。立即评估产妇条件，产妇条件良好，短时间内可以结束分娩，遂严密观察，持续吸氧、指导正确应用腹压，迅速分娩，新生儿结局良好。该产程处理正确。

（贾瑾　张力）

病案 47

病历摘要

患者 25 岁，$G_2P_0^{+1}$。LMP：2014 年 5 月 19 日；EDC：2015 年 2 月 26 日。因"停经 40^{+3} 周，不规律下腹疼痛 4^+ 小时"于 2015 年 3 月 1 日 10：05 急诊入院。孕期建卡，定期产检，经过顺利。4^+ 小时前出现不规律下腹痛，疼痛持续 10^+ 秒；间隔 7～10 分钟，急诊以"先兆临产"收入院。既往史无特殊。

体格检查

T：36.9℃；P：90 次/分；R：20 次/分；BP：112/69 mmHg。内科查体无特殊。专科查体：宫高 32 cm，腹围 91 cm，胎方位 LOA，胎心率 153 次/分。骨盆外测量：坐骨结节间径 8 cm。有不规律宫缩。阴道检查：头先露，−2，宫颈管居前位、质软、消退 100%，宫口未开，内骨盆未见异常。估计胎儿体重 3100 g。

辅助检查

B 超（入院后）：胎方位 LOA，BPD 9.1 cm，FL 7.2 cm。胎盘附着于子宫前壁，成熟度 I^+～II级。AFV 3.4 cm，AFI 10.2 cm。胎儿无脐带绕颈。有胎心胎动。

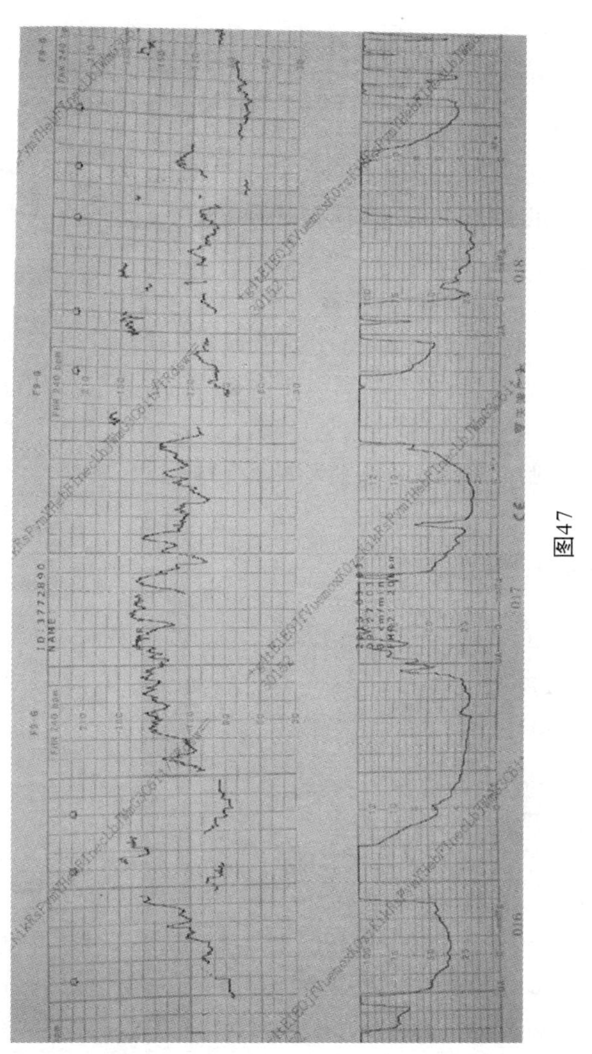

图47

分娩经过与结局

患者于入院第 2 天（3 月 2 日）11：52 自发出现规律宫缩，19：20 宫口开大 3 cm 转入产房，宫缩 50～60 秒，间隔 4～5 分钟，22：10 阴道检查示宫口开大 3 cm，宫颈水肿，头先露，−2，胎方位 LOT。因产程进展缓慢，遂于宫缩间歇行人工破膜术，见前羊水清亮，予利多卡因和阿托品处理宫颈。于 3 月 3 日 00：35 再次行阴道检查示宫口开大 3 cm，LOT 位，宫颈水肿明显，羊水清亮，遂再次处理宫颈。此时宫缩 30～35 秒，间隔 5～6 分钟，较前减弱，予小剂量缩宫素静脉滴注加强宫缩，行胎监示 OCT 阴性。08：35 宫口开全，宫缩 40～50 秒，间隔 2 分钟，胎监示基线胎心率偏快，有频发早期减速。09：28 出现胎心下降，持续约 6 分钟后恢复正常。阴道检查示头先露，+3，正枕前位。10：35 行产钳助产，一次成功，分娩壹活男婴，重 2970 g，身长 50 cm，Apgar 评分：9—10—10 分。脐带未见异常，长 50 cm。后羊水Ⅲ度粪染，约 200 ml。胎盘胎膜完整。脐动脉血 pH 值 7.32。新生儿回母婴同室观察。

胎监特征

胎心率基线无法确定，变异显著，频繁变异减速，伴一次延长减速。宫缩规律，持续 40～60 秒，间隔 1～2 分钟，宫腔压力 80～100 mmHg。

专家点评

该患者宫口开全后胎监示胎心延长减速，胎心率最低达 70 次/分，持续数分钟，提示急性胎儿窘迫，应尽快结束分娩。此时头先露已达+3，胎位为正枕前位，遂给予出口产钳助产，围生儿结局良好。该产程处理正确。该患者在待产过程中，由于枕横位致宫颈水肿，并出现继发性宫缩乏力，经 2 次处理宫颈并及时静脉滴注缩宫素促宫缩后，产程进展顺利，为最终经阴道分娩奠定了基础。

（贾瑾　张力）

病案 48

病历摘要

患者 23 岁，G_1P_0。LMP：2015 年 3 月 22 日；EDC：2015 年 12 月 29 日。因“停经 35^{+6} 周，胎心监护提示胎儿心律不齐 1^+ 小时”于 2015 年 11 月 30 日 17：00 急诊入院。孕期经过顺利，孕期行胎儿心脏彩超未见异常。1^+ 小时前患者于外院产检时行胎监示胎儿心律不齐，胎心率最低达 60^+ 次/分，予吸氧、能量合剂静脉滴注等对症处理后，复查胎监，仍提示胎儿心律不齐，为明确诊断，1^+ 小时前患者于我院急诊，行胎监示胎儿心律不齐，行 B 超提示胎儿心律不齐，脐动脉 S/D 及大脑中动脉 PI、S/D 异常，考虑胎儿宫内窘迫，故急诊入院。既往史无特殊。

体格检查

T：36.6℃；P：90 次/分；R：20 次/分；BP：115/70 mmHg。内科查体无特殊。专科查体：宫高 30 cm，腹围 91 cm，胎方位 LOA，胎心率 146 次/分。骨盆外测量：坐骨结节间径 8.5 cm。无宫缩。阴道检查：头先露，－3，宫颈管居中位、质中、消退 30%，宫口未开，内骨盆未见异常。估计胎儿体重 2000 g。

辅助检查

B超（入院后）：胎方位 LOA，BPD 8.6 cm，HC 30.9 cm，FL 7.0 cm，AC 29.7 cm。胎盘附着于子宫宫底后壁，成熟度Ⅱ级。AFV 5.7 cm，AFI 12.0 cm。胎儿脐带未绕颈。胎心率 79～151 次/分，脐动脉 S/D 2.47～4.3。胎儿大脑中动脉 RI 0.7、PI 1.3、S/D 3.4。（正常值 RI>0.6，PI>1.6，S/D>4）

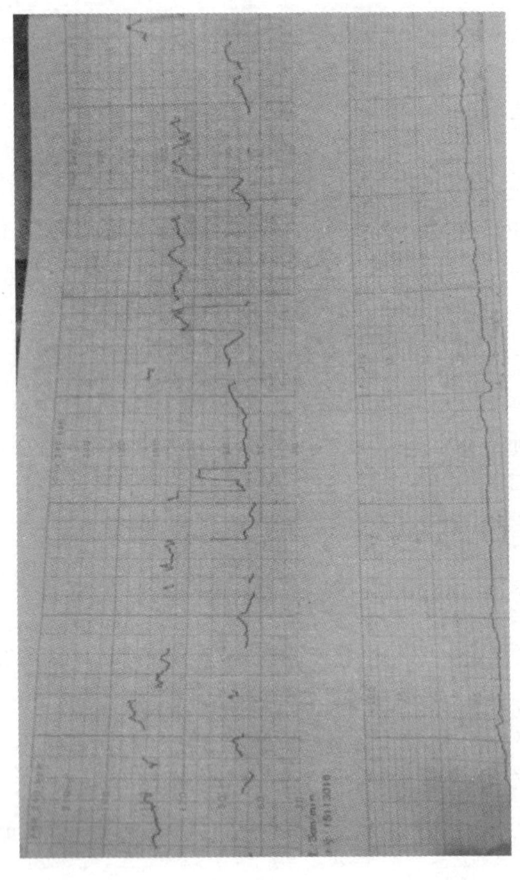

图48

分娩经过与结局

患者入院后行胎监示胎儿心律不齐，基线胎心率 70～150 次/分，基线中等变异（变异幅度 6～25 次/分），无加速无减速。向患者及其家属交代病情，患者及其家属要求立即手术终止妊娠，于 17：35 行剖宫产分娩壹活女婴，重 2310 g，Apgar 评分：10—10—10 分。无脐带绕颈。羊水清亮，约 700 ml。胎盘胎膜完整。新生儿因早产、产前心律不齐，转入新生儿科治疗。胎儿入院后胎监如图 48 所示。

胎监特征

胎心率波动大，基线胎心率不确定，胎心率最低达 60～70 次/分，最高达 125～160 次/分，考虑胎儿心律不齐。无宫缩。

专家点评

胎儿心律失常的发病率约 1%，其类型多样，主要有胎儿心律不齐、胎儿心动过速、胎儿心动过缓、胎儿室上性期前收缩（早搏）、胎儿室性早搏等，应用胎儿超声心动图可确诊。单纯胎儿心律不齐多于出生前后消失，不伴有心血管畸形者，不需要特殊治疗。该病例孕晚期胎监和 B 超提示胎儿心律不齐，结合孕期胎儿心脏彩超未见结构异常，故不能诊断为胎儿宫内窘迫，没有急诊剖宫产指征，可以考虑再次复查胎儿超声心动图，综合评价胎儿风险，或可期待至足月。该病例的处理显得有点积极。

（倪姗姗　张力）

病案 49

病历摘要

患者 27 岁，$G_2P_0^{+1}$。LMP：2015 年 4 月 10 日；EDC：2016 年 1 月 17 日。因“停经 33^{+6}周，发现胎心快 1 小时”于 2015 年 12 月 5 日 16：00 急诊入院。孕中期行 OGTT 提示 GDM，自诉经饮食疗法控制血糖，但未监测血糖。1 小时前患者于我院门诊产检，监测胎心示胎心率 225～240 次/分，行胎心监护示 NST 无反应型（图 49－1），考虑“胎儿宫内窘迫”，急诊入院。2013 年行人工流产一次。余无特殊。

体格检查

T：36.5℃；P：80 次/分；R：20 次/分；BP：110/70 mmHg。内科查体无特殊。专科查体：宫高 31 cm，腹围 106 cm，胎方位 LOA，胎心率 157 次/分。骨盆外测量：坐骨结节间径 9 cm。无宫缩。阴道检查：头先露，－3，宫颈管居中位、质中、消退 30%，宫口未开，内骨盆未见异常。估计胎儿体重 2100 g。

辅助检查

B 超（入院后）：胎方位 LOA，BPD 8.3cm，HC 30.0 cm（约孕 33^{+4}周），FL 6.50cm，AC 30.0cm；胎盘附着于子宫前壁，成

熟度Ⅱ级。AFV 7.6 cm，AFI 15.0 cm，胎儿脐带绕颈1周。脐动脉 S/D 2.38，胎心率 225～240 次/分。

分娩经过与结局

患者入院后予促胎肺成熟，并立即行胎监，提示胎心率基线 120 次/分，无变异，有变异减速，宫缩不规律，强度弱（图 49－2）。于 16：35 行剖宫产分娩壹活男婴，重 2350 g，Apgar 评分：8—10—10 分。脐带绕颈 1 周。胎盘下缘距宫内口 3 cm。羊水清亮，约 800 ml。胎盘胎膜完整。脐动脉血 pH 值 7.30。新生儿因早产，转入新生儿科治疗。

胎监特征

图 49－1 所示基线胎心率 230 次/分，胎心率基线无变异，无宫缩。

图 49－2 所示基线胎心率 120 次/分，胎心率基线无变异，伴复发性轻度变异减速，有不规律宫缩。

专家点评

从图 49－1 可以看出，急诊胎监提示重度胎儿心动过速，伴胎心率基线变异缺失，属Ⅱ类胎监，提示胎儿窘迫（缺氧早期）可能；从图 49－2 可以看出，入院后胎监示胎心率基线迅速下降，伴变异缺失及复发性变异减速，这种心率迅速下降有可能是胎儿心肌收缩乏力、心脏传导障碍导致的，属Ⅲ类胎监，提示胎儿窘迫加重(缺氧后期)，应考虑给予宫内复苏措施并立即分娩。此外，该患者系 GDM，孕期未监测血糖，不能排除是否由于血糖异常所致的胎儿宫内缺氧。因患者宫口未开，采用急诊剖宫产终止妊娠，新生儿结局良好。该病例处理正确。

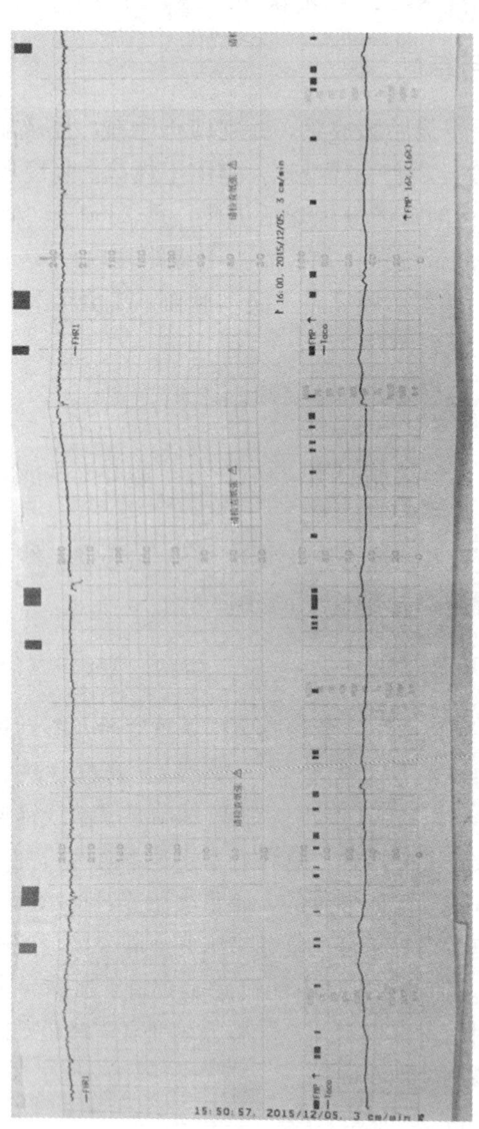

图49-1

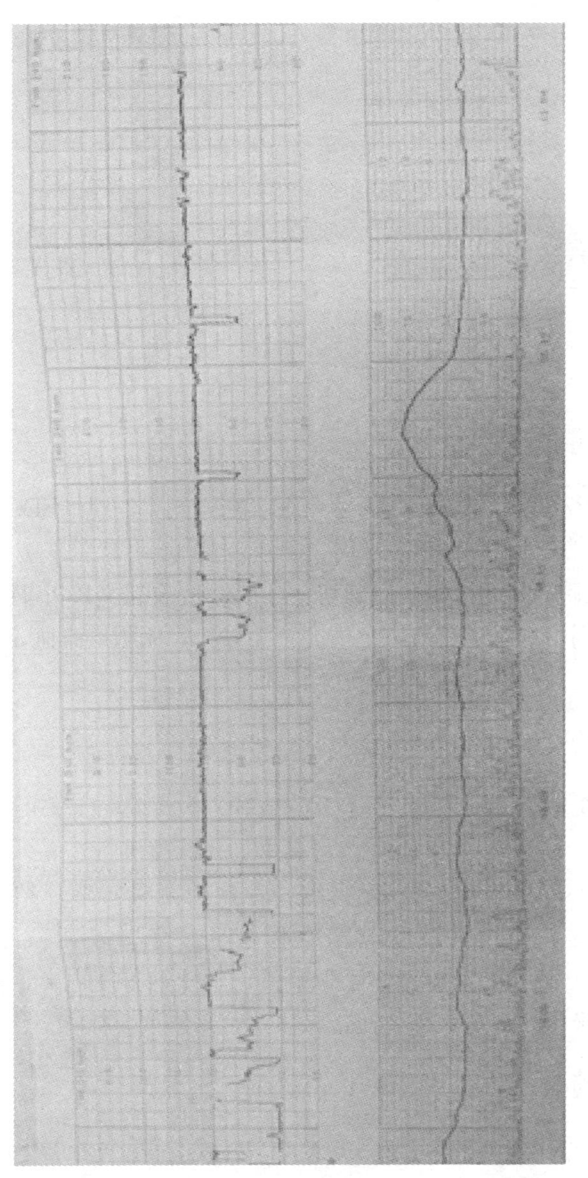

图49-2

（倪姗姗　张力）

病案 50

病历摘要

患者 27 岁，G_1P_0。LMP：2014 年 10 月 12 日；EDC：2015 年 7 月 19 日。因“停经 39^{+2} 周，阴道流液 10 小时”于 2015 年 7 月 14 日入院。B 超核实孕周确切，孕期经过顺利。10 小时前患者无明显诱因出现阴道流液，色清亮，无异味，无阴道流血，门诊以“胎膜早破”收入住院。既往史无特殊。

体格检查

T：36.8℃；P：75 次/分；R：20 次/分；BP：117/70 mmHg。内科检查无特殊。专科检查：宫高 30 cm，腹围 85 cm。胎方位 LOA，胎心率 145 次/分。无宫缩。骨盆外测量：坐骨结节间径 8 cm。阴道检查：宫颈管软、消退 80%，宫口未开，头先露，−2，胎膜已破，羊水清亮。骶骨中弧，坐骨棘Ⅰ度内突，骶尾关节活动，坐骨切迹宽大于 3 横指。估计胎儿体重 3000 g。

辅助检查

B 超（入院后）：胎方位 LOA，BPD 9.4 cm，FL 7.4 cm。胎心搏动规律，胎心率 146 次/分，AFI 9.5 cm。胎盘位于后壁，成熟度Ⅲ级。彩色多普勒超声（CDFI）示胎儿颈部见脐血流信号。

分娩经过与结局

患者于 2015 年 7 月 15 日 12：00 自发出现规律宫缩，2015 年 7 月 16 日 01：00 胎监示胎心频繁变异减速，但能快速恢复（图 50－1），于 02：30 宫口开全，仍伴胎心频繁减速，能恢复，羊水Ⅲ度粪染。03：30 胎心频繁减速，考虑胎儿宫内窘迫，胎先露下降至+2。为缩短产程，缩短胎儿宫内缺氧时间，与患者及其家属沟通后行胎头吸引助产。于 03：48 在胎头吸引助产下顺娩壹活男婴，体重 2700 g，Apgar 评分：8—10—10 分。脐带长约 50 cm，绕颈 1 周。胎盘胎膜完整。脐动脉血 pH 值 7.16。新生儿外观未见明显畸形，转新生儿科观察。临产后胎监如图 50－1、图 50－2 所示。

胎监特征

图 50－1 示基线胎心率 160 次/分，胎心率基线变异显著（变异幅度≥25 次/分），频繁变异减速，伴偶发晚期减速；宫缩规律，宫缩持续 30～40 秒，间隔 1～2 分钟，宫腔压力 100 mmHg。图 50－2 示 2 次延长减速。

专家点评

从图 50－1 可见，在第一产程活跃期，胎监出现频繁变异减速，这很可能与脐带因素有关，但胎心率降低幅度不大，能迅速恢复，胎心率基线正常，变异显著，属于Ⅱ类胎监，可继续试产。同时需给予宫内复苏措施，加强监测评估。

从图 50－2 可见，产程已进入第二产程，胎心率基线仍在正常范围，变异显著，出现 2 次延长减速，羊水由清亮转为Ⅲ度，提示急性胎儿宫内窘迫，阴道检查示先露+2；给予吸氧等宫内复苏措施，指导产妇正确应用腹压，缩短第二产程，积极助产结束分娩，并做好新生儿复苏抢救准备，至新生儿出生时情况好，脐动脉血 pH 值正常。该产程处理正确。

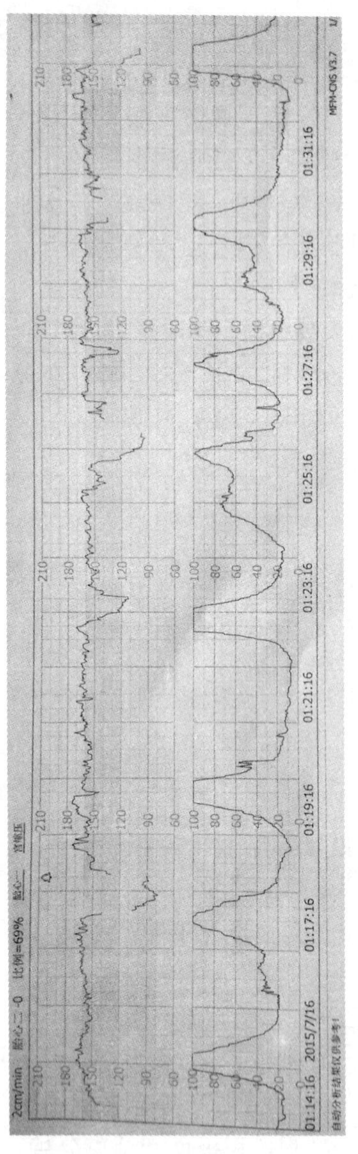

图50-1

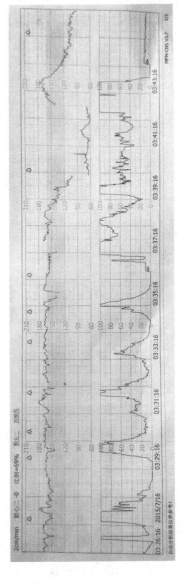

图50-2

（钟华　傅晓冬）

病案 51

病历摘要

患者 21 岁，$G_2P_0^{+1}$。LMP：2014 年 10 月 26 日；EDC：2015 年 8 月 2 日。因“停经 38^{+6} 周，不规律下腹痛 10^+ 小时”于 2015 年 7 月 25 日入院。核实孕周确切，孕期未定期检查。外院 B 超提示：晚期妊娠，孕约 32 周，头位，BPD 8.1 cm，FL 6.2 cm。胎心率 148 次/分。宫内无羊水，胎盘前壁，成熟度Ⅲ级，遂来我院，门诊以“羊水过少”收入院。既往史无特殊。

体格检查

T：36.9℃；P：109 次/分；R：20 次/分；BP：132/90 mmHg。内科查体无特殊。专科查体：宫高 33 cm，腹围 94 cm，胎方位 LOP；胎心率 156 次/分，规律宫缩。骨盆外测量：坐骨结节间径 8 cm。阴道检查：宫颈管软、消退 100%，宫口开大 1 cm，头先露，0，胎膜未破。骶骨中弧，坐骨棘Ⅰ度内突，骶尾关节活动，坐骨切迹宽大于 3 横指。估计胎儿体重 2000 g。

辅助检查

B 超（入院后）：胎方位 LOA，BPD 8.5cm，FL 5.6cm。胎心搏动规律，胎心率 118 次/分。AFI 1.5cm。胎盘位于宫底，成熟度Ⅲ级。彩色多普勒血流显像（CDFI）：未见异常血流信号。

分娩经过与结局

患者于 2015 年 7 月 25 日 17：00 自发出现规律宫缩，于 20：30 宫口开全，于 20：48 顺娩壹活男婴，体重 2250 g，外观未见明显畸形，Apgar 评分：10—10—10 分，无羊水。胎盘脐带无异常。脐动脉血 pH 值 7.12，建议转新生儿科，患者及其家属拒绝。临产后胎监如图 51－1、图 51－2 所示。

胎监特征

图 55－1 及图 51－2 均为第一产程胎监图。图 51－1 示基线胎心率 170 次/分，胎心率基线微小变异（变异幅度 5≤次/分）；有早期减速。图 51－2 示基线胎心率 160 次/分，胎心率基线存在变异缺失和显著变异（变异幅度＞25 次/分）；有变异减速。宫缩规律，持续 20～30 秒，间隔 1～2 分钟，宫腔压力 60～80 mmHg。

专家点评

该病例较特别，羊水少，胎监图形属Ⅱ类。新生儿 Apgar 评 10 分，脐动脉血 pH 值 7.12，提示有轻度缺氧酸中毒。图 51－1、图 51－2 都存在宫缩过频，应是羊水少、子宫易激惹所致，这也可能是胎心率基线偏高、变异小的原因。胎监图中未见明显晚期减速，偶有与宫缩同步的轻度减速，减速前或后伴有加速（特别是在图 51－1 中），是变异减速，所以胎心异常改变不应是胎盘因素，而是脐带因素。产程中应通过输液、宫缩抑制剂减少宫缩的频率，或行宫腔灌注。

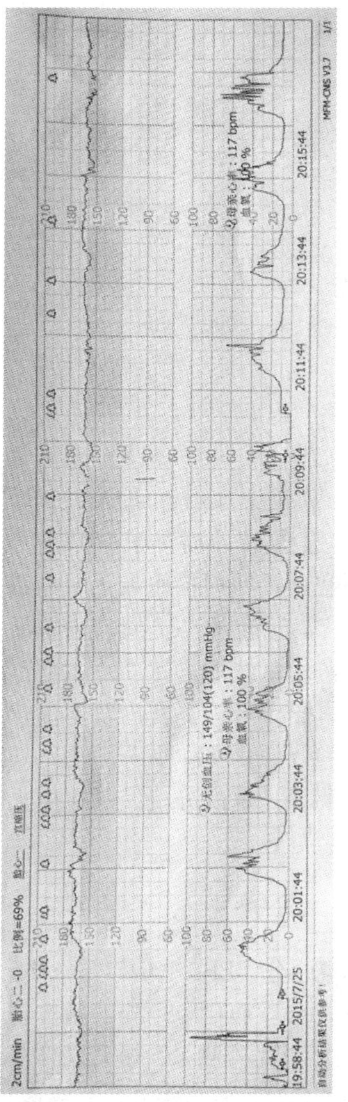

图51-1

图51-2

（钟华　傅晓冬）

病案 52

病历摘要

患者 31 岁，$G_3P_1^{+1}$。LMP：2014 年 10 月 13 日；EDC：2015 年 7 月 20 日。因“停经 37 周，不规律腹痛 4^+ 小时”于 2015 年 6 月 20 日入院。核实孕周确切，孕期顺利。4^+ 小时前患者无明显诱因出现不规律下腹痛，无阴道流血流液，门诊以“37 周宫内单活胎先兆临产”收入住院。入院时行胎监示基线胎心率 180 次/分，2015 年 6 月 21 日行 NST 呈有反应型，给予补液、宫内复苏治疗后患者未发动规律宫缩，回家继续待产，定期产检，无异常。2015 年 7 月 10 日，患者停经 40 周，腹痛明显，返院分娩。既往史无特殊。

体格检查

T：36.7℃；P：111 次/分；R：20 次/分；BP：106/71 mmHg。内科查体无特殊。专科查体：宫高 34 cm，腹围 98 cm，胎方位 ROA，胎心率 145 次/分，不规律宫缩。骨盆外测量：坐骨结节间径8.5 cm。阴道检查：宫颈管软、消退 40%，宫口未开，头先露，−3，胎膜未破。骶骨中弧，坐骨棘Ⅰ度内突，骶尾关节活动，坐骨切迹宽大于 3 横指。估计胎儿体重 3200 g。

辅助检查

B超（6月23日）：胎方位ROA，BPD 9.2 cm，FL 7.7 cm。胎心搏动规律，胎心率166次/分。AFI 11.9 cm。胎盘位于子宫底前壁，成熟度Ⅲ级。CDFI：胎儿颈部见脐血流信号。B超（7月9日）：AFI 6.9 cm，羊水偏少，余同前。

分娩经过与结局

患者于2015年7月9日20：00自发出现规律宫缩，于2015年7月10日02：50宫口开全，于04：10顺娩壹活女婴，体重3720 g，Apgar评分：9—10—10分。羊水Ⅲ度粪染，约100 ml。胎盘胎膜无异常。脐带长60 cm，绕颈1周。脐动脉血pH值7.05，新生儿外观未见明显畸形。临产后胎监如图52－1及图52－2所示。

胎监特征

图52－1、图52－2均为第二产程胎监图。图52－1示基线胎心率130次/分，胎心率基线变异显著（变异幅度≥25次/分），有频繁早期减速；图52－2示胎心率基线不稳定，胎心率波动在100～180次/分；宫缩规律，持续1分钟，间隔1分钟，宫腔压力100 mmHg，宫缩过频。

专家点评

图52－1中频繁出现与宫缩同步的减速，像是早期减速，因宫口已开全，胎头下降受压，但减幅达50次/分，不排除变异减速，胎心率基线及其变异正常，属Ⅱ类胎监。可继续观察，15分钟后应再行胎监评估，同时采取宫内复苏措施。图52－2中胎心率基线下移，胎心率最低达100次/分；胎心率基线不稳定，高达180次/分，伴有减速，属异常（Ⅲ类）胎监，提示急性胎儿宫内窘迫，应紧急

处理。此时已是第二产程，了解先露情况，条件许可，行阴道助产，缩短第二产程，并做好新生儿复苏抢救准备。分析胎监图异常的原因可能与羊水偏少、脐带绕颈、宫缩过频、脐带受压有关。

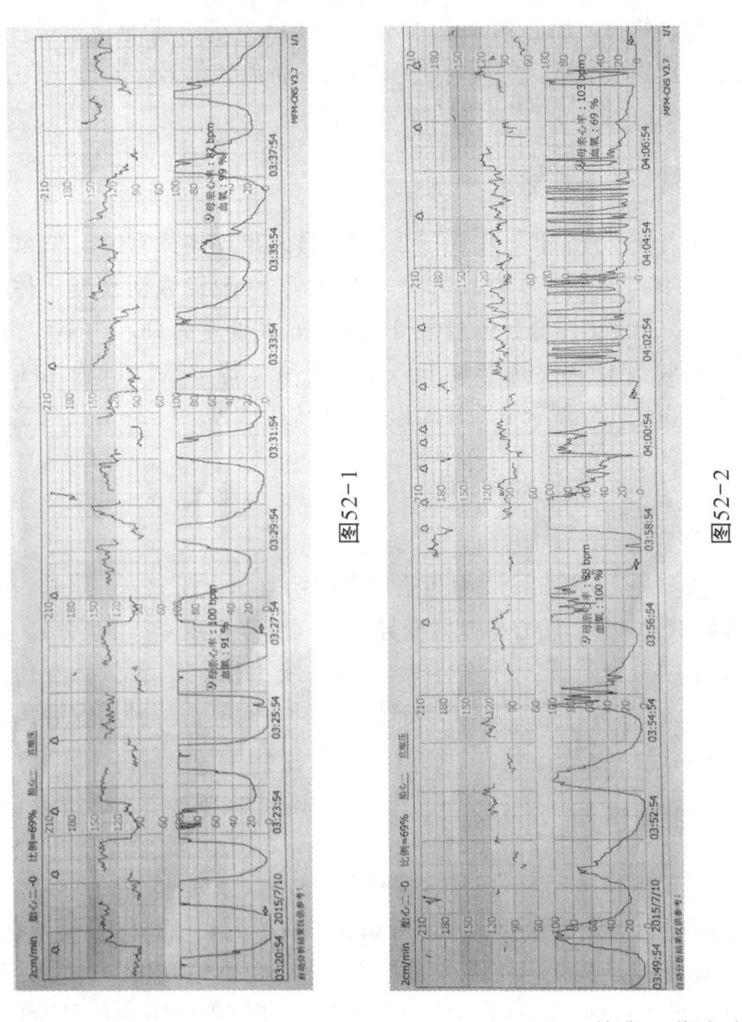

图52-1

图52-2

（钟华　傅晓冬）

病案 53

病历摘要

患者 33 岁，$G_3P_1^{+1}$。LMP：2014 年 10 月 27 日；EDC：2015 年 8 朋 4 日。因“停经 36^{+2}周，阴道流液 4^+小时”于 2015 年 7 月 9 日 8：30 入院。核实孕周确切，孕期未定期检查。5^+天前当地医院 B 超提示羊水过多（具体不详）。4^+小时前患者无明显诱因出现阴道流液，色清亮，量约 200 ml。门诊以“胎膜早破”收入住院。5 年前顺娩壹活女婴，现健在。

体格检查

T：36.5℃；P：73 次/分；R：20 次/分；BP：117/75 mmHg。内科查体无特殊。专科查体：宫高 33 cm，腹围 98 cm，胎方位 LOA，胎心率 122 次/分，不规律宫缩。骨盆外测量：坐骨结节间径 8 cm。阴道检查：宫颈管软、消退 100%，经产妇宫口，宫口开大 2 cm，头先露，−3，胎膜已破。羊水流出量多，色清亮。骶骨中弧，坐骨棘Ⅰ度内突，骶尾关节活动，坐骨切迹宽大于 3 横指。估计胎儿体重 2200 g。

辅助检查

B 超（入院后）：胎方位 LOA，BPD 8.4 cm，FL 6.7 cm。胎

心搏动规律，胎心率 130 次/分。AFI 6.9 cm。胎盘位于底前壁，成熟度Ⅱ～Ⅲ级。CST 阴性。

分娩经过与结局

患者为经产妇，有阴道试产条件，破膜超过 2 小时，宫缩不规律，胎监如图 53－1 所示。经沟通后，2015 年 7 月 9 日 10：30 行缩宫素引产，11：00 宫缩时，胎心率减速至 60 次/分，持续 1 分钟（图 53－2），立即停用缩宫素，监测胎心正常，与家属沟通拟行剖宫产终止妊娠。14：20 行剖宫产，14：25 取出壹活男婴，体重 2180 g，Apgar 评分：6—8—8 分。请新生儿科医生会诊，考虑新生儿窒息，新生儿肺炎，转新生儿科治疗。羊水清亮，约 100 ml。胎盘、脐带无异常。新生儿外观未见明显畸形。

胎监特征

图 53－1 示基线胎心率 130～140 次/分，胎心率基线变异正常，宫缩不规律；图 53－2 示基线胎心率 130 次/分，胎心率基线显著变异（变异幅度＞25 次/分），有变异减速，宫缩不规律，宫腔压力 40～100 mmHg。

专家点评

图 53－1 中胎心率基线及其变异均正常，图中显示的 3 次宫缩中有 2 次伴有胎心记录改变，图形不规整，是减速还是接触不良，看图无法判定，应继续监测。图 53－2 中的 2 次宫缩伴有胎心减速，从波形看不一定像是变异减速，但第二次减速在宫缩后发生，不排除晚期减速的可能。停用缩宫素是正确的，但应继续监护胎心，反复评估胎儿情况，以便尽早手术，结束分娩，防止新生儿窒息。

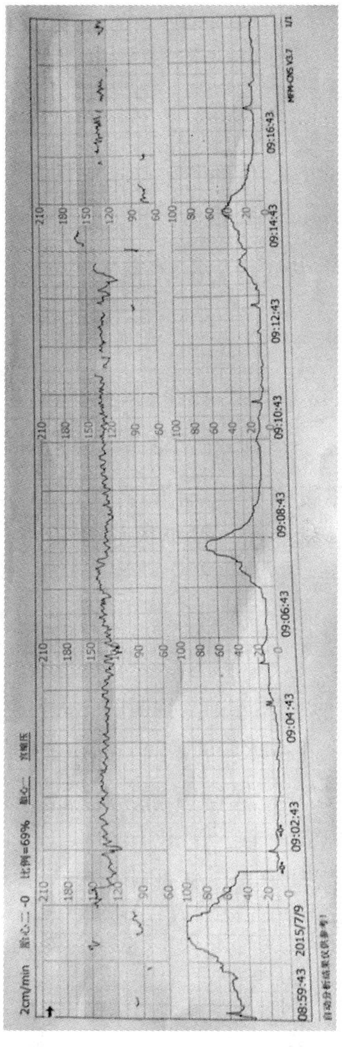

图53-1

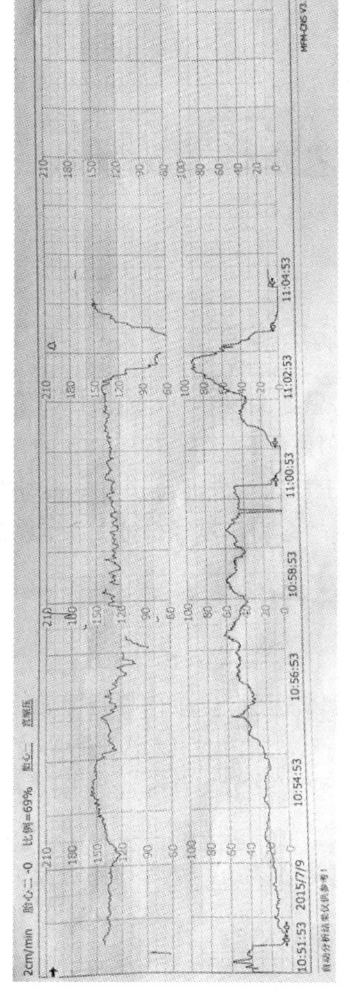

图53-2

（钟华　傅晓冬）

病案 54

病历摘要

患者 29 岁，G_1P_0。LMP：2014 年 10 月 24 日；EDC：2015 年 7 月 31 日。因“停经 40 周，不规律腹痛 6^+ 小时”于 2015 年 7 月 31 日以“先兆临产”入院。核实孕周确切，孕期未定期检查。发现“多囊卵巢综合征”7 年，余无特殊。

体格检查

T：36.5℃；P：96 次/分；R：20 次/分；BP：127/81 mmHg。患者体型肥胖，余内科查体无特殊。专科查体：宫高 42 cm，腹围 122 cm，胎方位 LOA，胎心率 140 次/分，规律宫缩。骨盆外测量：坐骨结节间径 8 cm。阴道检查：宫颈管软、消退 100%，宫口开大2 cm，头先露，－1，胎膜未破。骶骨中弧，坐骨棘Ⅰ度内突，骶尾关节活动，坐骨切迹宽大于 3 横指。估计胎儿体重 3000 g。

辅助检查

B 超（入院后）：胎方位，LOA，BPD 9.2 cm，FL 7.2 cm。胎心搏动规律，胎心率 135 次/分。AFI 10 cm。胎盘附着于子宫前壁，成熟度Ⅲ级。CDFI：胎儿颈部未见异常血流信号。

分娩经过与结局

患者于2015年7月31日00：00自发出现规律宫缩，产房待产过程中胎监提示早期减速明显（图54－1），于08：35行人工破膜，羊水Ⅲ度粪染，前羊水50 ml，宫口开大4^{+} cm，头先露，0，宫缩强。考虑胎儿宫内窘迫，积极准备剖宫产的同时，与患者及其家属沟通。产妇产程进展较快，于09：25宫口开全，先露，＋2，胎监如图54－2所示。于10：19顺娩壹活男婴，体重2970 g，Apgar评分：4—6—6分。后羊水Ⅲ度粪染，黏稠，约30 ml。胎盘广泛钙化，胎盘胎膜黄染，脐带无异常。胎儿脐动脉血pH值7.11，外观未见明显畸形，经麻醉师及新生儿科医生现场抢救后转新生儿科治疗。临产后胎监如图54－1、图54－2所示。

胎监特征

图54－1基线胎心率130次/分，微小变异（变异幅度≤5次/分），有复发性早期减速；规律宫缩，持续1分钟，间隔1～2分钟，宫腔压力100 mmHg。图54－2示胎心率基线不稳定，波动在120～150次/分，显著变异（变异幅度＞25次/分），有晚期减速；宫缩规律，持续1分钟，间隔1^{-}分钟，宫腔压力20 mmHg。

专家点评

图54－1提示胎心率基线轻度变异，出现与宫缩同步的减速，属Ⅱ类胎监，考虑早期减速，考虑有无胎头受压。此时的宫缩间歇1^{+}分钟，持续1分钟，应考虑患者存在宫缩过频，此时的减速为过频宫缩所致。应加快输液或行抑制宫缩等处理。图54－2中胎心率基线不稳定，最低120次/分，最高160次/分，伴有晚期减速，属异常（Ⅲ类）胎监，原因也应是宫缩过频，且伴有羊水Ⅲ度粪染，提示胎儿宫内窘迫。此时患者宫口已开全，先露在＋2以下，应尽快结束分娩，缩短第二产程，阴道助产，并做好复苏抢救新生

儿的准备。

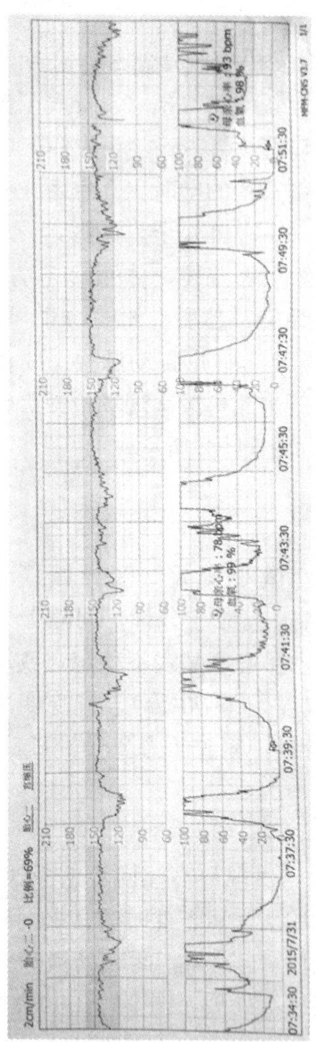

图54-1

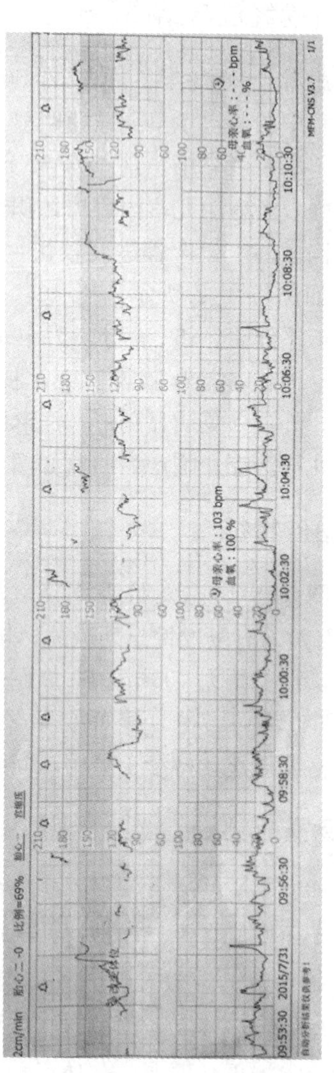

图54-2

（钟华　傅晓冬）

病案 55

病历摘要

患者 34 岁，$G_4P_0^{+3}$。LMP：2014 年 10 月 21 日；EDC：2015 年 7 月 28 日。因“停经 39^{+1}周，阴道见红 1^+天，不规律腹痛 20^+小时”于 2015 年 7 月 22 日入院。核实孕周确切。孕期常规产检，经过顺利。门诊以“先兆临产”收入住院。既往史无特殊。

体格检查

T：36.6℃；P：91 次/分；R：20 次/分；BP：110/64 mmHg。内科查体无特殊。专科查体：宫高 34 cm，腹围 98 cm，胎方位 LOA，胎心率 158 次/分。宫缩不规律。骨盆外测量：坐骨结节间径7.5 cm。阴道检查：宫颈管软、消退 40%，宫口未开，头先露，−3，胎膜未破。骶骨中弧，坐骨棘Ⅰ度内突，骶尾关节活动，坐骨切迹宽大于 3 横指。估计胎儿体重 3000 g。

辅助检查

B 超（入院后）：胎方位 LOA，BPD 9.3 cm，FL 7.1 cm。胎心搏动规律，胎心率158 次/分。AFI 11.1 cm。胎盘附着于子宫底后壁，成熟度Ⅲ级。

分娩经过与结局

患者于2015年7月25日15：00自发出现规律宫缩，于2015年7月26日04：10宫口开大3^{+} cm，入产房待产，06：00行分娩镇痛，胎心率147次/分，生命体征正常平稳。08：00宫口开大4^{+}cm，先露−1，右枕横位，胎头衔接差。患者体温37.8℃，心率87次/分，胎心率增至175次/分（图55），行人工破膜，羊水清亮。患者及其家属要求继续阴道试产。于16：00因胎头下降停滞，前不均倾位，行急诊剖宫产。于17：01娩出壹活男婴，体重3050 g，Apgar评分：10—10—10分。羊水Ⅱ度污染，约300 ml。胎盘、脐带无异常。新生儿外观未见明显畸形，左顶部一产瘤约4 cm×5 cm，临产后胎监如图55所示。

胎监特征

基线胎心率180次/分，胎心率基线变异正常（中等变异，变异幅度6～25次/分）；胎心率过快，伴有早期减速。宫缩不规律，宫缩持续1～2分钟，间隔1分钟，宫腔压力50～90 mmHg。

专家点评

基线胎心率180次/分，中等变异，伴一次减速，可能是变异减速，因其减速幅度大，此时胎头衔接不好，胎头受压的可能不大，属于Ⅱ类胎监，原因考虑与产妇发热有关。产妇发热长达8小时，致胎儿失代偿，引起胎儿宫内缺氧，羊水由清亮变为胎粪污染。该过程应积极改善产妇状况，如给予其吸氧、补液、降温，查血常规及炎症反应因子，使用抗生素（若有感染）等。再根据患者及胎儿情况决定分娩方式。

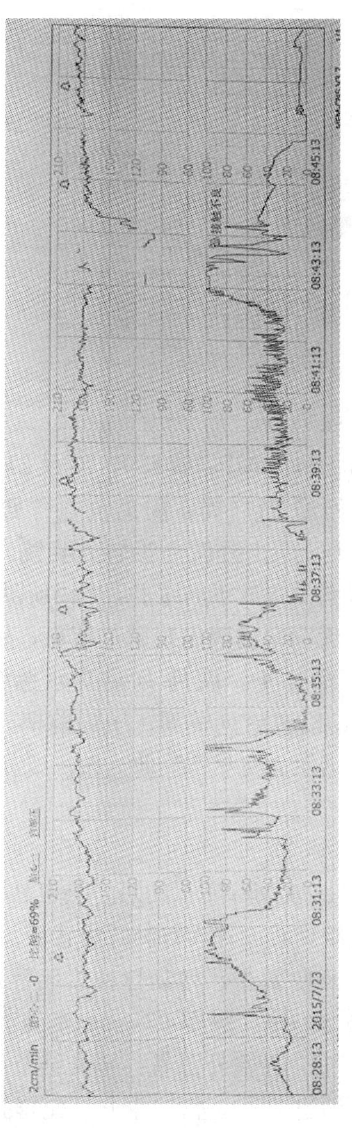
2cm/min
比例=69%
2015/7/23
08:28:13
08:31:13
08:33:13
08:35:13
08:37:13
08:39:13
08:41:13
08:43:13
08:45:13
接触不良

图55

（钟华　傅晓冬）

病案 56

病历摘要

患者 19 岁，$G_2P_0^{+1}$。LMP：2015 年 12 月 21 日；EDC：2015 年 9 月 28 日。因“停经 31^{+2} 周，阴道流血伴腹痛 3^+ 小时”于 2015 年 07 月 29 日 11：00 由外院急诊转入我院。核实孕周确切，未定期产检。1^- 个月前出现双下肢水肿，1 周前明显加重，未予以处理。3^+ 小时前患者无明显诱因出现阴道流血，量约 100^+ ml，伴不规则腹痛，腹胀逐渐加重，院外 B 超提示胎盘早剥，测血压 150/110 mmHg。急诊以“胎盘早剥，子痫前期，胎儿宫内窘迫？$G_2P_0^{+1}31^{+2}$ 周宫内单活胎先兆早产”收入院。既往史无特殊。

体格检查

T：36.6℃；P：118 次/分；R：20 次/分；BP：143/107 mmHg。急性病容，重度贫血貌，心律齐，双肺呼吸音清，腹膨隆，腹胀明显，压痛，无反跳痛及肌紧张，移动性浊音阴性，双下肢Ⅰ度水肿。专科查体：宫高 33 cm，腹围 93 cm，胎方位 LOA，胎心率 143 次/分。不规律宫缩。骨盆外测量：坐骨结节间径 8.5 cm。阴道检查：宫颈管软、消退 70%，宫口未开，先露高浮，胎膜未破。骶骨中弧，坐骨棘Ⅰ度内突，骶尾关节活动，坐骨切迹宽大于 3 横指。估计胎儿体重 1500 g。

辅助检查

B超（2015年7月29日，院外）：胎方位，LOA，BPD 8.2 cm，FL 5.6 cm。胎心搏动规律，胎心率130次/分。AFI 12.3 cm。胎盘位于子宫底前壁，前壁见范围约9.8 cm×6.2 cm的杂乱回声胎盘声像，成熟度Ⅱ级。血常规：Hb 63 g/L，WBC 16.0×10^9/L，PLT 151.0×10^9/L。尿常规：尿蛋白“++”，查见病理管型。

分娩经过与结局

患者入院后立即行剖宫产手术，于12：32娩出壹活男婴，体重1470 g，Apgar评分：2—3—5分，羊水血性，约500 ml。胎盘附着于子宫底部及前壁，胎盘剥离面约1/3，胎盘母面见血凝块200 g，脐带长50 cm，附着于胎盘边缘，距剥离面2 cm。新生儿外观未见明显畸形，转新生儿科治疗。患者入院后胎监如图56所示。

胎监特征

基线胎心率140次/分，基线变异缺失，有复发性晚期减速（LD波）；宫缩规律，持续1分钟，间隔2分钟，宫腔压力60～100 mmHg。

专家点评

该胎监图提示典型的胎心率基线变异缺失，伴复发性晚期减速，考虑是胎盘缺血缺氧所致，属濒死前胎监图形（Ⅲ类胎监图形），需尽快手术终止妊娠。

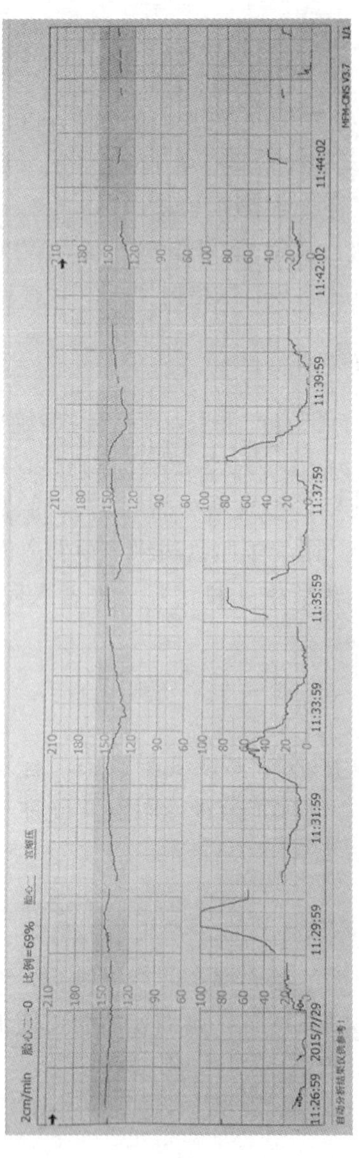
2cm/min 胎心二 -0 比例=69% 胎心二 宫缩压
11:26:59 2015/7/29
11:29:59
11:31:59
11:33:59
11:35:59
11:37:59
11:39:59
11:42:02
11:44:02
MFM-CNS V3.7 1/1

图56

（钟华　傅晓冬）

病案 57

病历摘要

患者 23 岁，G_3P_2。末次月经不详。因“停经 9^+ 个月，产检发现贫血半个月”于 2015 年 7 月 17 日入院。未定期产检。半个月前患者于当地医院产检，血常规提示贫血，具体不详，医师建议住院治疗，但患者未遵医嘱，未予以任何治疗。2 天前在当地社区卫生服务中心复查血常规提示 Hb 44 g/L，无头晕、眼花、乏力、气促、胸闷、牙龈出血、皮肤瘀斑等，门诊以“重度贫血？G_3P_2 9^+ 个月宫内单活胎待产”收入住院。

体格检查

T：36.5℃；P：90 次/分；R：20 次/分；BP：100/62 mmHg。全身皮肤苍白，无瘀斑、瘀点，心肺无明显异常，腹膨隆，脾Ⅲ度肿大，质硬，移动性浊音阴性。扪及胎肢胎体，胎心正常。双下肢Ⅰ度水肿。专科检查：宫高 24 cm，腹围 91 cm，胎方位 ROA，胎心率 145 次/分，无宫缩。骨盆外测量：坐骨结节间径 8 cm。阴道检查：宫颈管硬、消退 80%，经产妇宫口，宫开开大 1 指尖，头先露，−1，胎膜未破。骶骨中弧，坐骨棘Ⅰ度内突，骶尾关节活动，坐骨切迹宽大于 3 横指。估计胎儿体重 2000 g。

辅助检查

B超（入院后）：胎方位ROA，BPD 8.6 cm，FL 6.5 cm。胎心搏动规律，胎心率158次/分。AFI 1.0 cm。胎盘附着于子宫左侧壁及宫底部，成熟度Ⅱ～Ⅲ级。胎儿颈部见脐血流信号。腹部B超提示肝大，肝回声增粗，胆囊结石，脾大，脾静脉增宽，右输尿管上段扩张伴右肾积水，左肾未见异常。入院后胎监提示NST反应型。血常规（入院后）：Hb 43 g/L，WBC 15.00×10^9/L，PLT 101.00×10^9/L。

分娩经过与结局

患者入院后给予监测胎心胎动、吸氧、输血、补液等对症支持治疗。与家属沟通后，选择阴道试产。于2015年07月20日17：00行水囊引产。2015年7月21日05：00规律宫缩，胎监如图57所示；于12：35宫口开全，12：42顺娩壹活男婴，体重1950 g，Apgar评分：7—8—8分。羊水Ⅲ度粪染，约20 ml。胎盘胎膜无异常。脐带长55 cm，绕胎儿颈1周。新生儿外观未见明显畸形，未做脐动脉血pH值检测，建议转新生儿科治疗，患者及其家属拒绝。患者临产后胎监如图57所示。

胎监特征

基线胎心率140次/分，显著变异（变异幅度≥25次/分）；有反复的变异减速。规律宫缩，宫缩持续1分钟，间隔1～2分钟，宫腔压力80～100 mmHg。

专家点评

该胎监图是患者近第二产程的胎监，基线胎心率140～160次/分，基线不稳定；每次宫缩伴随有同步的减速，减速幅度较大（50～80次/分），考虑频发的变异减速，属Ⅱ～Ⅲ类胎监图，考虑可能与产妇重度贫血有关。新生儿出生时有轻度窒息，羊水Ⅲ度粪染，提示有胎儿宫内窘迫。因病例未提供临产时的羊水情况以及产程初期的胎监图，是急性胎儿窘迫还是慢性胎儿窘迫，无法判断，结合母亲的贫血病史、羊水过少、胎儿发育受限，不排除慢性胎儿窘迫的可能。

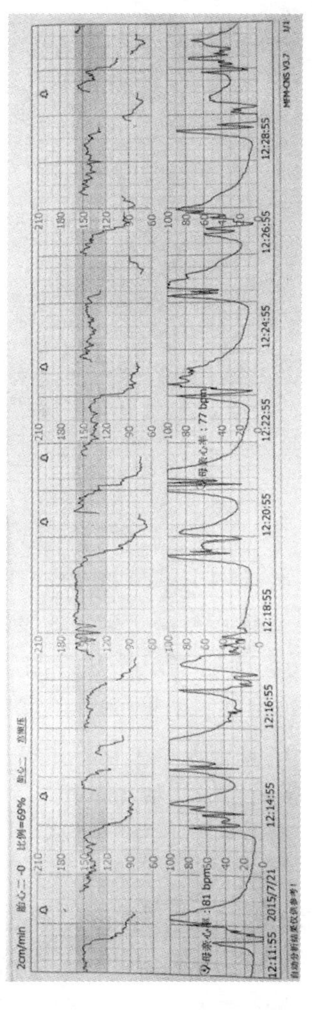

图57

（钟华　傅晓冬）

病案 58

病历摘要

患者 31 岁，$G_4P_1^{+2}$。LMP：2014 年 10 月 6 日；EDC：2015 年 7 月 13 日。因“停经 41^{+2} 周，要求终止妊娠”于 2015 年 7 月 22 日入院。核实孕周确切，孕期不定期产检。10^+ 天前轻度活动后自觉胸闷不适，无眼花、心悸，无双下肢水肿等不适。有 WPW 型预激综合征 5 年，孕期未发作，余无特殊。

体格检查

T：36.6℃；P：83 次/分；R：20 次/分；BP：121/79 mmHg。内科检查无特殊。专科查体：宫高 29 cm，腹围 88 cm，胎方位 LOA，胎心率 145 次/分，无宫缩。骨盆外测量：坐骨结节间径 8.5 cm。阴道检查：宫颈管软、消退 60%，宫口开大 1 指尖，头先露，−2，胎膜未破。骶骨中弧，坐骨棘Ⅰ度内突，骶尾关节活动，坐骨切迹宽大于 3 横指。估计胎儿体重 3250 g。

辅助检查

B 超（入院后）：胎方位 LOA，BPD 9.4 cm，FL 7.1 cm。胎心搏动规律，心率 150 次/分。AFI 6.1 cm。胎盘附着于子宫底及后壁，成熟度Ⅲ级。心电图（入院后）：窦性心律，WPW 综合征

（预激综合征）A 型。肝功能：TBA 19.7 μmol/L。

分娩经过与结局

患者于 2015 年 7 月 24 日 04：00 发动自然规律宫缩，06：05 宫口开全，胎监如图 58 所示。06：35 顺娩壹活男婴，体重 3150 g，Apgar 评分：10—10—10 分。后羊水Ⅲ度粪染，约 50 ml。胎盘、脐带无异常。脐动脉血 pH 值 7.14，新生儿外观未见明显畸形。

胎监特征

第二产程胎监示基线胎心率 110～120 次/分，显著变异（变异幅度>25 次/分）。有频发晚期减速。宫缩规律，持续 1 分钟，间隔 1～2 分钟，宫腔压力 40～100 mmHg。

专家点评

该胎监图提示基线胎心率低（90～120 次/分），胎心率基线不稳定，变异显著，也可认为基线胎心率为 110～120 次/分，显著变异，伴有复发的晚期减速，属于Ⅱ类胎监图。入院时胎心正常 150 次/分，出生时羊水Ⅲ度粪染，提示胎儿宫内有急性缺氧，可能与宫缩过频，急产所致。处理应是抑制宫缩、宫内复苏，并做好新生儿复苏抢救准备。

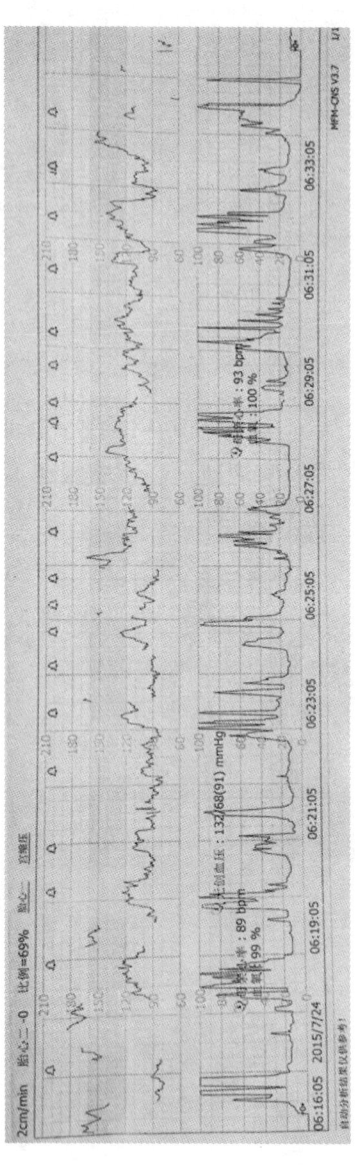
2cm/min
比例=69%
06:16:05
2015/7/24
06:19:05
06:21:05
06:23:05
06:25:05
06:27:05
06:29:05
06:31:05
06:33:05
89 bpm
99 %
132/68(91) mmHg
93 bpm
100 %
MFM-CNS V3.7

图58

（钟华　傅晓冬）

病案 59

病历摘要

患者 21 岁，G_1P_0。LMP：2014 年 8 月 22 日；EDC：2015 年 5 月 29 日。因“停经 41^{+1}周，不规律腹痛 1 天”于 2015 年 6 月 6 日 13：32 以“先兆临产”入院。平素月经周期规则，孕期定期产检，无特殊。既往史、个人史无特殊。

体格检查

T：36.5℃；P：108 次/分；R：20 次/分；BP：114/74 mmHg。内科查体无异常。专科查体：宫高 32 cm，腹围 103 cm，胎方位 LOA，胎心率 135 次/分，有宫缩，强度弱。骨盆外测量：坐骨结节间径 8.0 cm。阴道检查：宫颈管软、消退 20%，宫口未开大，先露高浮，胎膜未破。骶骨浅弧，坐骨棘Ⅰ度内突，骶尾关节活动，坐骨切迹宽大于 3 横指。估计胎儿体重 3200 g。

辅助检查

B 超（入院后）：胎方位 ROA，BPD 9.3 cm，FL 7.1 cm；AFI 6.2 cm；胎盘成熟度Ⅲ级，附着于子宫底后壁。有胎心胎动。

分娩经过与结局

患者于入院后第 1 天（2015 年 6 月 7 日）02：30 自然临产，06：50 宫口开大 6 cm，胎膜自破，羊水清亮，胎监如图 59－1 所示，转入产房待产，07：30 宫口开全，于 08：53 顺娩壹活男婴，体重 3600 g，出生后 Apgar 评分：8—9—9 分。羊水Ⅲ度粪染。胎盘大小约 18 cm×15 cm×1.5 cm，无钙化畸形。脐带长约 50 cm，附着于胎盘中央。脐带绕胎儿颈 1 周。新生儿外观未见明显畸形，脐动脉血 pH 值 7.12。考虑新生儿胎粪吸入综合征，转入新生儿科治疗。产时胎监如图 59－1 及图 59－2 所示。

胎监特征

图 59－1 中基线胎心率 140 次/分，基线中等变异；出现一次延长减速，偶有晚期减速；规律宫缩，持续 1～2 分钟，间隔 30 秒～2 分钟，最长持续 6～7 分钟（连续 5 次宫缩无间歇），宫腔压力 100 mmHg。图 59－2 中基线胎心率 150 次/分，基线中等变异，有频发变异减速，规律宫缩，持续 50～60 秒，持续1～2 分钟，宫腔压力 100 mmHg。

专家点评

胎监图 59－1 提示快进入第二产程，宫缩过频，出现一次延长减速，持续约 8 分钟，发生在一次宫缩持续 6～7 分钟的同时，此次延长减速是持续延长的宫缩所致，属Ⅱ类胎监图。采取措施的重点是抑制宫缩以及宫内复苏，严密观察并评估其后胎心的情况，阴道助产缩短第二产程，或选择急诊剖宫产，做好抢救新生儿的准备。图 59－2 中胎心率基线及其变异正常，复发性变异减速，属Ⅱ类胎监图，经过上述处理后宫缩有所减弱，但仍宫缩过频，胎心较前有好转，仍需尽快结束分娩做好抢救新生儿准备。产程中胎心异常，急性胎儿宫内窘迫，新生儿脐动脉血 pH 值低，提示酸中毒，应是宫缩过频所致，因此，产程中可用宫缩抑制剂，缓减过频宫缩，减少胎儿急性缺氧状态。

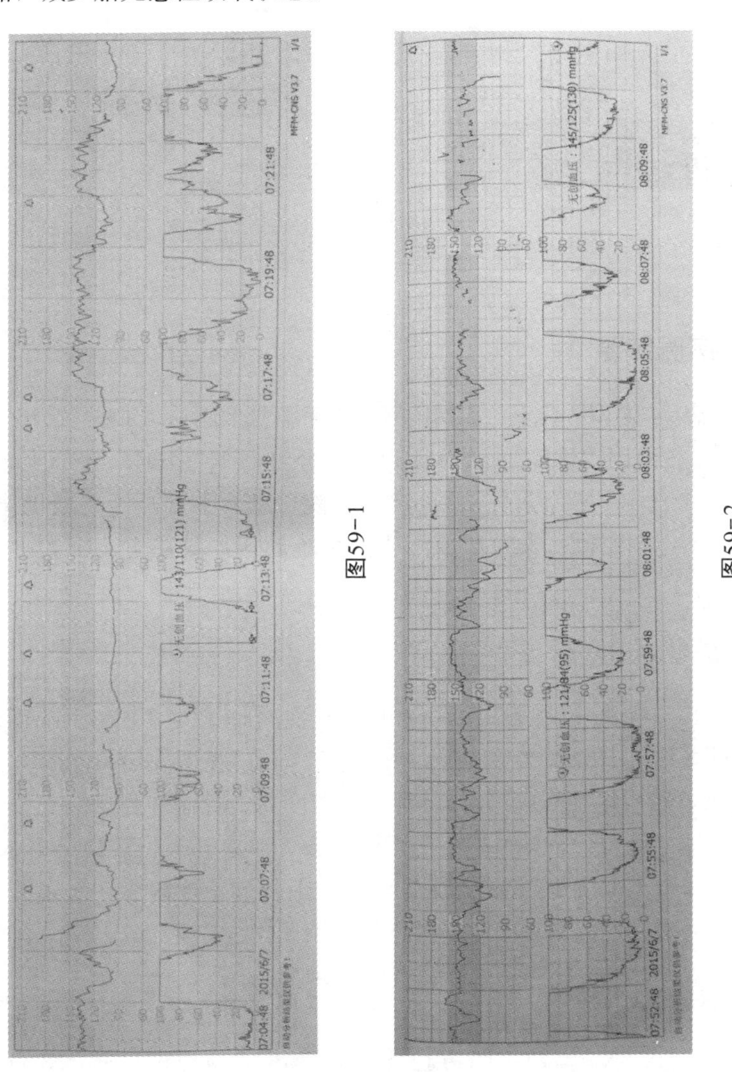

图59-1

图59-2

（叶海琼　傅晓冬）

病案 60

病历摘要

患者 28 岁，G_1P_0。LMP：2014 年 7 月 25 日；EDC：2015 年 5 月 4 日。因“停经 41 周，阴道血性分泌物 10^+ 小时”于 2015 年 5 月 11 日 15：48 以“先兆临产”入院。患者平素月经周期规律，孕期不定期产检，未做产前筛查、系统超声。既往史、个人史无特殊。

体格检查

T：36.4℃；P：87 次/分；R：20 次/分；BP：101/60 mmHg。内科查体无异常。专科查体：宫高 37 cm，腹围 97 cm，胎方位 ROA，胎心率 140 次/分，有宫缩，强度弱。骨盆外测量：坐骨结节间径 8.0 cm。阴道检查：宫颈管软、消退 40%，宫口未开大，头先露，−1，胎膜未破。骶骨浅弧，坐骨棘Ⅰ度内突，骶尾关节活动，坐骨切迹宽大于 3 横指。估计胎儿体重 3200 g。

辅助检查

B 超（入院后）：胎方位 ROA，BPD 9.4 cm，FL 7.3 cm，AFI 11 cm。胎盘成熟度Ⅲ级，位于子宫底前壁。有胎心胎动。

分娩经过与结局

患者于入院后第 1 天（2015 年 5 月 12 日）12：00 宫口开大 2 cm送入产房待产，胎监如图 60－1 所示；2015 年 05 月 13 日 09：00 宫口开全，10：59 分顺娩壹活女婴，体重 3250 g，Apgar 评分：8—10—10 分。羊水清亮，约 500 ml。胎盘约 $19\times19\times2.0\ cm^3$，无钙化畸形。脐带长约 55 cm，附着于胎盘中央。脐带绕颈 1 周，缠身 1 周。新生儿外观未见明显畸形，头部见一大小约 3 cm×2 cm×1 cm 的产瘤，脐动脉血 pH 值 7.31。产时胎监图 60－1、图 60－2 所示。

胎监特征

图 60－1 潜伏期基线胎心率 140 次/分，基线变异正常（中等变异，变异幅度 5～25 次/分）；有 2 次延长减速，最低约 100 次/分；子宫收缩不规律，持续 1～1.5 分钟，间隔 4～5 分钟，宫腔压力 40 mmHg。图 60－2 中基线胎心率 150 次/分，基线变异正常，有变异减速，子宫收缩规律，持续 50～60 秒，间隔 2～3 分钟，宫腔压力 100 mmHg。

专家点评

图 60－1 为第一产程潜伏期胎监（图 60－1），胎心率基线及其变异正常，出现 2 次延长减速，可能为脐带因素导致，属Ⅱ类胎监图。出现时立即改变患者体位，若胎头已入盆可上推胎头，给予患者吸氧、输液等宫内复苏措施，观察评估其后的胎监图正常，可继续阴道试产。图 60－2 为第二产程胎监图，胎心率基线及其变异均正常，出现复发性变异减速，但减速幅度不大，很快恢复，属Ⅱ类胎监图，其原因可能与脐带因素有关，可指导产妇用力屏气，继续宫内复苏措施，等待其自然分娩。

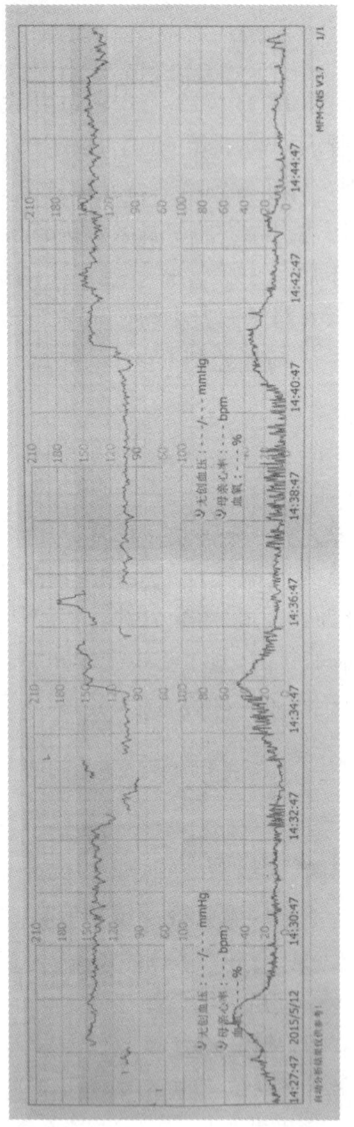

图60-1

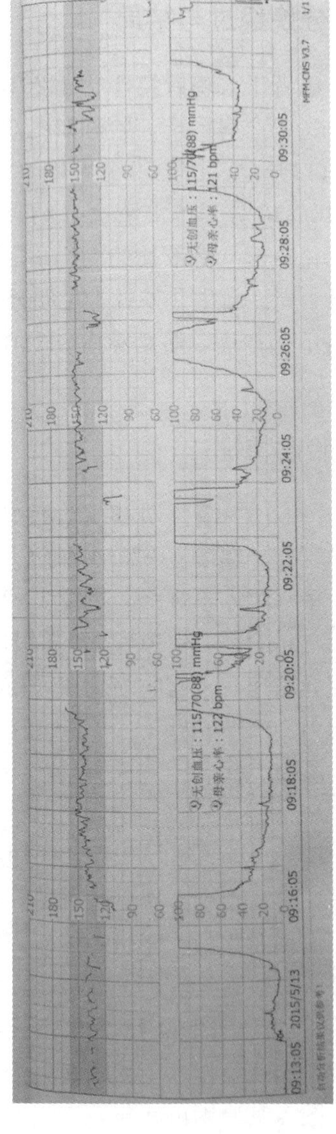

图60-2

（叶海琼　傅晓冬）

病案 61

病历摘要

患者 22 岁，G_1P_0。LMP：2014 年 7 月 8 日；EDC：2015 年 4 月 15 日。平素月经周期规律。因“停经 40^{+1} 周，阴道血性分泌物伴不规律腹痛 4^+ 小时”于 2015 年 4 月 16 日 09：03 以“先兆临产”入院。孕期定期产检，无异常。既往史、个人史无特殊。

体格检查

T：36.4℃；P：82 次/分；R：20 次/分；BP：106/59 mmHg。内科查体无异常。专科查体：宫高 34 cm，腹围 103 cm，胎方位 ROA，胎心率 140 次/分，有不规律宫缩，强度弱。骨盆外测量：坐骨结节间径 8.0 cm。阴道检查：宫颈管软、消退 80%，宫口未开大，头先露，−1，胎膜未破。骶骨浅弧，坐骨棘Ⅰ度内突，骶尾关节活动，坐骨切迹宽大于 3 横指。估计胎儿体重 3400 g。

辅助检查

B 超（入院后）：胎方位 ROA，BPD 9.5 cm，FL 7.4 cm，AFI 10.6 cm，胎盘成熟度Ⅲ级，位于子宫底后壁及右侧壁。有胎心胎动。

分娩经过与结局

患者于入院当天19：00自然临产，于2015年4月17日03：30宫口开大3 cm送入产房待产，予以分娩镇痛。14：00胎膜自破，羊水Ⅰ度污染。15：20宫口开全，头先露，+1。16：09胎心出现延长减速，给予患者吸氧，嘱左侧卧位，行上推胎头等宫内复苏措施，持续约7分钟后胎心率恢复至140次/分，立即与患者家属沟通，于16：21在左侧会阴切开、胎头负压吸引下顺娩壹活女婴，体重3350 g，Apgar评分：6—10—10分。羊水Ⅲ度粪染，约200 ml。胎盘约19 cm×19 cm×2.0 cm，无钙化畸形，胎盘、胎膜娩出完整。脐带长约60 cm，附着于胎盘中央，无绕颈、打结等。新生儿外观未见明显畸形，因羊水Ⅲ度粪染，转入新生儿科治疗。产时胎监如图61－1、图61－2所示。

胎监特征

图61－1中基线胎心率140次/分，中等变异，存在复发性变异减速，宫缩规律，持续30～40秒，间隔1～2分钟，宫腔压力100 mmHg；图62－2中基线胎心率150次/分，中等变异，有延长减速约7分钟，最低胎心率约70次/分，宫缩不规律，持续1～2分钟，间隔4～5分钟，宫腔压力100 mmHg。

专家点评

图61－1中胎心率基线中等变异，宫口近开全时出现胎心减速，减速的谷底和宫缩的峰值同时出现，但其减速幅度达60次/分，且有“双肩峰”，应为变异减速，属Ⅱ类胎监，应行宫内复苏处理，并密切观察胎心及羊水情况，若无改善需积极结束分娩。图62－2中基线胎心率降至110次/分，而后又升至140次/分，胎心率基线游走，同时出现延长减速，属Ⅱ类胎监图，存在急性胎儿宫内窘迫的可能，此时宫口开全，先露＋2以下，应尽快娩出胎儿，

给予阴道助产是正确的处理。

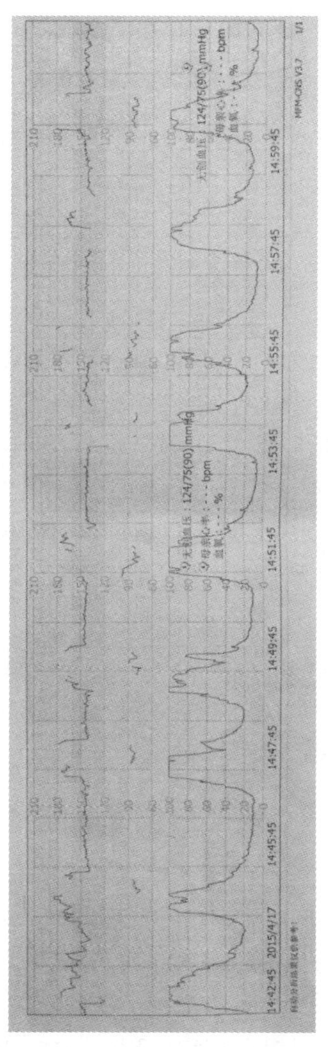

图61-1

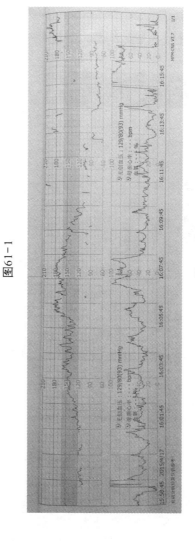

图61-2

（叶海琼　傅晓冬）

病案 62

病历摘要

患者 40 岁，$G_7P_3^{+3}$。LMP：2014 年 12 月 19 日；EDC：2015 年 9 月 26 日。因“停经 37^{+4}周，要求终止妊娠”于 2015 年 9 月 8 日 09：54 以“慢性高血压”入院。患者月经周期规则，孕期监测血压提示收缩压均大于 200 mmHg，因无不适，未行正规治疗。既往史：发现高血压 6^+年，未正规治疗。个人史无特殊。分别于 18 年前、17 年前、9 年前在自己家足月孕顺产，共 3 次，第一孩新生儿出生 7 天死亡，原因不详，产后未去医院。第二、第三孩体健，自然流产三次。

体格检查

T：36.2℃；P：106 次/分；R：20 次/分；BP：221/142 mmHg。心界不大，听诊未闻及心脏杂音，双肺呼吸音清晰。专科查体：宫高 43 cm，腹围 110 cm，胎方位 ROA，胎心率 140 次/分，无宫缩。骨盆外测量：坐骨结节间径 8.0 cm。阴道检查：宫颈管软、消退 20%，宫口未开大，先露未入盆，胎膜未破。骶骨浅弧，坐骨棘Ⅰ度内突，骶尾关节活动，坐骨切迹宽大于 3 横指。估计胎儿体重2800 g。

辅助检查

B超（入院后）：胎方位 ROA，BPD 8.9 cm，FL 7.0 cm，AFI 18.3 cm。胎盘成熟度Ⅲ级，位于子宫底后壁。有胎心胎动。

分娩经过与结局

患者入院后完善相关检查，心电图及超声心动图未见异常，24 小时尿蛋白 0.1 g，肝、肾功能正常，眼底未见明显异常。给予慢性高血压合并妊娠常规处理。于 2015 年 9 月 10 日 17：38 行水囊引产术，21：30 宫缩规律，于 9 月 11 日。01：20 宫口开大 3 cm，先露−2，送入产房待产，胎监如图 62 所示；02：30 宫口开全，并在会阴保护下顺娩壹活男婴，体重 2770 g，Apgar 评分：7 分（肌张力、心率、呼吸各扣 1 分）—10 分—10 分。羊水清亮，共约 80 ml。胎盘约 20 cm×18 cm×2.0 cm，无钙化畸形，胎盘、胎膜娩出完整。脐带长约 60 cm，附着于胎盘中央，无绕颈、打结。新生儿外观未见明显畸形。回母婴同室观察。

胎监特征

基线胎心率 110～120 次/分，胎心率基线中等变异，伴 2 次延长减速，胎心率最低约 80 次/分，宫缩不规律，持续 50～60 秒，间隔 1～2 分钟，宫腔压力约 40 mmHg。

专家点评

图 62 中胎心率基线及其变异正常，出现频发延长减速，属于Ⅱ类胎监图，提示急性胎儿宫内缺氧，胎心异常可能与产妇分娩时血压高、心率快（BP 221/128 mmHg，HR 107 次/分）有关。因产妇为经产妇，产程短，胎儿很快娩出，新生儿出生时有轻度窒息，经复苏处理，Apgar 评分很快恢复正常，结局好。

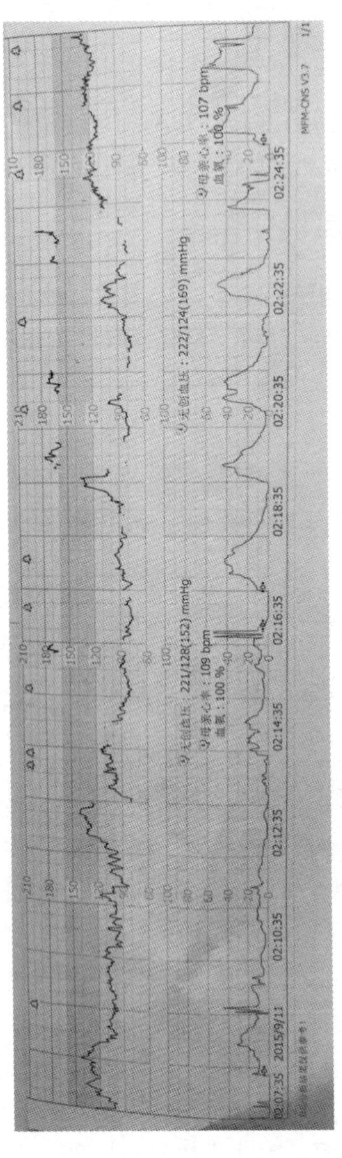
02:07:35
2015/9/11
02:10:35
02:12:35
02:14:35
02:16:35
02:18:35
02:20:35
02:22:35
02:24:35
无创血压：221/128(152) mmHg
母亲心率：109 bpm
血氧：100 %
无创血压：222/124(169) mmHg
母亲心率：107 bpm
血氧：100 %
MPM-CNS V3.7

图62

（叶海琼　傅晓冬）

病案 63

病历摘要

患者 28 岁，G_1P_0。LMP：2014 年 11 月 29 日；EDC：2015 年 9 月 6 日。因“停经 41^{+5}周，不规律腹痛 6 小时”于 2015 年 9 月 18 日 09：34 以“先兆临产”入院。平素月经周期规则，孕期顺利。既往史、个人史无特殊。

体格检查

T：36.3℃；P：90 次/分；R：20 次/分；BP：107/65 mmHg。内科查体无特殊。专科查体：宫高 34 cm，腹围 104 cm，胎方位 LOA，胎心率 140 次/分。骨盆外测量：坐骨结节间径 8.0 cm。阴道检查：宫颈管软、消退 80%，宫口未开大，头先露，−2，胎膜未破。骶骨浅弧，坐骨棘Ⅰ度内突，骶尾关节活动，坐骨切迹宽大于 3 横指。估计胎儿体重 3400 g。

辅助检查

B 超（入院后）：胎方位 LOA，BPD 9.4 cm，FL 7.3 cm，AFI 12.5 cm。胎盘成熟度Ⅲ级，位于子宫底后壁。有胎心胎动。

妊娠经过及结局

患者于 2015 年 09 月 20 日 08：00 自然临产，13：10 宫口开大 3 cm，先露－2，送入产房待产，行人工破膜，羊水清亮。16：20 宫口开大 4 cm，先露－2，第一产程胎监正常。18：10 胎心率减速至 78 次/分，持续约 1 分钟，宫口开全，先露+1，后有频繁减速，19：40 在会阴侧切保护下娩出壹活女婴，体重 3180 g，Apgar 评分：7 分（呼吸、肌张力、喉反射各扣 1 分）—8 分（呼吸、肌张力各扣 1 分）—8 分（呼吸、肌张力各扣 1 分）。羊水Ⅱ度污染，共约 500 ml。胎盘约 20 cm×18 cm×2.0 cm，无钙化畸形，胎盘、胎膜娩出完整。脐带长约60 cm，附着于胎盘中央。新生儿外观未见明显畸形。回母婴同室观察。产时胎监如图 63－1、图 63－2 所示。

胎监特征

图 63－1 中基线胎心率约 125 次/分，中等变异，有晚期减速及延长减速，胎心率最低约 78 次/分，宫缩规律，持续 60～120 秒，间隔 1～2 分钟，宫腔压力 60～100 mmHg；图 63－2 中胎心率基线不能确定，显著变异，伴有晚期减速，胎心率最低约 80 次/分。宫缩频繁，持续 60～90 秒，间隔 1 分钟，宫腔压力 80～100 mmHg。

专家点评

图 63－1、图 63－2 都是进入第二产程的胎监图，属于Ⅱ类胎监，提示有急性胎儿宫内窘迫，且胎儿缺氧逐渐加重，需缩短第二产程，尽快娩出胎儿，可行阴道助产，并做好抢救新生儿的准备。出现此胎心改变，可能与孕周近 42 周，胎盘功能不足所致。

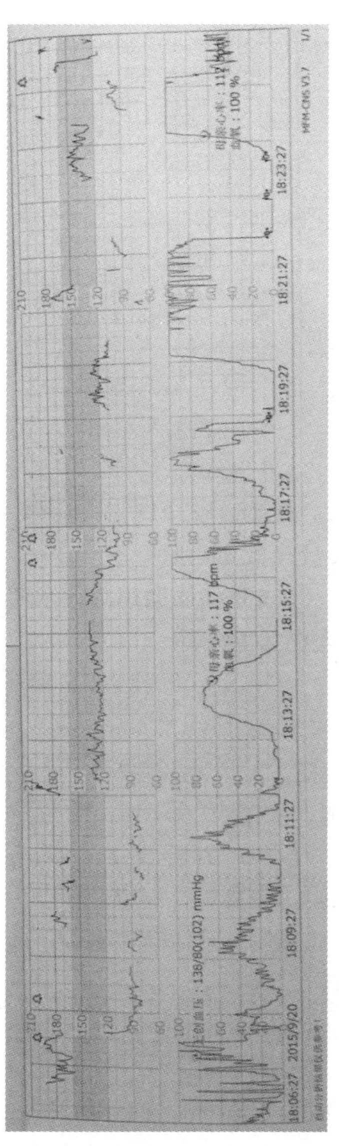

图63-1

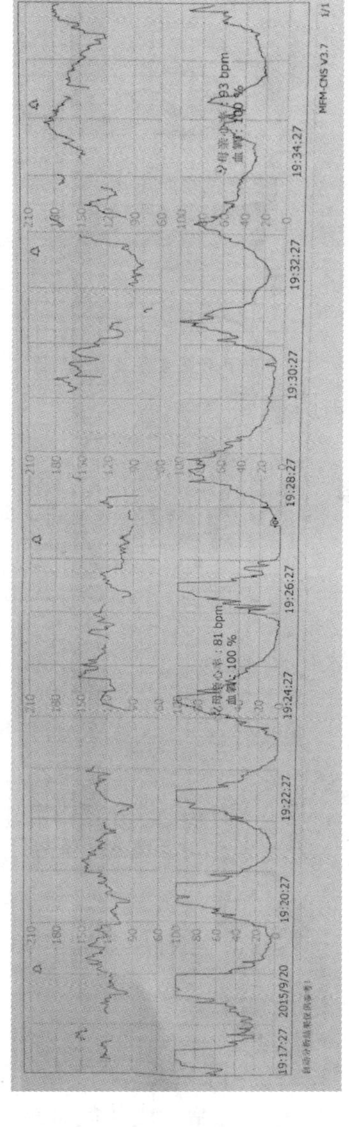

图63-2

（叶海琼　傅晓冬）

病案 64

病历摘要

患者 29 岁，G_1P_0。LMP：2015 年 2 月 22 日；EDC：2015 年 11 月 29 日。因“停经 40^{+2} 周，阴道大量流液 2 小时”于 2015 年 12 月 2 日 06：32 以“胎膜早破”入院。患者月经周期规则，孕期常规产检，诊断为 GDM。既往史、个人史无特殊。

体格检查

T：36.7℃；P：101 次/分；R：20 次/分；BP：126/72 mmHg。内科查体无特殊。专科查体：宫高 34 cm，腹围 95 cm，胎方位 LOA，胎心率 140 次/分。骨盆外测量：坐骨结节间径 8 cm。阴道检查：宫颈管软、未消退，宫口未开大，头先露，−3，胎膜已破，羊水清亮。骶骨浅弧，坐骨棘Ⅰ度内突，骶尾关节活动，坐骨切迹宽大于 3 横指。估计胎儿体重 3300 g。

辅助检查

B超（入院后）：胎方位 LOA，BPD 9.0 cm，FL 7.3 cm，AFI 10.5 cm。胎盘成熟度Ⅲ级，位于子宫后壁。胎儿脐带绕颈 2 周。有胎心胎动。

分娩经过与结局

患者入院后完善辅助检查，于入院当日 23：00 自然临产，于 12 月 03 日 09：20 宫口开大 3 cm，先露−1，送入产房待产，第一产程胎监正常。14：54 胎心率降至 90 次/分，持续约 20 秒。阴道检查：宫口开全，头先露，+2，胎监如图 64−1、64−2 所示。15：20 在会阴正中切开保护下顺娩壹活女婴，体重 2560 g，Apgar 评分：10—10—10 分。羊水清亮，共约 500 ml。胎盘约 20 cm×18 cm×2.0 cm，无钙化畸形，胎盘、胎膜娩出完整。脐带长约 60 cm，附着于胎盘中央，绕胎儿颈部 2 周。新生儿外观未见明显畸形，回母婴同室观察。

胎监特征

图 64−1 中基线胎心率约 145 次/分，中等变异（变异幅度 6~10 次/分）；有变异减速。宫缩不规律。图 64−2 中基线胎心率约 140 次/分，显著变异（变异幅度>25 次/分）；有变异减速。宫缩频繁，持续 50~60 秒，间隔 20~50 秒，宫腔压力 100 mmHg。

专家点评

图 64−1、图 64−2 中都有变异减速，属Ⅱ类胎监，提示胎儿宫内急性缺氧。此时已进入第二产程，先露下降，使绕颈的脐带受压，致胎儿缺血缺氧。由于产程进展快，第二产程仅 26 分钟，所以新生儿出生无窒息表现。

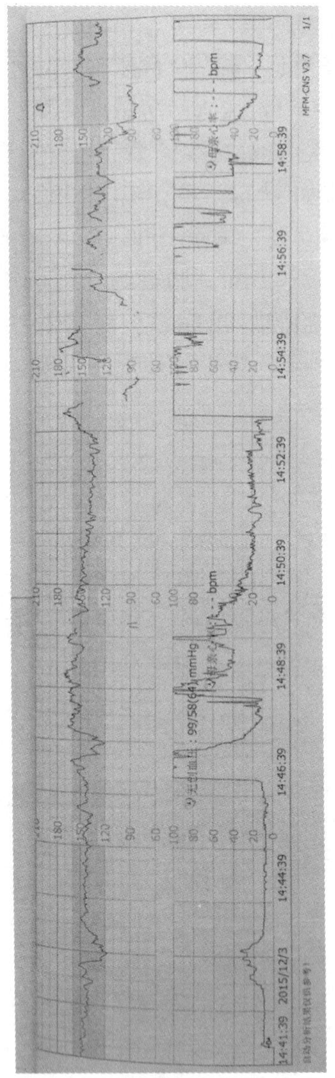

图64-1

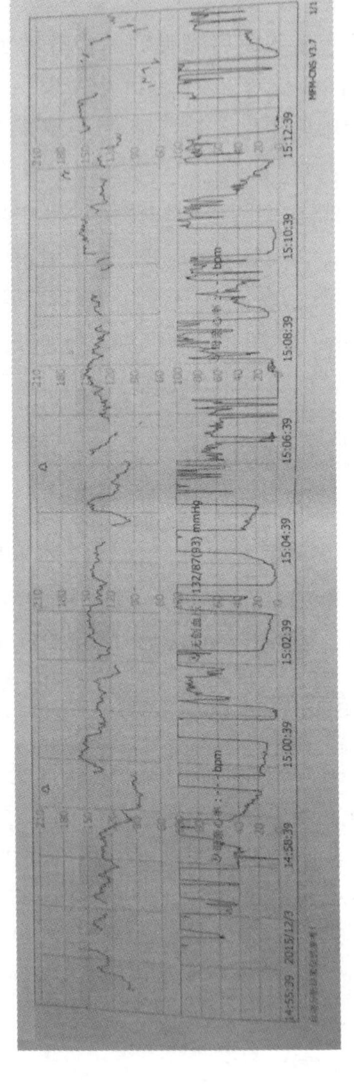

图64-2

（叶海琼　傅晓冬）

病案 65

病历摘要

患者 27 岁，$G_5P_0^{+4}$。LMP：2014 年 11 月 10 日；EDC：2015 年 8 月 17 日。因“停经 39^{+3}周，不规律腹痛 10 小时”于 2015 年 8 月 13 日 08：49 以“先兆临产”入院。核实孕周无误，妊娠经过顺利，孕期正规产检，余有 4 次早孕人流史。既往史无特殊。

体格检查

T：36.8℃；P：82 次/分；R：20 次/分；BP：118/72 mmHg。专科查体：宫高 34 cm，腹围 95 cm，胎方位 LOA，胎心率 145 次/分，无宫缩。骨盆外测量：坐骨结节间径 8.0 cm。阴道检查：宫颈管软、消退 100%，宫口未开，先露−1，胎膜未破。骶骨中弧，坐骨棘Ⅰ度内突，骶尾关节活动，坐骨切迹宽大于 3 横指。胎儿估计 3000 g。

辅助检查

B 超（入院后）：胎方位 LOA，BPD 9.4 cm，FL 7.6 cm。胎心规律，胎心率 141 次/分。胎盘位于子宫后壁，成熟度Ⅲ级。AFI 8.6 cm。

分娩经过与结局

产妇入院后持续不规律腹痛，于 2015 年 8 月 16 日 00：00 自发破膜并出现规律宫缩，19：10 因宫口开大 3^+ cm 送入产房待产，胎心率正常，00：15 宫口开大 4 cm，先露 0，胎监出现频繁轻度早期减速（图 65－1），羊水清亮，予以吸氧、补液及能量支持，继续观察。2015 年 8 月 17 日 01：20 宫口开全，先露＋2，宫缩规律，胎监提示频发变异减速至 85 次/分，基线胎心率 170 次/分左右（图 65－2），虑脐带因素所致胎心减速，沟通病情，继续予以补液及能量支持，指导产妇屏气用力。于 02：20 在会阴保护下顺娩壹活女婴，体重 3180 g，Apgar 评分：8—9—10 分，后羊水Ⅲ度粪染。胎盘约 $21\times20\times2.5$ cm^3，无钙化、畸形，胎盘胎膜娩出完整。脐带长约50 cm，附着于胎盘中央，绕颈 1 周。外观未见明显畸形，脐动脉血 pH 值 7.17，因羊水Ⅲ度粪染，与患者家属沟通后，转新生儿科监护治疗。

胎监特征

图 65－1 中基线胎心率 140 次/分，胎心率基线变异差（变异幅度 5～8 次/分），有频繁早期减速。宫缩规律，持续 30～50 秒，间隔 1～2 分钟，宫腔压力 70～90 mmHg。图 65－2 中基线胎心率 170 次/分，胎心率基线变异好（变异幅度≥25 次/分），有频繁变异减速。规律宫缩，持续 40～60 秒，间隔 1～2 分钟，宫腔压力 100 mmHg。

专家点评

图 65－1 中出现复发性早期减速可能与胎头受压有关，也不排除产妇入院待产期间休息差、紧张的关系；图 65－2 中胎心率基线变异好，出现变异减速，属Ⅱ类胎监图。此时进入第二产程，胎头下降，因胎儿脐带绕颈，宫缩时脐带受压，出现变异减速，导致胎儿宫内急性缺氧，羊水Ⅲ度粪染。此时除采取宫内复苏措施，指导

产妇用力屏气外，可考虑会阴切开，阴道助产，尽快结束分娩。

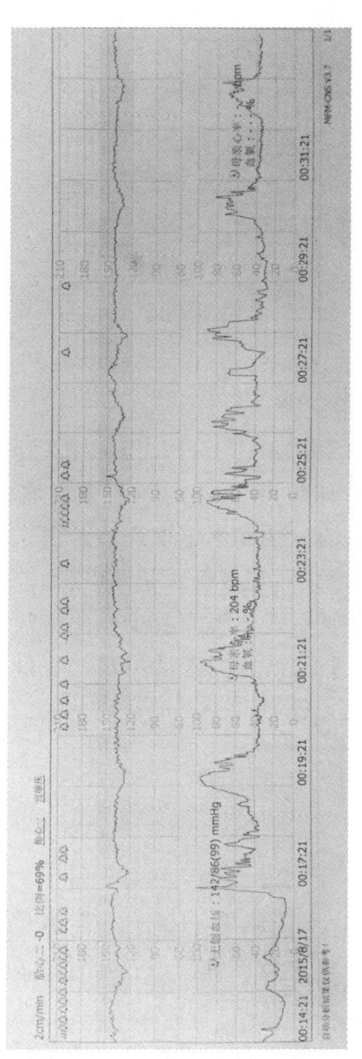

图65-1

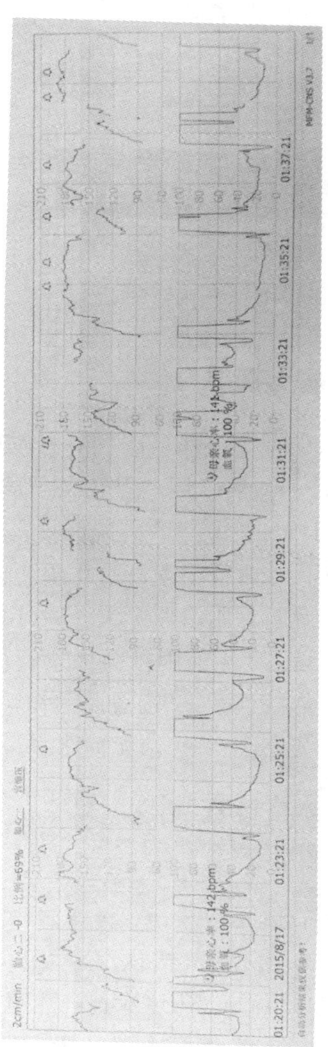

图65-2

（袁媛　傅晓冬）

病案 66

病历摘要

患者 33 岁，$G_2P_1^{+1}$。LMP：2015 年 2 月 1 日；EDC：2015 年 11 月 8 日。因“停经 38^{+5}周，见红伴腹痛 3^+小时”于 2015 年 10 月 30 日 10：38 入院。核实孕周确切。孕期不定期产检，但未行唐氏综合征筛查、胎儿系统超声、糖尿病筛查等。孕 32 周因前置胎盘行保胎治疗 7 天。3^+小时前出现不规律腹痛及少量阴道流血入院。3 年前因社会因素行剖宫产 1 次，分娩壹活男婴，现健在。入院诊断：“前置胎盘？瘢痕子宫，$G_2P_1^{+1}38^{+5}$周宫内孕头位活胎先兆临产”。余无特殊。

体格检查

T：36.9℃；P：90 次/分；R：20 次/分；BP：115/70 mmHg。内科查体无特殊。专科查体：宫高 31 cm，腹围 110 cm，胎方位 LOA，胎心率 145 次/分。有不规律宫缩。骨盆外测量：坐骨结节间径 8.5 cm。阴道检查：宫颈管消退 80%，宫口开大 1 指尖，头先露，−3，胎膜未破。骶骨中弧，坐骨棘Ⅰ度内突，骶尾关节活动，坐骨切迹宽大于 3 横指。估计胎儿体重 2800 g。

辅助检查

B超（2015年10月29日）：胎方位LOA，BPD 8.8～8.9 cm，FL约7.0 cm，胎心搏动规律，胎心率145次/分，AFI 9.9 cm。胎盘位于子宫前壁，位置不低，成熟度Ⅲ级。宫颈管长约2.5 cm，子宫前壁下段肌层厚约0.4 cm。

分娩经过与结局

患者入院当天17：45自发出现规律宫缩，18：00胎膜自破，羊水清亮，18：10宫口开大3 cm，头先露，−1，送入产房待产，胎监如图66−1所示。18：30宫口开大6 cm，先露0，患者诉瘢痕处疼痛，有压痛，导尿见尿色清亮。19：20宫口开全，因胎监提示复发性早期减速（图66−2），给予患者吸氧左侧卧位、输液等宫内复苏措施，20：00在新生儿科及麻醉科医师在场的情况下，行左侧会阴切开，顺娩壹活女婴，体重2880 g，Apgar评分：10—10—10分。羊水Ⅲ度粪染，脐带无缠绕打结。胎盘自然娩出，完整，大小约15 cm×16 cm ×2 cm，重400 g，胎膜完整，黄染。脐动脉血pH值7.24。

胎监特征

基线胎心率135次/分，变异幅度大于或等于5次/分，第一产程偶发变异减速（图66−1）；第二产程出现频繁变异减速（图66−2），宫缩规律，持续60～70秒，间隔1～2分钟，宫腔压力100 mmHg。

专家点评

图66−1的胎心减速与宫缩无关，有变异减速无异议；图66−2中有与宫缩同步发生的减速，幅度不大，像是早期减速，但其形态不规则，伴随第二次宫缩的减速图形有“双肩峰”，第五次宫缩

的减速后伴随有单肩峰，因此应该是变异减速，且为复发性的变异减速，属Ⅱ类胎监图。该产程中胎心率基线正常，变异正常，从第一产程偶发变异减速，到第二产程的复发性变异减速，羊水由清亮变为Ⅲ度粪染，提示有急性胎儿宫内窘迫。总产程 2 小时 25 分，胎心异常改变应是宫缩强且频所致。

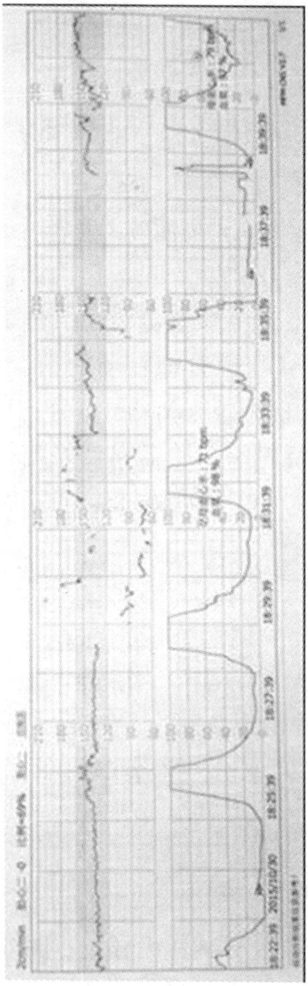

图66-1

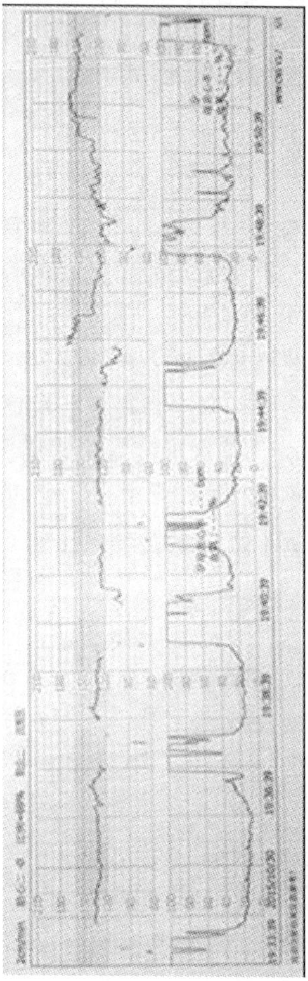

图66-2

（张宇骄　傅晓冬）

病案 67

病历摘要

患者 17 岁，G_1P_0。LMP：2015 年 1 月 15 日；EDC：2015 年 10 月 22 日。因“停经 38^{+6}周，规律腹痛 4 小时”于 2015 年 10 月 14 日 18：22 入院。核实孕周确切。孕期不定期产前检查，但未行唐氏综合征筛查、胎儿系统超声、糖尿病筛查等。4 小时前出现规律腹痛，疼痛持续 20～30 秒，间隔 3～4 分钟，院外查血常规示 PLT 24×10^9/L，遂转入我院。急诊以“血小板减少，临产”收入院，追问病史，孕前及孕期均无牙龈出血、皮肤瘀斑等。

体格检查

T：36.8℃；P：101 次/分；R：20 次/分；BP：113/71 mmHg。皮肤无瘀斑和出血点，余内科查体无特殊。专科查体：宫高 31 cm，腹围 91 cm，胎方位 LOA，胎心率 130 次/分，有规律宫缩，持续 20～30 秒，间隔 3～4 分钟。骨盆外测量：坐骨结节间径 8 cm。阴道检查：宫颈管消退 80%，宫口开大 1 指，头先露，−2，胎膜未破。骶骨中弧，坐骨棘Ⅰ度内突，骶尾关节活动，坐骨切迹宽大于 3 横指。估计胎儿 3000 g。

辅助检查

血常规（院外，10 月 14 日）：PLT 24×10^9/L，入院后复查血常规：PLT39×10^9/L。B 超缺。

分娩经过与结局

患者于入院时自然临产，23：00 宫口开大 4 cm，先露－1，胎膜自破，羊水清亮，送入产房待产，23：30 胎心偶有减速，予以吸氧，嘱左侧卧位，2015 年 10 月 15 日 01：00 宫口开大 8 cm，先露＋1，继续吸氧、左侧卧位等宫内复苏处理，01：30 宫口开全，02：16 顺娩壹活女婴，体重 3100 g，Apgar 评分：10—10—10 分，羊水Ⅲ度粪染。脐带绕颈 1 圈，无打结。胎盘胎膜完整。脐动脉血 pH 值 7.17。考虑新生儿窒息，转新生儿科治疗。产程胎监如图 67－1 至图 67－7 所示。

胎监特征

基线胎心率 130～140 次/分，基线变异正常，变异幅度 6～25 次/分；频发早期减速。图 67－6、图 67－7 示基线胎心率在 120 次/分、180 次/分不等，基线变异显著，变异幅度大于或等于 25 次/分；有频发变异减速。宫缩规律，持续 1 分钟，间隔 1 分钟，宫腔压力 100 mmHg。

专家点评

患者在产程早期胎监频繁出现与宫缩同步、幅度不大的减速（如图 67－1、图 67－2），考虑早期减速，胎心率基线及其变异好，胎监图属Ⅰ类，予以吸氧、左侧卧位后，早期减速出现频率较前减少（如图 67－3、图 67－4、图 67－5），因此，此减速应是变异减速，因为早期减速一般是胎头受压所致，随产程进展先露下降不会改变。图 67－6、图 67－7 出现胎心率基线上移、游走，胎心率最高达 180 次/分，伴有频发可变减速，属Ⅱ类胎监。原因可能是脐带因素，产后脐带绕颈 1 周证实判断。另外，也不排除宫缩过频的原因。此种情况下行宫内复苏，指导产妇用力屏气，严密监测胎心率变化，并做好新生儿复苏抢救准备等是正确的。由于产程进展快，无需行阴道助产，可行会阴侧切。

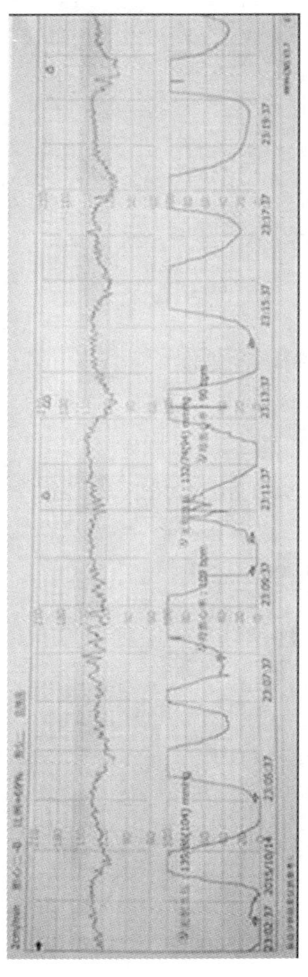

图67-1

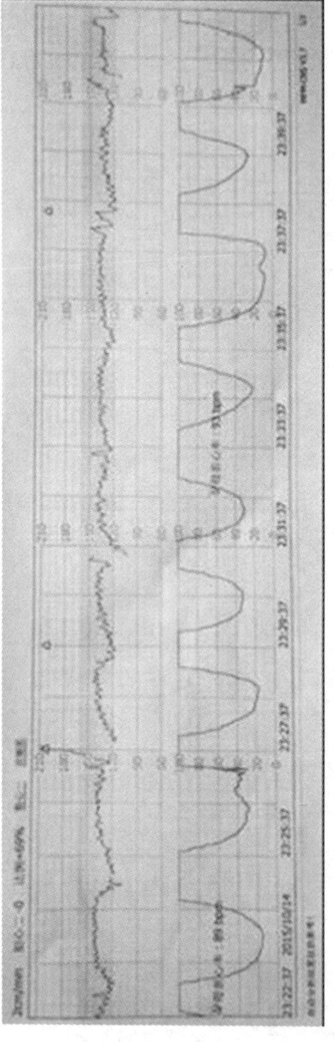

图67-2

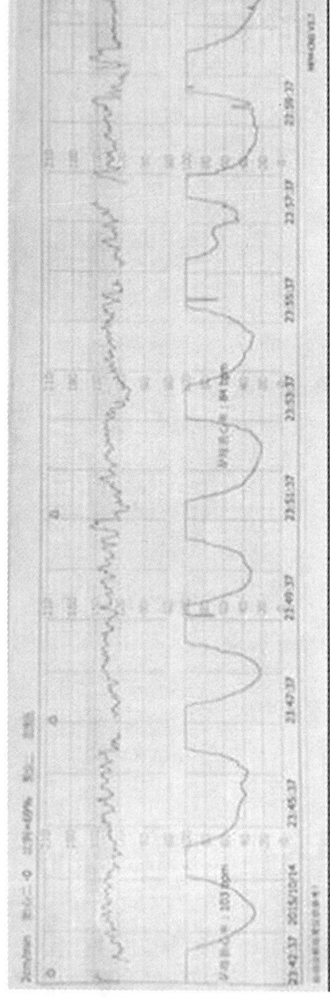

图67-3

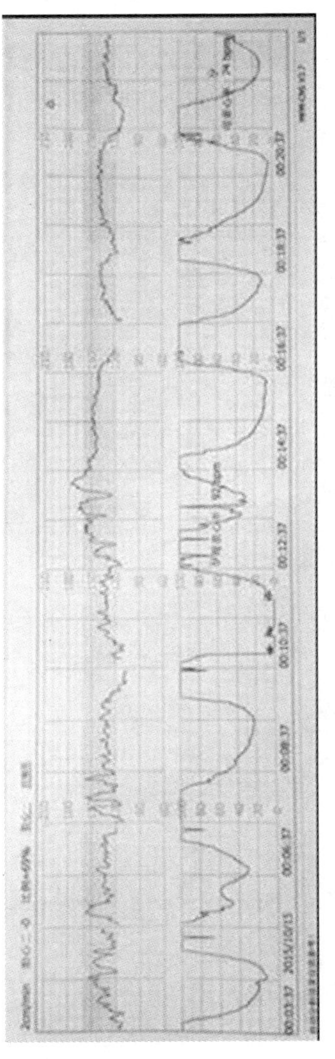

图67-4

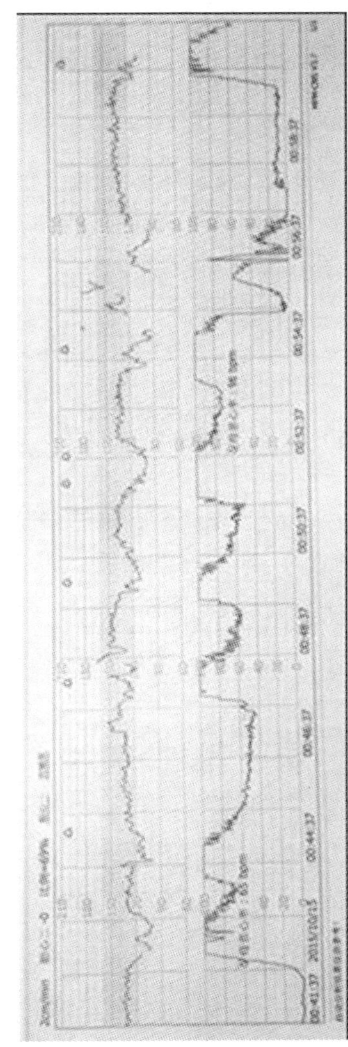

图67-5

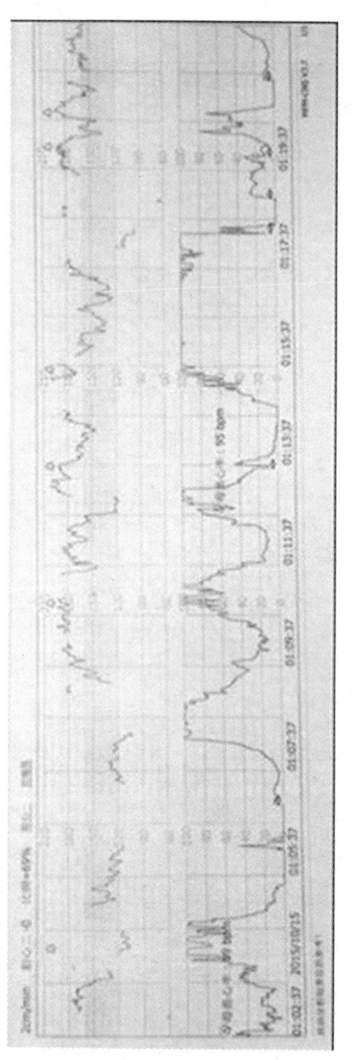

图67-6

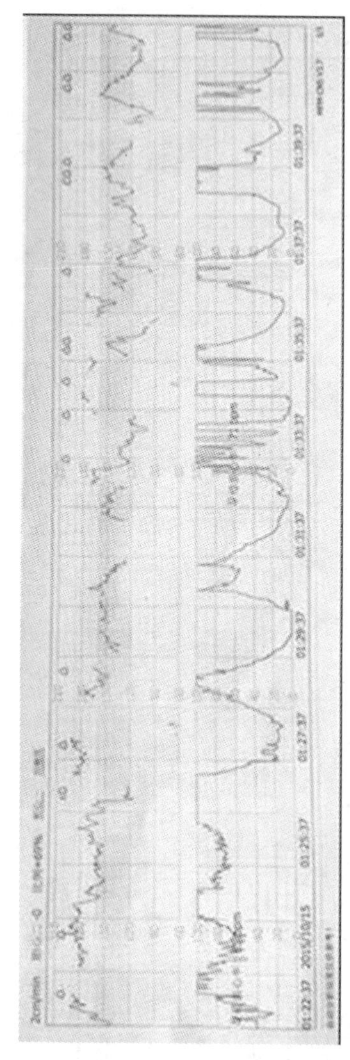

图67-7

（张宇骄　傅晓冬）

病案 68

病历摘要

患者 35 岁，$G_2P_1^{+1}$。LMP：2015 年 1 月 1 日；EDC：2015 年 10 月 8 日。因“停经 39^{+4}周，要求终止妊娠”于 2015 年 10 月 05 日 14：17 入院。核实孕周无误。孕期定期行常规产前检查，无明显异常。患系统性红斑狼疮 7 年，病情稳定，孕期服用泼尼松（强的松）2.5 mg，qd，未间断。余无特殊。

体格检查

T：36.9℃；P：90 次/分；R：20 次/分；BP：115/70 mmHg。内科查体无特殊。专科查体：宫高 38 cm，腹围 109 cm，胎方位 LOA，胎心率 134 次/分，无宫缩。骨盆外测量：坐骨结节间径 8.5 cm。阴道检查：宫颈管未消退，宫口未开，头先露，−3，胎膜未破。骶骨中弧，坐骨棘Ⅰ度内突，骶尾关节活动，坐骨切迹宽大于 3 横指。估计胎儿体重 3300 g。

辅助检查

B 超（入院后）：胎方位 ROA，BPD 8.9 cm，FL 7.3 cm。胎心搏动规律，胎心率 132 次/分，AFI 21.8 cm。胎盘位于前壁，成熟度Ⅲ级。

分娩经过与结局

患者入院后未临产，宫颈条件差，经沟通后患者回家休息，每周产检。于孕 41^{+4} 周（2015 年 10 月 19 日）返院。行 OCT 阴性，于 2015 年 10 月 21 日 16：00 胎膜自破，羊水清亮，10 月 22 日 07：30 宫口开大4 cm，先露－2，羊水清亮，送入产房待产，血压偏高，达 $150^{+}/90^{+}$ mmHg，经处理后，血压稳定在 $140^{+}/80^{+}$ mmHg，14：20 宫口开全，指导产妇屏气用力，14：57 顺娩壹活女婴，体重 3550 g，Apgar 评分：10—10—10 分。羊水Ⅲ度粪染。脐带无缠绕打结。胎盘胎膜完整。脐动脉血 pH 值 7.30。胎监如图 68－1 至图 68－4 所示。

胎监特征

基线胎心率 135 次/分，胎心率基线中等变异，变异幅度大于或等于 6 次/分（图 68－1、图 68－2），偶发早期减速；宫缩规律，持续 1 分钟，间隔 1～4 分钟，宫腔压力 100 mmHg。进入第二产程，胎心率基线变异活跃，变异幅度大于或等于 25 次/分（图 68－3、图 68－4），伴复发性变异减速，减速幅度不大；宫缩规律，持续 50～80 秒，间隔 60～90 秒，宫腔压力 80～100 mmHg。

专家点评

图 68－1、图 68－2 属正常胎监。在第二产程中胎心率基线显著变异，出现复发性的变异减速（图 68－3、图 68－4），胎监图属Ⅱ类，分析其减速多与宫缩相关，也可能因产妇在产程中血压高、心率快所致（图 68－2，产妇无创血压 154/102 mmHg，心率 118 次/分；图 68－3，产妇无创血压 171/90 mmHg，心率 140～127 次/分）。由于减速幅度不大，胎心率基线变异好，在给予吸氧、宫内复苏措施的同时，重点是产妇的观察及处理（降压、降心率，防心力衰竭等），可在严密胎心监护下行阴道试产，新生儿娩

出时羊水Ⅲ度粪染，提示有急性胎儿宫内窘迫，但新生儿结局好。

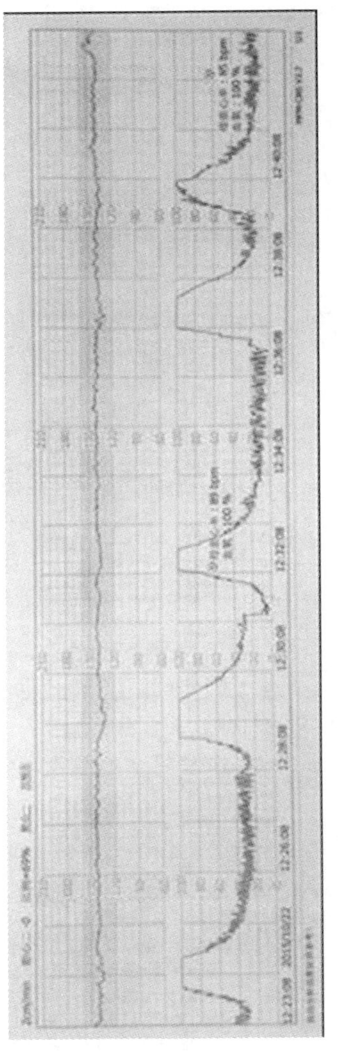

图68-1

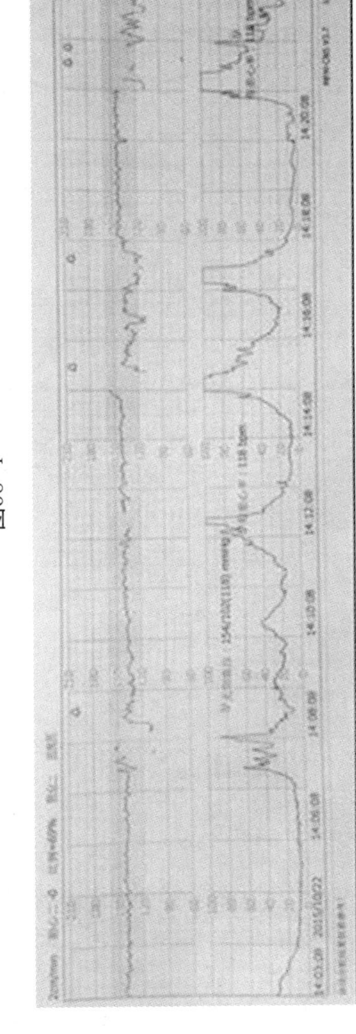

图68-2

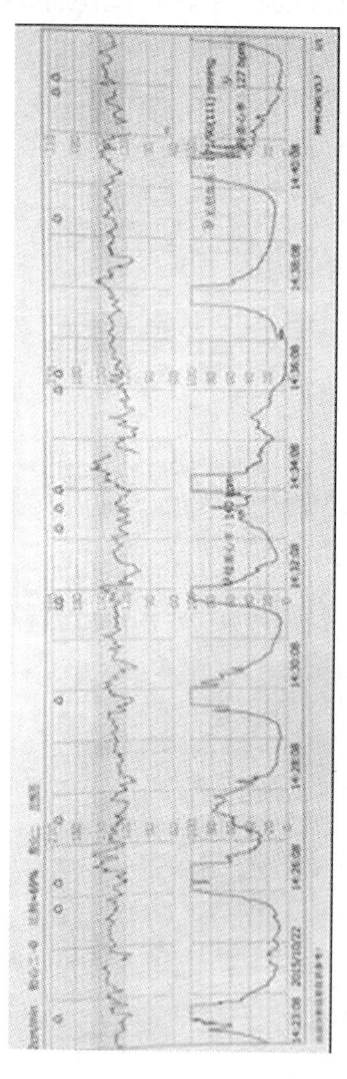

图68-3

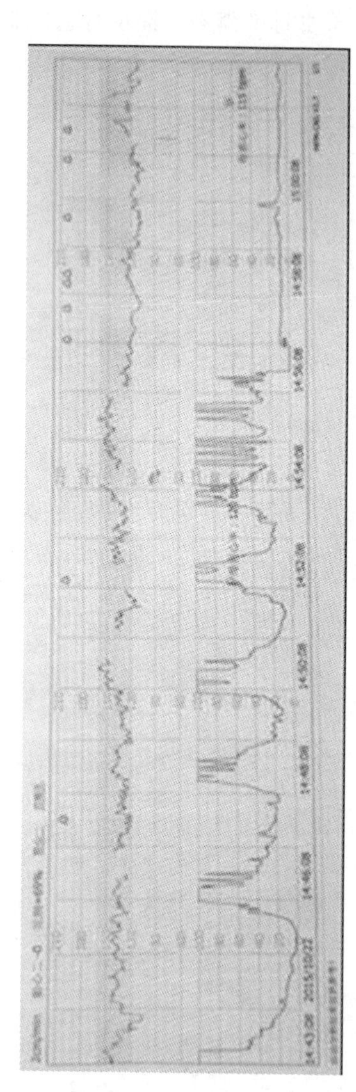

图68-4

（张宇骄　傅晓冬）

病案 69

病历摘要

患者 19 岁，G_1P_0。LMP：2015 年 1 月 24 日；EDC：2015 年 11 月 1 日。因“停经 39^{+4}周，不规律腹痛 1 天”于 2015 年 10 月 29 日 09：00 入院。核实孕周确切，孕期经过顺利。孕期不定期于外院行产前检查，行唐氏综合征筛查、胎儿系统超声、糖尿病筛查等无明显异常。1 天前外院血常规提示 PLT 60×10^9/L，心电图示完全性右束支传导阻滞。现因有不规律腹痛以“完全性右束支传导阻滞，血小板低”转入我院。追问病史，孕前及孕期无心累、心慌等不适。

体格检查

T：36.9℃；P：90 次/分；R：20 次/分；BP：115/70 mmHg。内科查体无特殊。专科查体：宫高 32 cm，腹围 97 cm，胎方位 LOA，胎心率 142 次/分。有规律宫缩。骨盆外测量：坐骨结节间径 8.5 cm。阴道检查：宫颈管消退 80%，宫口开大 1 指，头先露，−3，胎膜未破。骶骨中弧，坐骨棘Ⅰ度内突，骶尾关节活动，坐骨切迹宽大于 3 横指。估计胎儿体重 3300 g。

辅助检查

B超（2015年10月28日）：胎方位LOA，BPD 8.9 cm，FL 7.1 cm。胎心搏动规律，胎心率148次/分，AFI 10.7 cm。胎盘附着于子宫后壁，成熟度Ⅲ级。

分娩经过与结局

患者于入院当日10：40宫口开大4 cm，先露−1，送入产房待产，胎监如图69−1所示，10：55因宫缩较弱，行人工破膜，羊水Ⅱ度污染，予以宫内复苏，再次胎监如图69−2所示。13：00宫口开全，先露+2。胎监如图69−3、图69−4所示。13：50顺娩壹活女婴，体重3300 g，Apgar评分：10—10—10分。羊水Ⅲ度粪染。脐带无缠绕，有一假结。胎盘、胎膜完整。脐动脉血pH值7.27。

胎监特征

基线胎心率140⁺次/分，胎心率基线中等变异，变异幅度6～25次/分；第一产程时偶有变异减速，宫口近开全时出现复发性变异减速；第一产程宫缩欠规律，持续30秒，间隔90～120秒，宫腔压力80～100 mmHg；第二产程宫缩规律，持续50秒，间隔60秒，宫腔压力100 mmHg。

专家点评

临产后胎监图69−1中可见偶发减速，图69−2中可见每次宫缩均伴有减速。第二产程中仍然伴有复发性变异减速，但其形态不规则、幅度不等，多与宫缩有关。因胎心率基线及其变异均正常，属于Ⅱ类胎监图，可能是脐带因素所致，产后证实脐带有一假结。尽管破膜时羊水Ⅱ度污染，给予宫内复苏措施，加强监测评估，仍可继续试产。新生儿出生结局好。

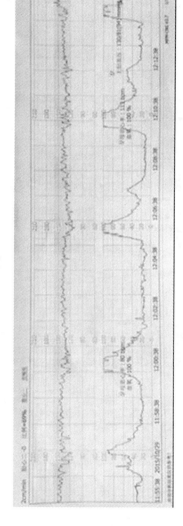

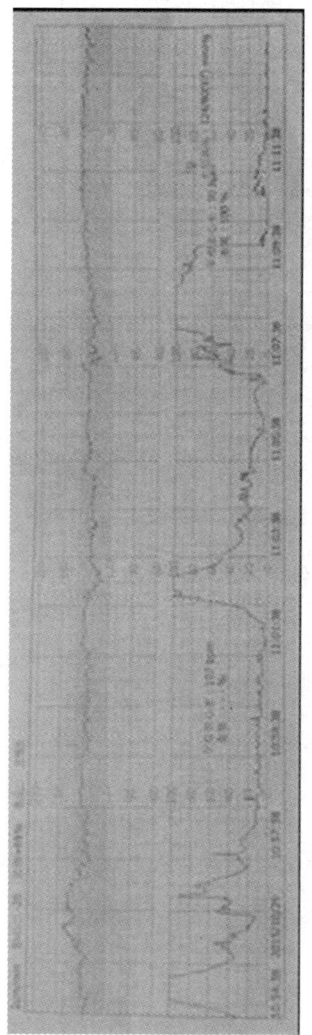

图69-1

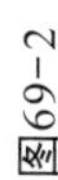

图69-2

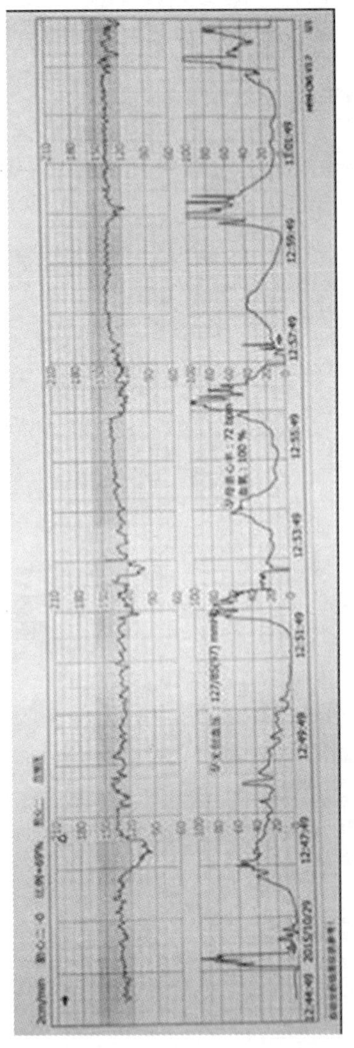

图69-3

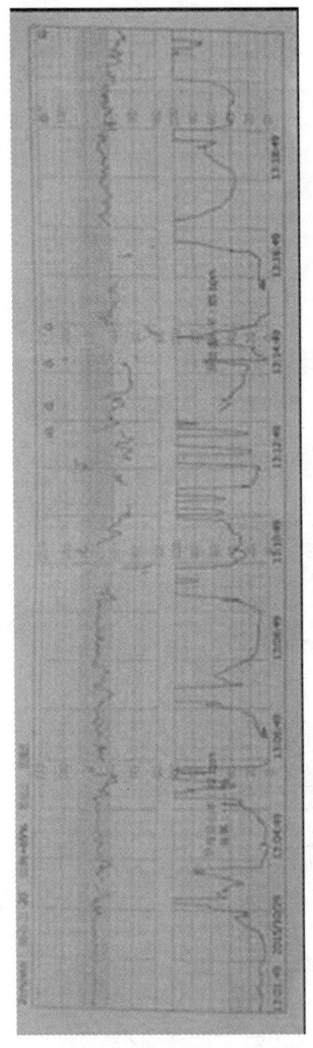

图69-4

（张宇骄　傅晓冬）

病案 70

病历摘要

患者 25 岁，$G_2P_0^{+1}$。LMP：2015 年 3 月 13 日；EDC：2015 年 12 月 20 日。因“停经 38^{+3}周，阴道大量流液 2^+ 小时”于 2015 年 12 月 09 日 11：26 以“胎膜早破”入院。结合患者末次月经，B 超检查，孕周确切，孕期经过顺利。孕期不定期行产前检查，未行唐式综合征筛查、胎儿系统超声检查，行糖尿病筛查、血压监测等无明显异常。既往史无特殊。

体格检查

T：36.6℃；P：85 次/分；R：20 次/分；BP：127/82 mmHg。内科查体无特殊。专科查体：宫高 34 cm，腹围 93 cm，胎方位 LOA，胎心率 142 次/分，无宫缩。跨耻征可疑阳性。骨盆外测量：坐骨结节间径 8.5 cm。阴道检查：耻骨弓低，宫颈管消退 90%，宫口未开，头先露，−3，胎膜已破，阴道后穹窿可见羊水(约30 ml，清亮)。骶骨中弧，坐骨棘Ⅰ度内突，骶尾关节活动，坐骨切迹宽大于 3 横指。估计胎儿体重 3000 g。

辅助检查

B 超（2015 年 12 月 7 日)：胎方位 ROA，BPD 9.5 cm，FL

7.2 cm，胎心搏动规律，胎心率145次/分，AFI 16.3 cm。胎盘附着于子宫底前壁，成熟度Ⅲ级。

分娩经过与结局

患者入院后检查其胎头未入盆，跨耻征可疑阳性，但患者屈膝屈髋时，跨耻征阴性。与患者及其家属沟通后，其选择阴道试产。于2015年12月10日行缩宫素引产，未成功，11日上午再行缩宫素引产，15：30宫口开大1^{+} cm，胎膜自破，流出羊水约1200 ml，先露下降至－2，入产房待产，胎心监护正常，继续输入缩宫素，于20：30宫口开大4 cm，行分娩镇痛，21：00胎心率减速至85次/分左右，持续60秒后恢复，暂停缩宫素输入，21：30胎心率又减速至80次/分，持续2分钟后恢复，宫口开大5 cm，先露0，胎方位LOT，未见羊水流出，予以宫内复苏，之后胎心率偶有减速至90～100次/分，能迅速恢复，23：30宫口开大6 cm，先露0，胎方位LOT，血性羊水。考虑胎盘早剥，遂改行急诊剖宫产。新生儿出生体重2770 g，Apgar评分：7分（肤色、呼吸、肌张力各扣1分）—9分（呼吸扣1分）—10分。羊水血性，约200 ml，并可见血凝块约300 g。胎盘附着于子宫底前壁，胎盘面未见明显陈旧性血凝块压迹。脐带长约60 cm，附着于胎盘边缘，绕颈1周，无打结。胎监如图70－1至图70－9所示。

胎监特征

潜伏期基线胎心率130^{+}次/分，活跃期基线胎心率140～150次/分，基线胎心率逐渐升高；图70－1至图70－5胎心率基线中等变异，变异幅度6～25次/分；胎心率基线变异逐渐减小，图70－6胎心率基线轻度变异，变异幅度小于或等于5次/分，图70－7至图70－9胎心率基线变异缺失，偶有变异，幅度小于或等于5次/分。

图70－2、图70－3中偶有减速，为变异减速，幅度10～20次/分，恢复快，持续15～30秒；图70－3、图70－5有延长减

速；图 70－6 有频发的变异减速；图 70－3 有变异减速，时间短，恢复快，下降幅度小；图 70－7、图 70－8 有与宫缩同步的减速，减速恢复慢，为变异减速；图 70－9 有频发的晚期减速。宫缩规律，持续 40～50 秒，间隔 90～120 秒。

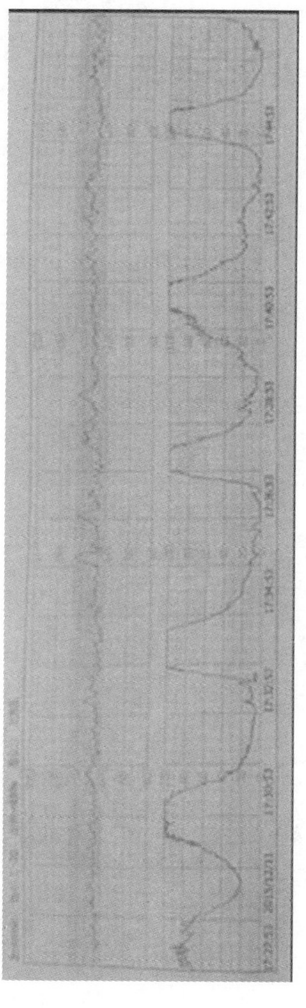

图70－1

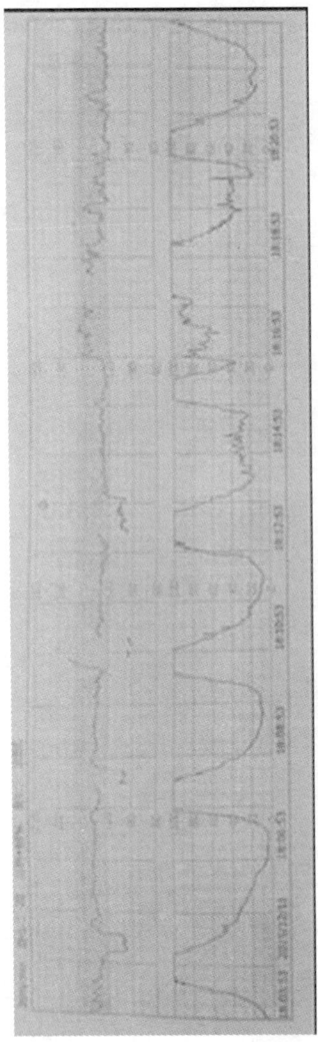

图70-2

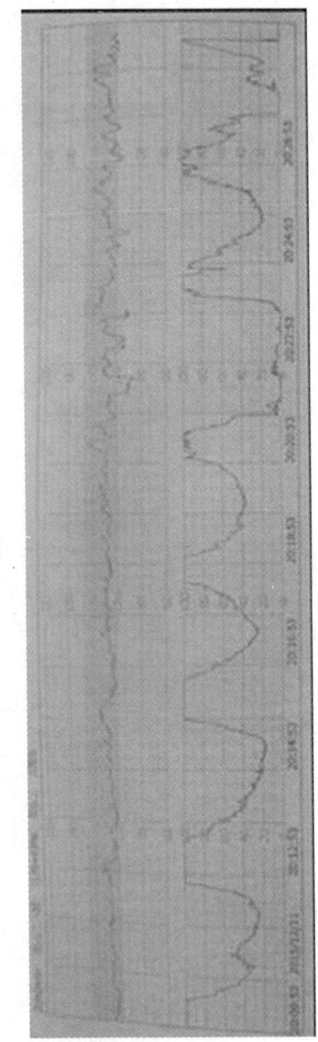

图70-3

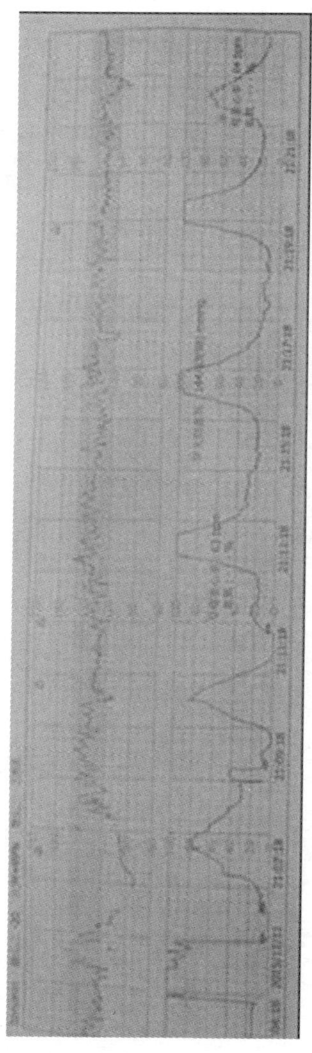

图70-4

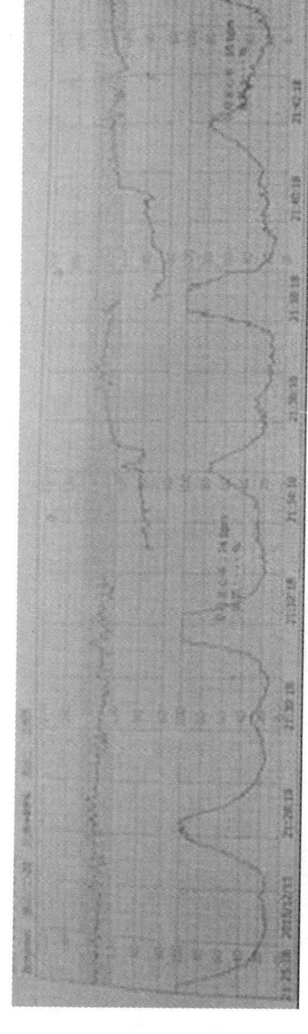

图70-5

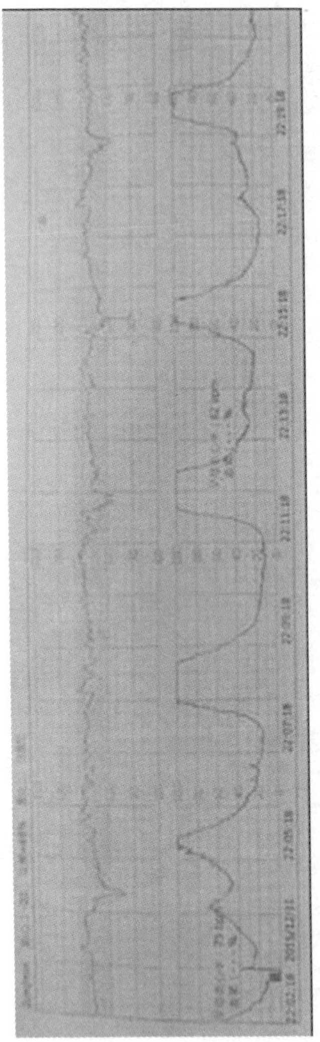

图70-6

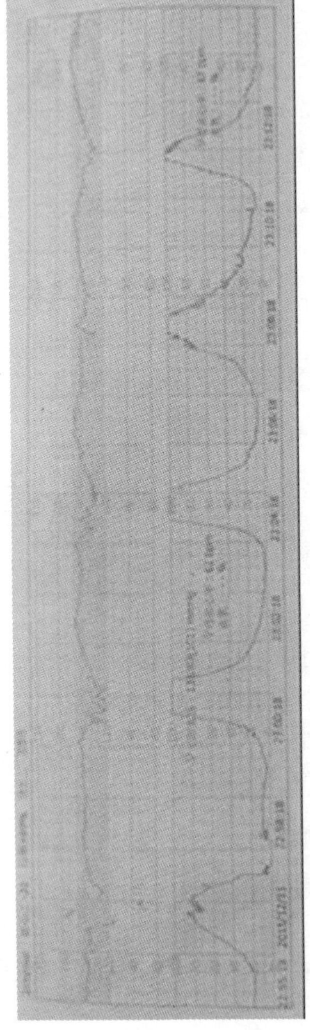

图70-7

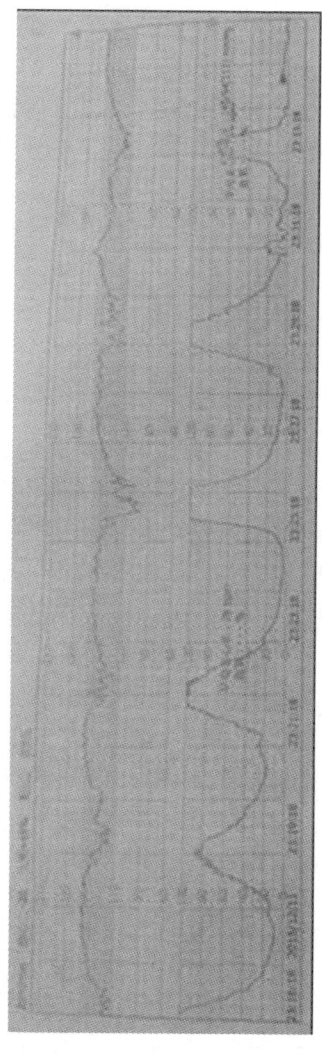

图70-8

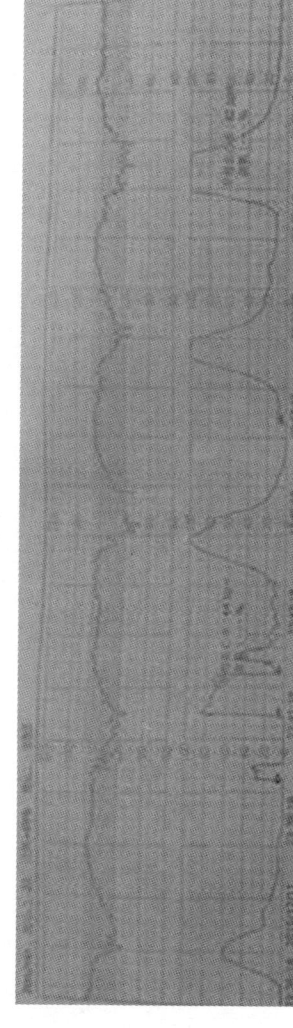

图70-9

专家点评

图70－1属正常（Ⅰ类）胎监，图70－2中第1、2个减速晚于宫缩，但时间短，且很快恢复，考虑是变异减速；图70－4、图70－5有延长减速无争议；图70－6有复发的变异减速，以上胎监所示胎心率基线变异好，都属于Ⅱ类胎监。图70－7、图70－8有与宫缩同步的减速，幅度不大，但恢复慢，考虑是复发性变异减速加偶发晚期减速，此时胎心率基线微小变异，甚至变异缺失，应属Ⅱ～Ⅲ类胎监。图70－9示典型的胎心率基线变异缺失伴复发性晚期减速，属Ⅲ类胎监。产程早期基线胎心率在130次/分以上，基线变异好，且其减速以变异减速为主，因此最初可能考虑脐带因素引起的胎心率改变，但随着产程进展，胎心率基线逐渐升高，且基线变异减少甚至缺失，出现复发性的变异减速，甚至复发性晚期减速，提示是胎盘功能因素（血供不足）所致，结合其血性羊水，考虑胎盘早剥，及时行剖宫产结束分娩，避免了病情进一步发展危及母胎生命。术中证实胎盘早剥，其原因应与胎膜自破，大量羊水流出有关。若在图70－7的时间内发现Ⅱ～Ⅲ类胎监，提前30分钟行剖宫产更好。

（张宇骄　傅晓冬）

病案 71

病历摘要

患者 27 岁，$G_3P_1^{+1}$。LMP：2015 年 1 月 1 日；EDC：2015 年 10 月 8 日。因“停经 40^{+3}周，B 超提示羊水偏少 1 天”以“羊水偏少”入院于 2015 年 10 月 11 日 09：37。结合患者末次月经，B 超检查，孕周确切。孕期顺利，孕期定期行产前检查，行唐式综合征筛查、胎儿系统超声、糖尿病筛查等无明显异常。4 年前顺产壹活女婴，2 年前自然流产一次。余无特殊。

体格检查

T：36.5℃；P：86 次/分；R：20 次/分；BP：118/67 mmHg。内科查体无特殊。专科查体：宫高 30 cm，腹围 91 cm，胎方位 LOA，胎心率 140 次/分。有不规律宫缩。骨盆外测量：坐骨结节间径 8.5 cm。阴道检查：宫颈管消退 60%，宫口未开，头先露，−2，胎膜未破。骶骨中弧，坐骨棘Ⅰ度内突，骶尾关节活动，坐骨切迹宽大于 3 横指。估计胎儿体重 2500 g。

辅助检查

B 超（2015 年 10 月 10 日）：胎方位 ROA，BPD 9.4 cm，FL 7.1 cm。胎心搏动规律，胎心率 145 次/分，AFI 5.8 cm。胎盘附

着于子宫前壁，成熟度Ⅲ级。

分娩经过与结局

患者羊水偏少，与产妇和家属沟通后，其选择阴道试产。当天行 OCT 为阴性。于 10 月 13 日引产成功，21：50 宫口开大 3 cm，先露－2，送入产房待产，胎监如图 71－1。23：30 行人工破膜，羊水清亮，宫口开大 6 cm，先露 0，胎监如图 71－2。给予加快输液、吸氧等宫内复苏措施。10 月 14 日 00：00 宫口开全，胎监如图 71－3 至图 71－6。01：37 顺娩壹活女婴，体重 2800 g，外观无畸形，Apgar 评分：9—10—10 分。羊水Ⅲ度粪染。脐带长约 30 cm，无缠绕打结。胎盘、胎膜未见异常。脐动脉血 pH 值 6.99。新生儿转儿科治疗。

胎监特征

整个产程中，基线胎心率在 145～170 次/分，胎心率基线有轻度变异（变异幅度≤5 次/分，图 71－1 至图 71－4）和中等变异（变异幅度 6～25 次/分，图 71－5、图 71－6）。图 71－1 中胎心率基线变异缺失；图 71－2 有复发性晚期减速；图 71－4 至图 71－6 有复发性变异减速和晚期减速。子宫收缩规律，持续 40～50 秒，间隔 60～90 秒。其中图 71－2、图 71－5、图 71－6 宫缩频繁，宫腔压力 80～100 mmHg。

专家点评

图 71－1 胎心率基线微小变异，变异幅度 5 次/分，偶有胎心加速，属正常（Ⅰ类）胎监；图 71－2 基线胎心率达 170 次/分，中等变异，变异幅度 6～10 次/分，伴有复发性晚期减速，属Ⅱ～Ⅲ类胎监。结合患者病史，首先考虑胎盘功能减退及羊水偏少所致胎儿宫内窘迫，此时宜及早结束分娩，但产妇为经产妇，产程进展快，其后检查宫口已开 6 cm，破膜见羊水清亮，因此考虑晚期减

速是宫缩过频所致，给予宫内复苏，宫缩缓减后，晚期减速消失，可选择继续试产，并严密监测胎监评估胎儿情况。00：00 宫口开全，此时基线胎心率恢复到 160 次/分，微小变异，无明显减速（图 71－3、图 71－4）。于 00：30 后胎心率基线再次上移，出现复发性的变异减速和晚期减速（图 71－4、图 71－5），并出现宫缩过频（图 71－5），此属Ⅱ～Ⅲ类胎监，特别是图 71－6 胎监图异常加重，可能涉及胎盘、脐带、宫缩等多因素的作用，提示急性胎儿宫内窘迫，应积极阴道助产，缩短第二产程，尽快结束分娩，减轻新生儿窒息、酸中毒程度。

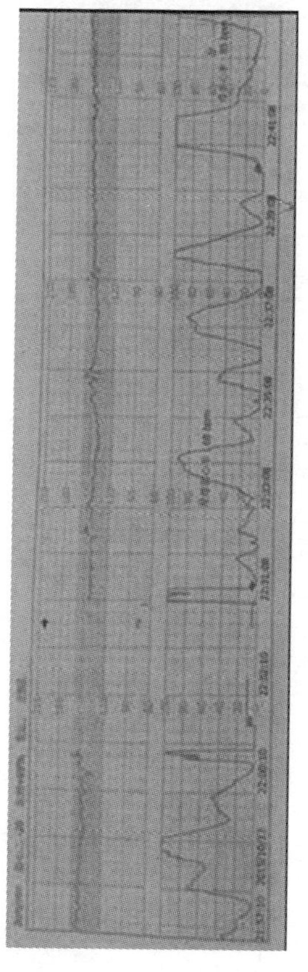

图71－1

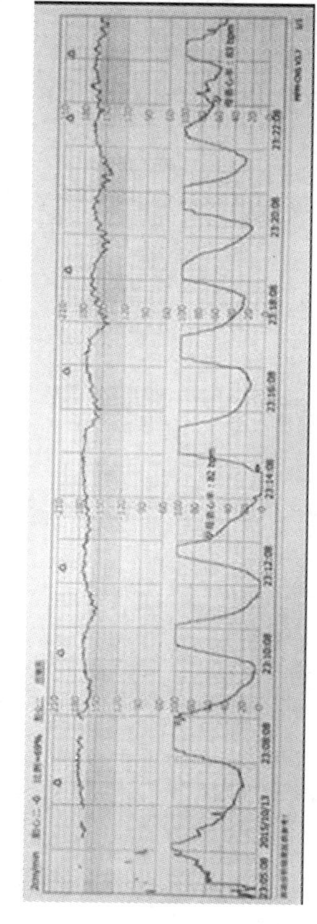

图71－2

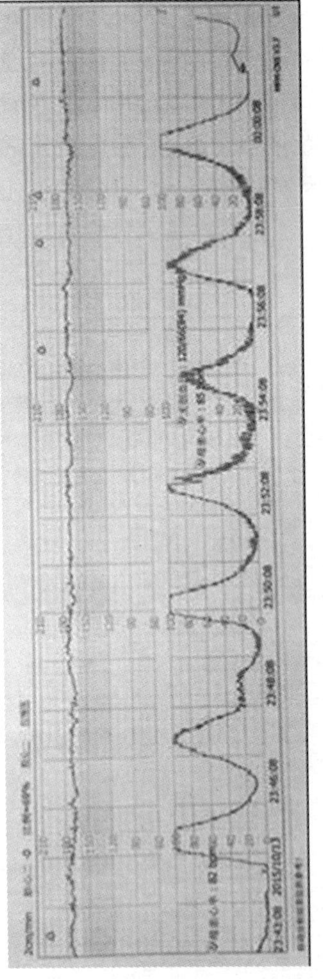

图71-3

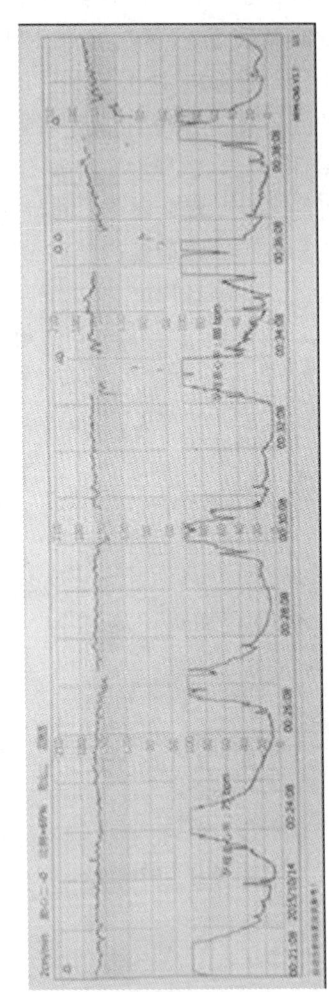

图71-4

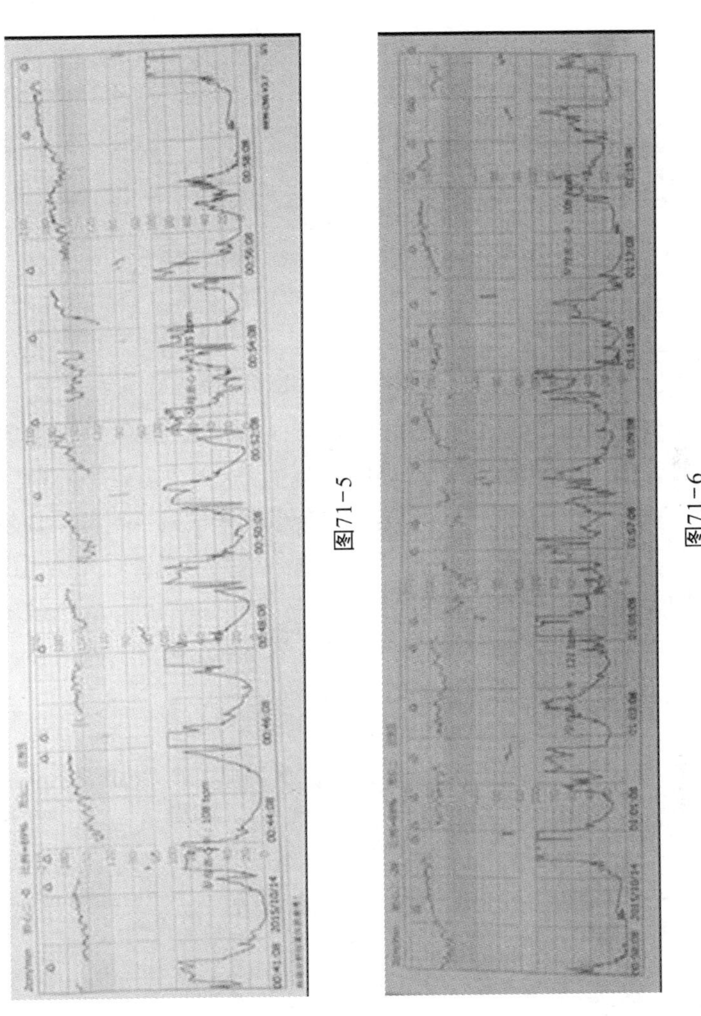

图71-5

图71-6

（张宇骄　傅晓冬）

病案 72

病历摘要

患者 27 岁，G_1P_0。LMP：2015 年 4 月 2 日；EDC：2016 年 1 月 9 日。因“停经 33 周，反复阴道流血 20 天，加重半小时”于 2015 年 11 月 21 日 22：41 入院。结合患者末次月经时间，B 超检查，孕周确切。孕期反复阴道流血 3 次，入院前半小时无诱因出现不规则腹痛，并伴有阴道流血，血量估计约 120 ml，故急诊来我院，门诊以“中央型前置胎盘伴出血”收入院。余无特殊。

体格检查

T：36.5℃；P：91 次/分；R：21 次/分；BP：117/77 mmHg。内科查体无特殊。专科查体：宫高 28 cm，腹围 95 cm，胎方位 ROA，胎心率 120 次/分。有不规律宫缩。骨盆外测量：坐骨结节间径8 cm。外裤部分被血浸透，卫生巾湿透两张。未做阴道检查。估计胎儿体重 1600 g。

辅助检查

B超（入院后）：胎方位 ROA，BPD 7.4 cm，FL 6.1 cm。胎心搏动规律，胎心率 135 次/分。AFI 8.6 cm。胎盘附着于子宫后壁，胎盘下缘完全覆盖宫颈内口，成熟度Ⅱ级。

分娩经过与结局

患者入院后给予抑制宫缩、促胎肺成熟、抗生素预防感染等治疗 1 周，其间无阴道流血。2015 年 11 月 29 日（孕 34^{+1} 周）07：20 患者突然出现阴道大量流血，立即予以快速静脉滴注硫酸镁、口服盐酸利托君，建立静脉双通道、合血，与家属沟通，做好术前准备，同时行胎监了解胎儿宫内情况（图 72）。阴道流血称重共 800 g。当日 08：25 在全麻下行经腹子宫下段剖宫产术+宫腔纱条填塞术，顺娩壹活女婴，体重2000 g，Apgar 评分：7 分（心率、呼吸、肤色各 1 分）—7 分（肌张力扣 2 分，呼吸扣 1 分）—7 分（肌张力扣 2 分，呼吸扣 1 分）。胎盘附着于子宫下段后壁完全覆盖宫颈内口后返折向前壁，大小约 20 cm×18 cm×1. 5 cm。脐带长约 60 cm，附着于胎盘中央，无缠绕打结。羊水清亮，约 300 ml。新生儿外观未见明显畸形，因早产，Apgar 评分低，立即转新生儿科治疗。

胎监特征

基线胎心率 150 次/分，基线微小变异（变异幅度≤5 次/分）；伴有复发性晚期减速。规律宫缩，持续 40～60 秒，间隔 3～4 分钟，宫腔压力 40～60 mmHg。

专家点评

胎心率基线微小变异，伴复发性晚期减速，属Ⅱ～Ⅲ类胎监。导致胎监异常的原因是产妇短期内大量急性失血，胎儿缺血缺氧，急性胎儿宫内窘迫。立即行剖宫产终止妊娠是正确处理。

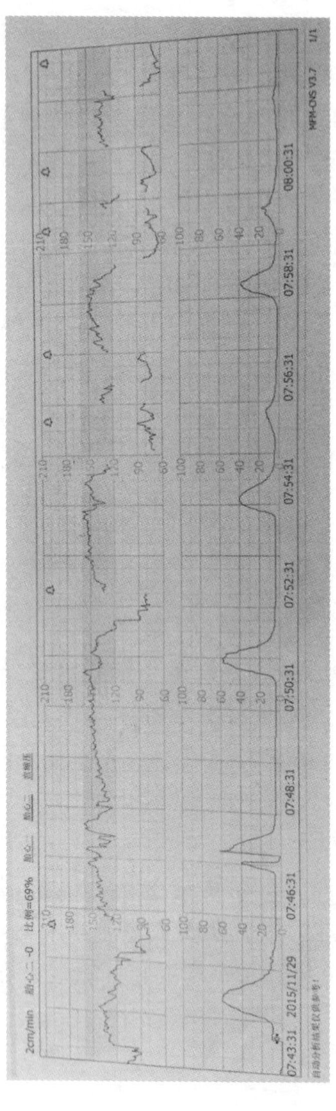
2cm/min
比例=69%
07:43:31
2015/11/29
07:46:31
07:48:31
07:50:31
07:52:31
07:54:31
07:56:31
07:58:31
08:00:31
MFM-CNS V3.7
1/1

图72

（刘蔚　傅晓冬）

病案 73

病历摘要

患者 42 岁，G_2P_1。LMP：2015 年 3 月 25 日；EDC：2016 年 1 月 2 日。因“停经 34^+ 周，咳嗽、咳痰伴呼吸困难 3^+ 天”于 2015 年 11 月 23 日 22：13 入院。孕期不定期产检，未行唐氏综合征筛查、胎儿系统彩超检查、糖尿病筛查、血压监测等。3^+ 天前患者无明显诱因出现咳嗽、咳痰，痰黏稠且不易咳出，伴呼吸困难、双下肢水肿等不适，无寒战高热。于当地医院就诊，予以吸氧、抗感染、利尿等对症处理后症状仍无改善，建议转入我院进一步治疗，门诊以“G_2P_1 34^+ 周宫内孕单活胎待产，肺部感染”收入院。10^+ 年前顺产壹男婴，现健在。余无特殊。

体格检查

T：36.6℃；P：102 次/分；R：20 次/分；BP：114/84 mmHg。发育正常，营养良好，体型稍胖，意志清晰，急性面容，轮椅推入病房。双下肺闻及少许湿啰音。心前区无隆起，心尖搏动在第五肋间锁骨中线内 0.5 cm，心浊音界无扩大，心率 102 次/分，律齐，心率脉率一致，各瓣膜听诊区未闻及杂音，无心包摩擦音。腹膨隆，无腹壁静脉曲张，腹壁无压痛、反跳痛，可扪及胎体胎肢，可闻及胎心。双下肢中度水肿。专科查体：宫高 36 cm，腹围

101 cm，胎方位 LOA，胎心率 170 次/分，有规律宫缩。骨盆外测量：未测。阴道检查：宫颈管消退 50%，经产妇宫口，头先露，−3。估计胎儿体重 2500 g。

辅助检查

患者入院后查脑钠肽（BNP）及心肌损伤标志物：B 型脑钠肽 16.39 pg/ml；肌红蛋白（Mb）166.75 ng/ml；肌酸激酶 MB 亚型 0.15 ng/ml；血常规：WBC 17.16×10^9/L，N 85.04%；超敏 C 反应蛋白（CRP）225.73 mg/L；肝功能正常；肾功能：尿素氮（BUN）6.23 mmol/L，肌酐（Cr）142.8 μmol/L（轻度异常），空腹血糖（Glu）13.04 mmol/L（增高明显）。

分娩经过与结局

患者入院后立即给予抗生素抗感染、促胎肺成熟等处理，并行胎监（图 73）。经沟通后，患者及其家属要求立即行剖宫产终止妊娠，于 2015 年 11 月 24 日 00：20 在持硬麻下行经腹子宫下段剖宫产术+盆腔粘连松解术。顺娩壹活女婴，体重 2400 g。Apgar 评分：1 分钟评 3 分（心率、呼吸、喉反射各得 1 分），立即给予心脏按压，人工通气，气管插管；5 分钟评 3 分（心率、呼吸、喉反射各得 1 分），立即给予脐静脉推注 5 μg 肾上腺素，推入困难，转气管内滴肾上腺素；10 分钟评 3 分（心率、呼吸、喉反射各得 1 分），给予气管内肾上腺素 25 μg；20 分钟评 4 分（心率 2 分，呼吸、喉反射各得 1 分）。与患者及其家属沟通后，其要求放弃抢救并签字。胎盘附着于子宫后壁，大小正常，无钙化畸形。胎盘胎膜完整。脐带长约 50 cm，附着于胎盘中央，无缠绕打结。新生儿外观未见明显畸形。

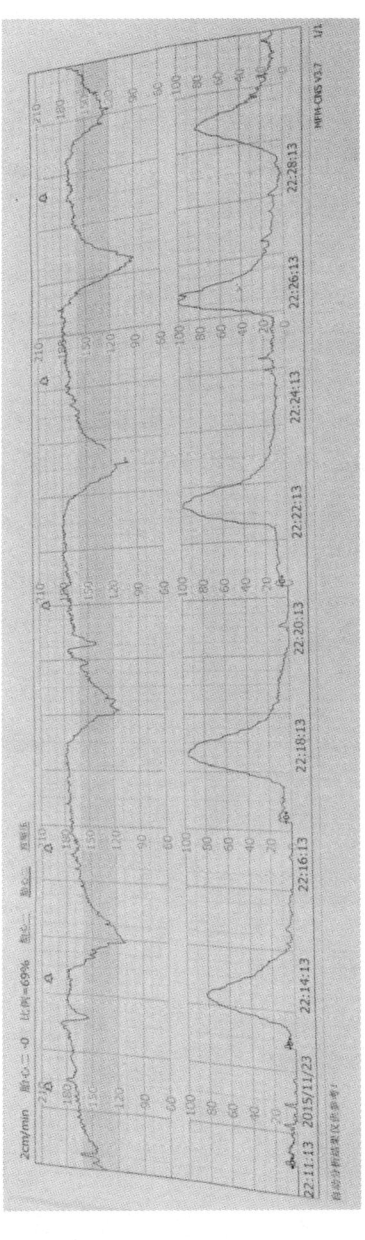
2cm/min
比例=69%
22:11:13
2015/11/23
22:14:13
22:16:13
22:18:13
22:20:13
22:22:13
22:24:13
22:26:13
22:28:13

图73

胎监特征

基线胎心率170次/分，胎心率基线微小变异（变异幅度0～5次/分）；有复发性晚期减速。规律宫缩，持续1分钟，间隔2～3分钟，宫腔压力80～100 mmHg。

专家点评

胎监图示基线胎心率偏高，基线微小变异，甚至变异缺失，伴有复发性晚期减速，属Ⅱ～Ⅲ类胎监。提示胎儿出现严重的宫内窘迫，导致窘迫的原因可能是产妇肺部感染严重，导致自身缺氧。由于孕妇患糖尿病，加之34周胎儿未足月，胎肺发育不良，致出生后经积极抢救自主呼吸不能建立，新生儿复苏困难。另外，也不排除新生儿合并有畸形的可能。

（刘蔚　傅晓冬）

病案 74

病历摘要

患者 33 岁，$G_3P_1^{+1}$。LMP：2015 年 1 月 15 日；EDC：2015 年 10 月 22 日。因“停经 39^{+1}周，腹痛伴见红 1^+ 小时”于 2015 年 10 月 16 日 08：42 入院。结合患者末次月经，B 超检查，孕周确切。患者于当地医院定期产检，孕期经过顺利。入院前 1^+ 小时，患者无明显诱因出现不规律腹痛，性质弱，持续 10～20 秒，间隔时间 20～30 分钟，伴阴道出现少量血性分泌物，无阴道流液，遂于我院就诊，门诊以“先兆临产”收入院。

体格检查

T：36.6℃；P：92 次/分；R：19 次/分；BP：102/70 mmHg。内科查体无异常。专科查体：宫高 32 cm，腹围 93 cm，胎方位 LOA，胎心率 130 次/分。有不规律宫缩，强度弱，持续 10～20 秒，间隔 20～30 分钟。骨盆外测量：坐骨结节间径 8 cm。阴道检查：宫颈管软、消退 60%，经产妇宫口，头先露，－2，胎膜未破。骶骨中弧，坐骨棘Ⅰ度内突，骶尾关节活动，坐骨切迹宽大于 3 横指。估计胎儿体重 3200 g。

辅助检查

B超（入院后）：胎方位 LOA，BPD 9.5 cm，FL 7.4 cm，AFI 10.5 cm。胎盘附着于子宫后壁，成熟度Ⅲ级。有胎心胎动。

分娩经过与结局

患者入院当天 09：30 出现自发规律宫缩，13：00 宫口开大 4 cm送入产房待产，胎心率正常（图 74－1），16：30 宫口开全，行人工破膜，前羊水清亮，先露＋2，胎方位 LOA，胎心率正常。患者第二产程极不配合，给予耐心疏导，16：41 胎心率减速至 60^{+} 次/分，立即给予加快液体滴速、加大氧流量、改变体位等宫内复苏处理，16：50 胎心率恢复至 120 次/分（图 74－2），胎头明显拨露，立即上台接生。于 16：54 顺娩壹活男婴，后羊水清亮。新生儿体重 3400 g。Apgar 评分：1 分钟评 5 分（心率 2 分，呼吸 1 分，喉反射 1 分，肤色 1 分），经清理呼吸道，正压给氧后，5 分钟评 8 分（肌张力、喉反射各扣 1 分），10 分钟评 9 分（肌张力扣 1 分）。新生儿外观未见明显畸形，脐动脉血气分析示 pH 值 7.18，立即携氧转往新生儿科继续抢救。胎盘、胎膜娩出完整，未见异常。脐带长约 50 cm，附着于胎盘中央，无缠绕打结。

胎监特征

基线胎心率 120～130 次/分，胎心率基线中等变异（变异幅度 6～25 次/分），出现一次延长减速，时间长达 9 分钟。宫缩规律，持续 60～70 秒，间隔 1～2 分钟，宫腔压力 100 mmHg。图 74－2 中见宫缩持续 10 分钟。

专家点评

图 74－1 是正常胎监图。图 74－2 中胎心率基线正常，出现一延长减速，属Ⅱ类胎监。导致减速的原因是持续过久的宫缩。此时

已是第二产程，先露+2，其处理是积极准备接生，必要时助产，尽快结束分娩，并做好新生儿复苏准备。如宫缩太强，可抑制宫缩。

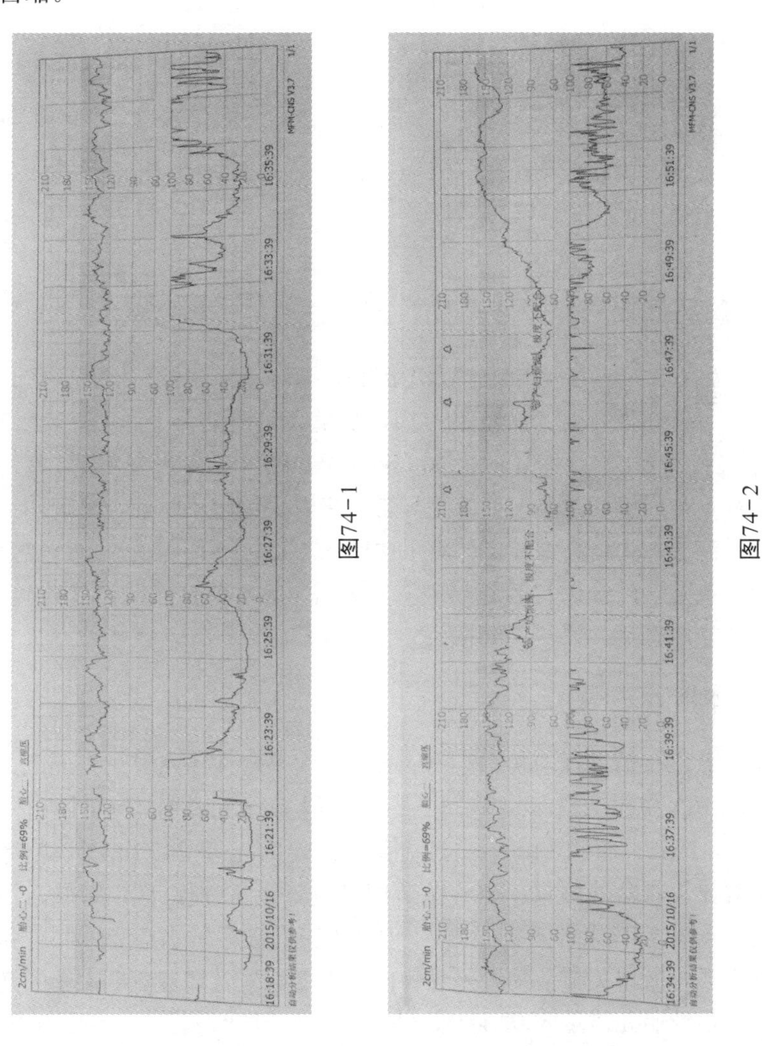

图74-1

图74-2

（刘蔚　傅晓冬）

病案 75

病历摘要

患者 29 岁，$G_6P_1^{+4}$。LMP：2015 年 2 月 13 日；EDC：2015 年 11 月 20 日。因“停经 39^{+3}周，阴道大量流液伴下腹坠胀 1^+ 小时”于 2015 年 11 月 16 日 23：27 入院。结合患者末次月经，B 超检查，孕周确切。孕期检查无异常。患者大约 1 小时前，出现阴道大量流液，为清亮液体，伴有下腹坠胀不适，不伴阴道流血，故急诊入我院，门诊以“胎膜早破”收入院。5 年前自然流产 2 次，4 年前顺产壹活女婴，现健在。3 年前人工流产 2 次。

体格检查

T：36.5℃；P：102 次/分；R：20 次/分；BP：127/86 mmHg，身高 160.0 cm，体重：86.10 kg。内科查体无特殊。专科查体：宫高 31 cm，腹围 113 cm，胎方位 LOA，胎心率 145 次/分，宫缩不规律。骨盆外测量：坐骨结节间径 8 cm。肛查：宫颈管软、消退 50%，宫口未开，头先露，−3。胎膜已破，羊水清亮，骶骨弧度中弧，骶尾关节活动，坐骨棘内突Ⅰ度，坐骨切迹宽度大于 3 横指。估计胎儿体重 3200 g。

辅助检查

B超（入院后）：胎方位 LOA，BPD 9.4 cm，FL 7.5 cm。胎心率 132 次/分，AFI 15 cm。胎盘附着于子宫前壁，成熟度Ⅲ级。有胎心胎动。

分娩经过与结局

患者于入院当天 23：50 出现自发规律宫缩，2015 年 11 月 17 日 03：20 宫口开大 3 cm，先露－2，送入产房待产，胎心率正常（图 75－1），于 06：20 突然出现胎心率减速至 80～90 次/分（图 75－2），立即给予改变体位、上推胎头、输注能量合剂等宫内复苏措施后，胎心恢复正常，此时宫口开大 9 cm，先露＋1，见清亮羊水流出。于 06：46 顺娩壹活男婴，体重 3650 g。Apgar 评分：6 分（呼吸、肤色各扣 1 分，肌张力扣 2 分）—9 分（肌张力扣 1 分）—10 分。羊水清亮，胎盘、胎膜娩出完整，胎盘大小约 20 cm×19 cm×2.5 cm，胎膜破口位于胎盘边缘1 cm。脐带长约 50 cm，附着于胎膜上，绕颈 1 周。脐动脉血 pH 值 7.10，转新生儿科治疗。

胎监特征

基线胎心率为 130 次/分，基线微小变异（变异幅度≤5 次/分，图 75－1）；有偶发的变异减速；图 75－2 中有复发性变异减速，偶发延长减速。宫缩规律，持续 60～90 秒，间隔 30～60 秒。

专家点评

图 75－1、图 75－2 都属于Ⅱ类胎监。原因可能是脐带因素，产后脐带绕颈可证实。图 75－2 在 20 分钟内有 11 次宫缩，出现复发性的变异减速以及偶发延长减速，与宫缩过频有关。此时的处理，除进行宫内复苏，积极缩短第二产程，还可以抑制宫缩，改善

宫缩过频。

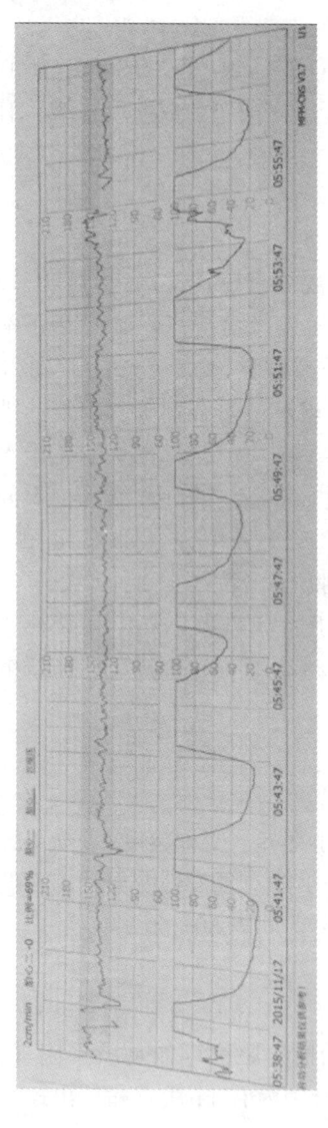

图75-1

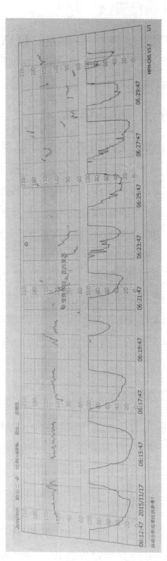

图75-2

（刘蔚　傅晓冬）

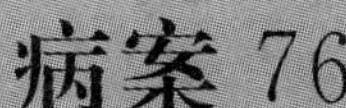

病案 76

病历摘要

患者 23 岁，G_1P_0。LMP：2015 年 2 月 5 日；EDC：2015 年 11 月 12 日。因“停经 39^{+5} 周，检查发现胎心异常 9^+ 小时”于 2015 年 11 月 10 日 18：30 入院。月经周期 35～37 天，持续 6～7 天。孕期在当地医院不定期产检。9^+ 小时前于当地县人民医院行 B 超检查时发现胎心率 67 次/分，立即来我院就诊，急诊以“胎儿宫内窘迫”收入院。既往史无特殊。

体格检查

T：36.7℃；P：90 次/分；R：20 次/分；BP：124/80 mmHg。内科查体无异常。专科查体：宫高 29 cm，腹围 89 cm，胎方位 LOA，胎心率 113 次/分，宫缩不规律。骨盆外测量：坐骨结节间径 8.0 cm。阴道检查：宫颈管软、消退 100%，宫口开大 1 cm，头先露，−2，胎膜未破。骶骨中弧，坐骨棘Ⅰ度内突，骶尾关节活动，坐骨切迹宽大于 3 横指。估计胎儿体重 2300 g。

辅助检查

B 超（入院当天当地县人民医院）：胎方位 LOA，BPD 8.4 cm，FL 6.4 cm。胎盘位于子宫前壁，成熟度Ⅱ～Ⅲ级。AFI 7.8 cm，胎心率 67 次/分。

分娩经过与结局

患者入院后立即行胎监（图 76－1、图 76－2）提示有减速，宫缩不规律，经吸氧、快速补液等宫内复苏处理后，胎心恢复正常（图 76－3）。与患者及其家属沟通后，其要求立即行剖宫产终止妊娠，于入院当天 21：30 在腰麻下行经腹子宫下段剖宫产术。胎儿呈 LOA 位，为壹活女婴，体重 2120 g，外观为足月儿，未见明显畸形。Apgar 评分：1 分钟评 7 分（呼吸、肌张力、肤色各扣 1 分），5 分钟评 9 分（肤色扣 1 分），10 分钟评 10 分。新生儿转新生儿科治疗。胎盘附着于子宫前壁，外观无异常。脐带长约 50 cm，附着于胎盘中央，无缠绕打结。羊水Ⅲ度粪染，黏稠，约 400 ml。术后胎盘、胎膜病理学检查提示：急性绒毛膜炎（Ⅰ期）；胎盘绒毛及间质发育成熟，灶性钙化。

胎监特征

图 76－1 基线胎心率为 130 次/分，基线微小变异（变异幅度≤5 次/分）；有 2 次延长减速；无宫缩。图 67－2 基线胎心率为 135 次/分，基线中等变异（变异幅度 6～25 次/分）；宫缩不规律；有 1 次延长减速。图 76－3 基线胎心率为 135 次/分，基线中等变异（变异幅度 6～25 次/分）；宫缩不规律；无胎心减速。

专家点评

患者停经 39^+ 周，根据其早孕检查及新生儿出生时查体应为足月妊娠，但新生儿体重为 2120 g，提示胎儿生长受限。图 76－1、图 76－2 都属于Ⅱ类胎监；图 76－3，属于Ⅰ类胎监；提示经宫内复苏处理后胎心有好转。羊水Ⅲ度粪染以及新生儿出生时轻度窒息，都说明有慢性胎儿宫内窘迫。导致延长减速的原因可能是宫内感染。处理上，立即给予吸氧、宫内复苏等，同时积极行剖宫产终止妊娠是正确的。

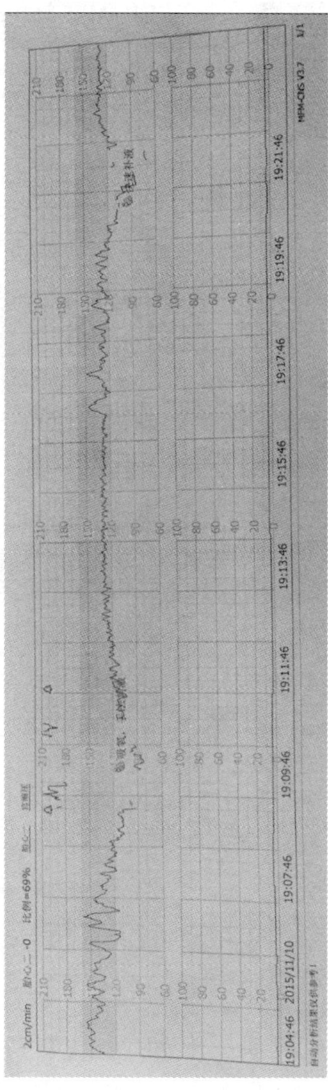

图76-1

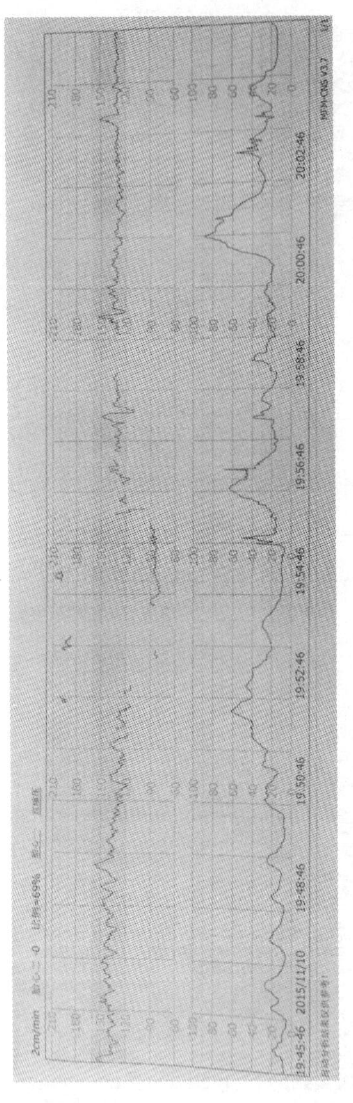

图76-2

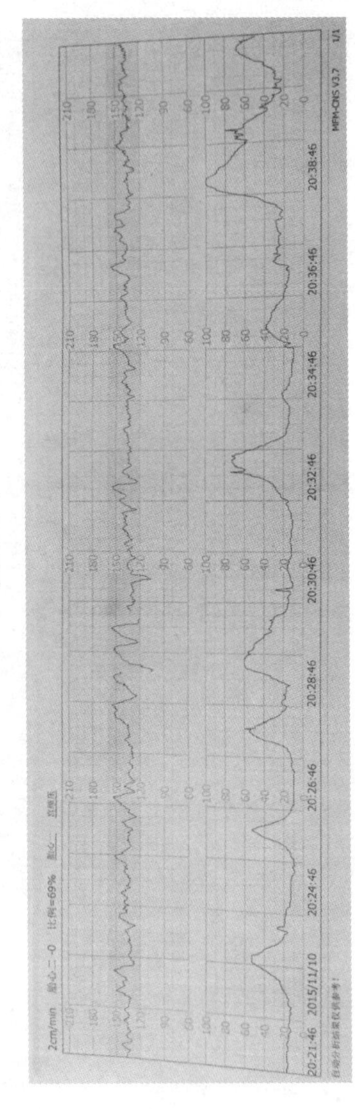

图76-3

（刘蔚　傅晓冬）

病案 77

病历摘要

患者 27 岁，G_1P_0。LMP：2015 年 2 月 22 日；EDC：2015 年 11 月 29 日。因“停经 39^{+4} 周，不规律腹痛 10^{+} 小时”于 2015 年 11 月 26 日 09：22 入院。结合患者末次月经，B 超检查，孕周确切，孕期顺利。门诊以“先兆临产”收入院。既往史无特殊。

体格检查

T：37.2℃；P：87 次/分；R：20 次/分；BP：122/78 mmHg。身高 153 cm，体重 62 kg。内科查体无特殊。专科查体：宫高 33 cm，腹围 95 cm，胎方位 LOA，胎心率 150 次/分。有规律宫缩，强度中等，持续 30 秒，间隔 5～6 分钟。骨盆外测量：坐骨结节间径 8.5 cm。阴道检查：宫颈管软、消退 80%，宫口未开，头先露，−2，胎膜未破。骶骨中弧，坐骨棘Ⅰ度内突，骶尾关节活动，坐骨切迹宽大于 3 横指。估计胎儿体重 3000 g。

辅助检查

B 超（入院后）：胎方位 LOA，BPD 9.4 cm，FL 7.2 cm；胎心率 140 次/分；AFI 8.7（2.1，3.7，0.7，2.2）。胎盘附着于子宫底，成熟度Ⅲ级。有胎心胎动。

分娩经过与结局

患者于入院后第1天（2015年11月27日）11：00自然临产，2015年11月28日03：38宫口开大5 cm送入产房待产（图77—1），并予硬膜外分娩镇痛，10：00宫口开全，于12：00基线胎心率变快至170～180次/分，并于宫缩时减速至80～110次/分（图77—2），给予改变体位及输入能量合剂等宫内复苏处理后胎心能较快恢复至正常。13：00基线胎心率维持于170～180次/分，且有复发性减速至90次/分，持续约30秒后恢复至170次/分（图77—3）。在请麻醉科医师及新生儿科医师到场协助抢救的准备下，于13：22胎吸助产下顺娩壹活女婴，体重3200 g。Apgar评分：1分钟评4分（心率2分、呼吸肤色各1分），经清理呼吸道、正压给氧等抢救后，5分钟评9分（肌张力扣1分），10分钟评9分（肌张力扣1分）。羊水Ⅲ度粪染，胎盘大小约20 cm×18 cm×2 cm，无钙化畸形，胎盘胎膜娩出完整。脐带长约50 cm，附着于胎盘中央，无缠绕打结。新生儿外观未见明显畸形，脐动脉血pH值6.93。转新生儿科治疗。

胎监特征

图77—1基线胎心率150次/分，微小变异（变异幅度≤5次/分），有变异减速。图77—2基线胎心率170～180次/分，中等变异（变异幅度6～25次/分）；有复发性变异减速。图77—3基线胎心率170～180次/分，微小变异（幅度≤5次/分），有复发性变异减速伴晚期减速。宫缩规律，持续30～80秒，间隔1～2分钟，宫腔压力60～100 mmHg。

专家点评

患者总产程约26小时，第一产程无特殊，进入第二产程后半小时开始出现胎心率基线变异减少，同时伴变异减速（图77—1），属Ⅱ类胎监；第二产程 2 小时后，出现基线胎心率升高达 170 次/分，同时伴复发性变异减速（图 77－2），属Ⅱ～Ⅲ类胎监；第二产程 3 小时后，胎心率基线异常、变异减少，同时伴复发性变异减速、偶发晚期减速（图 77－3），应属Ⅲ类胎监，提示存在急性胎儿宫内窘迫，原因应该是产程太长，特别是第二产程过长。仔细查看胎监图示，宫腔压力似乎有 100 mmHg，但其实是产妇用力屏气所致，产妇换气时压力只有 40～60 mmHg，宫缩压力不足，导致第二产程进展慢。因此，在第二产程早期，就应指导产妇用力屏气，同时应促进宫缩、进行宫内复苏，评估胎先露情况，估计短时间内不能自然分娩者，可选择阴道助产或剖宫产，缩短第二产程，缓减胎儿宫内窘迫状况，避免新生儿窒息。

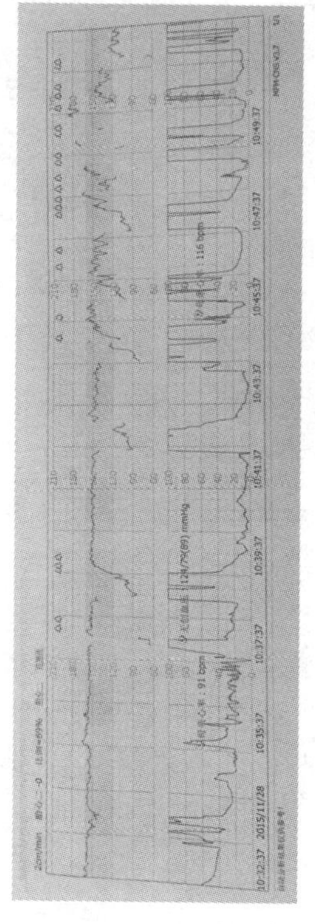

图77－1

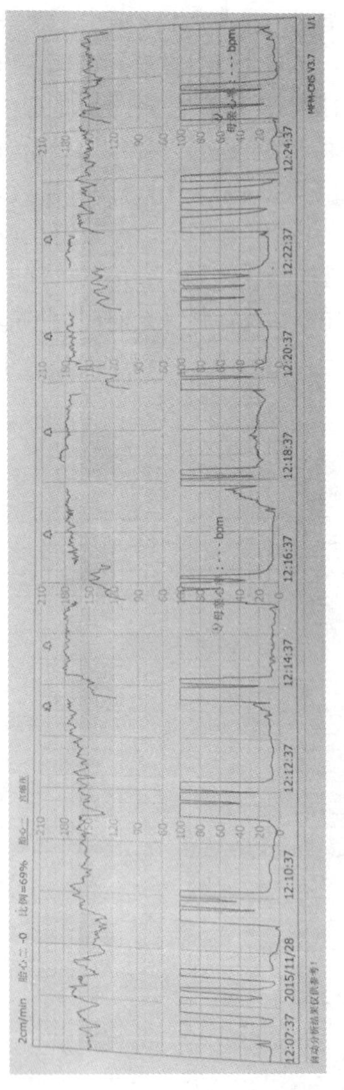

图77-2

图77-3

（刘蔚　傅晓冬）

病案 78

病历摘要

患者 19 岁，G_1P_0。LMP：2014 年 11 月 30 日；EDC：2015 年 9 月 7 日。因“停经 35^{+5}周，不规律腹痛 1 天”于 2015 年 8 月 6 日 21：12 入院。孕期经过顺利，但未进行正规产检。10^{+}天前，患者觉头昏，无头痛、眼花等不适，遂到当地县中医医院就诊，血常规检查示 HGB 70 g/L，胎儿彩超示胎儿较小，考虑营养不良(未见报告单，具体情况不详)，给予铁剂治疗。1 天前，患者无明显诱因出现下腹部胀痛，当地医院建议到上级医院就诊，急诊收入我院。入院诊断：中度贫血；胎儿生长受限；$G_1P_0 35^{+5}$周宫内孕单活胎先兆早产。

体格检查

T：36.8℃；P：87 次/分；R：20 次/分；BP：131/79 mmHg，患者贫血貌。内科检查体无特殊。专科查体：宫高 28 cm，腹围 83 cm，胎方位 LOA，胎心率 145 次/分，有宫缩，持续 10～20 秒，间隔 5～6 分钟。骨盆外测量：坐骨结节间径 8.5 cm。阴道检查：宫颈管软、消退 100%，宫口开大 1 指尖，头先露，−2，胎膜未破。内骨盆测量正常。估计胎儿体重 2000 g。

辅助检查

B超（入院后）：胎方位 LOA，BPD 8.0 cm，FL 5.3 cm，AFI 6.1 cm。胎盘附着于子宫前壁，成熟度Ⅰ级。胎儿脐带绕颈 2 周。有胎心胎动。血常规提示：Hb 68 g/L。

分娩经过与结局

患者于入院当天 22：30 出现自发规律宫缩。2015 年 8 月 7 日 00：00 因宫口开大 3 cm 送入产房待产，2015 年 8 月 7 日 00：16（图 78）宫口开大 5 cm，先露+1，出现复发性变异减速，胎心率最低至 80 次/分。胎心率基线正常，胎心减速考虑先露下降胎头受压所致，予以吸氧，继续阴道试产。00：30 宫口开大 8 cm，先露+1，人工破膜，前羊水Ⅲ度粪染，与产妇及家属沟通后，继续试产，予以吸氧，能量补给，01：00 宫口开全，01：10 顺娩壹活女婴，外观未见明显畸形，体重 2000 g，Apgar 评分：10—10—10 分。后羊水Ⅲ度粪染，量约 100 ml，胎盘约 15 cm×14 cm×2.5 cm，无钙化畸形，胎盘娩出完整，胎膜娩出不完整，行清宫术，清除较多胎膜组织。脐带长约 50 cm，附着于胎盘中央，脐带绕颈 2 周，无打结。新生儿外观未见明显异常，脐动脉血 pH 值 7.4。新生儿因为早产儿及羊水Ⅲ度粪染，与患者及其家属充分沟通后，转入新生儿科治疗。

胎监特征

基线胎心率 130 次/分，胎心率基线变异正常（变异幅度 6～25 次/分）；有复发性变异减速。宫缩规律，持续 1 分钟，间隔 2～3 分钟，宫腔压力 100 mmHg。

专家点评

该产程胎监图示胎心率基线正常，变异好；尽管是与宫缩同步的减速，但减速的图形不规则，可认为是变异减速，且 5 次宫缩中出现明显减速 3 次，因此是复发性的变异减速，考虑脐带因素，属Ⅱ类胎监。产后证实脐带绕颈 2 圈，羊水Ⅲ度粪染，提示有急性胎儿宫内窘迫，但产妇贫血，不能排除有慢性胎儿宫内窘迫的可能。由于产程进展快，给予宫内复苏、胎心监测评估等处理，新生儿出生无窒息缺氧表现。

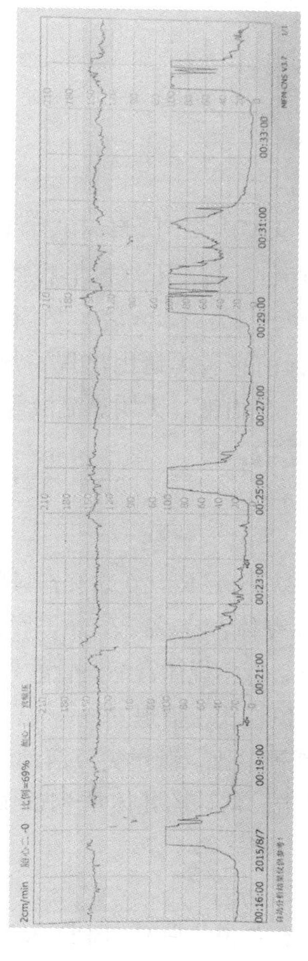

图78

（袁媛　傅晓冬）

病案 79

病历摘要

患者 30 岁，G_1P_0。LMP：2014 年 10 月 19 日；EDC：2015 年 7 月 26 日。因“停经 41^{+1}周，不规律下腹痛 1 天伴阴道见红 5 小时”于 2015 年 8 月 6 日 15：42 入院。孕周明确，妊娠经过顺利，孕期正规产检。1 天前患者无诱因出现不规则腹痛及腹胀，5 小时前患者阴道流出暗红色血液，无阴道流液等不适，无头昏、乏力，门诊以“先兆临产”收入院。

体格检查

T：36.4℃；P：85 次/分；R：20 次/分；BP：121/65 mmHg。内科查体无异常。专科查体：宫高 37 cm，腹围 90 cm，胎方位 LOA，胎心率 146 次/分；有不规律宫缩。骨盆外测量：坐骨结节间径 8 cm。阴道检查：宫颈管软、消退 90%，宫口开大 1 cm，头先露，−2，胎膜未破，骶骨中弧，骶尾关节活动，坐骨棘Ⅰ度内突，坐骨切迹宽度大于 3 横指。估计胎儿体重 3100 g。

辅助检查

B 超（入院后）：胎方位 LOA，BPD 9.1 cm，FL 7.4 cm。AFI 8.6 cm。胎盘附着于右侧壁，成熟度Ⅲ级。有胎心胎动。

分娩经过与结局

患者于 2015 年 8 月 8 日 00：30 自然临产，04：30 宫口开大 5 cm，头先露，0，行人工破膜，羊水Ⅲ度粪染，胎监出现复发性早期减速，胎心率最低减速至 95 次/分（图 79－1），基线胎心率 125 次/分，变异好。与患者及其家属沟通后继续试产，予以吸氧、补液及补充能量。06：30，宫口开全，先露＋2，有偶发胎心变异减速（图 79－2）但产程进展可，继续指导患者用力，于 08：19 分顺娩壹活女婴。新生儿体重 3330 g，Apgar 评分：10－10－10 分，胎盘约 21 cm×17 cm×2 cm，无钙化畸形，脐带长约 50 cm，附着于胎盘中央，无缠绕打结。后羊水Ⅲ度粪染。脐动脉血 pH 值 7.25。新生儿反应好，回母婴同室观察。

胎监特征

基线胎心率 150 次/分（图 79－1），胎心率基线中等变异（变异幅度 6～15 次/分），有复发性早期减速，偶有晚期减速；宫缩不规律，持续 1～2 分钟，间隔 1～2 分钟，宫腔压力 100 mmHg，多数宫缩间歇时压力在 40～70 mmHg。图 79－2 基线胎心率 135 次/分，胎心率基线微小变异（变异幅度≤5 次/分），有复发性变异减速，宫缩不规律，持续 1～1.5 分钟，间隔 1 分钟，一次宫缩持续 5～6 分钟，宫腔压力 100 mmHg。

专家点评

图 79－1 中的第 4 次宫缩后出现胎心减速为晚期减速，整个产程胎心率基线及其变异都正常，胎心出现了各种减速，特别是复发性变异减速和偶发晚期减速，属Ⅱ类胎监图。胎心减速应是宫缩过频所致，以上 2 个胎监图均提示宫缩间歇短，且间歇期仍然宫腔压力高，持续几分钟。羊水Ⅲ度粪染，伴胎心减速，提示有急性胎儿宫内窘迫。由于产程进展快，同时采取了宫内复苏措施，严密监测

及评估胎心，新生儿出生情况好，无缺氧窒息表现。

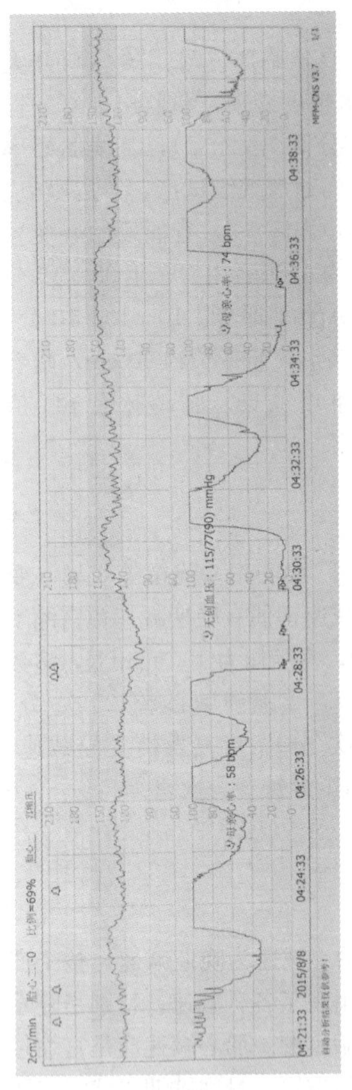

图79-1

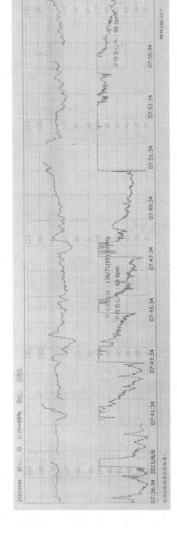

图79-2

（袁媛　傅晓冬）

病案 80

病历摘要

患者 29 岁，$G_4P_2^{+1}$。LMP：2014 年 11 月 8 日；EDC：2015 年 8 月 15 日。因“停经 39^{+3}周，见红 10^+ 小时”于 2015 年 8 月 11 日 09：38 入院。孕周明确，妊娠顺利，产检正规。14 天前患者无明显诱因出现双下肢水肿，未行任何处理。10^+ 小时前患者无明显诱因阴道出现少许暗红色分泌物，不伴腹痛、腹胀、阴道流液。急诊入院。2008 年 1 月行人工流产一次。2009 年因“足月孕，横位”行剖宫产术娩出壹活女婴，现健在。2014 年 1 月因“7 月孕，胎儿脑积水”行引产术一次。入院诊断：“瘢痕子宫；$G_4P_2^{+1}39^{+3}$周宫内孕单活胎头位先兆临产。”

体格检查

T：36.4℃；P：80 次/分；R：20 次/分；BP：108/67 mmHg。内科查体无特殊。专科查体：宫高 33 cm，腹围 103 cm，LOA，胎心率 140 次/分。有不规律宫缩。骨盆外测量：坐骨结节间径 8.5 cm。阴道检查：宫颈管软、消退 80%，宫口开大 1^+ cm，先露 −2，胎膜未破。估计胎儿体重 3300 g。

辅助检查

B超（入院后）：胎方位 LOA，BPD 9.4 cm，FL 7.2 cm。胎心搏动规律，胎心率 156 次/分；AFI 14.0 cm。胎盘附着于子宫底，成熟度Ⅲ级，前壁下段肌层厚约 0.47 cm。

分娩经过与结局

患者 2015 年 8 月 12 日 01：30 出现自发规律宫缩，04：20 宫口开大 3 cm 入产房待产，胎监提示胎心正常（图 80－1）。06：00 胎监提示变异减速（图 80－2）行人工破膜，羊水清亮，尿液清亮，继续予以试产。患者休息差，予以补充能量，静脉推注地西泮（安定）10 mg 之后患者安静休息，10：00 宫口开大 6 cm，先露 0～+1，羊水清亮，阴道一次流血较多，量约 50 ml，色鲜红，伴肉眼血尿。考虑先兆子宫破裂，急诊行剖宫产术。11：10 在腰麻下行经腹子宫下段剖宫产术。术中见：腹腔内有腹水 10 ml，子宫增大如孕月，下段菲薄，厚约 0.1 cm。胎儿 LOA 位，为壹活男婴，体重 3050 g。新生儿外观未见明显畸形，Apgar 评分：8—9—10 分。新生儿反应好，母婴同室观察。胎盘附着于子宫后壁及宫底，约 20 cm×19 cm×2.5 cm。脐带附着于胎盘中央，无缠绕打结。羊水Ⅱ度污染，量约 150 ml。产时胎监如图 80－1 至图 80－3 所示。

胎监特征

图 80－1 示基线胎心率 140 次/分，胎心率基线变异正常（变异幅度 6～25 次/分），无减速，宫缩规律，持续 1～2 分钟，间隔 4 分钟，宫腔压力 40～100 mmHg。图 80－2 示基线胎心率 140 次/分；胎心率基线变异正常（变异幅度 6～25 次/分）；有变异减速，宫缩不规律，持续1～2 分钟，间隔 1～2 分钟，宫腔压力 100 mmHg，宫缩间歇压40 mmHg。图 80－3 示基线胎心率 160 次/分，微小变异（变异幅度≤5 次/分），有变异减速，宫缩规律，持续 60～

90 秒，间隔 60～90 秒，宫腔压力 60～100 mmHg。

专家点评

图 80－1 属Ⅰ类胎监；图 80－2 属Ⅱ类胎监，根据其减速和减速恢复速度快考虑为变异减速，但其发生在宫缩后，形似“U”形，更像是晚期减速；图 80－3 属Ⅱ类胎监，胎心异常较之前加重，此时发现肉眼血尿，考虑有先兆子宫破裂，行急诊剖宫产，术后证实。该产程处理及时正确。导致胎监图异常的原因是先兆子宫破裂。

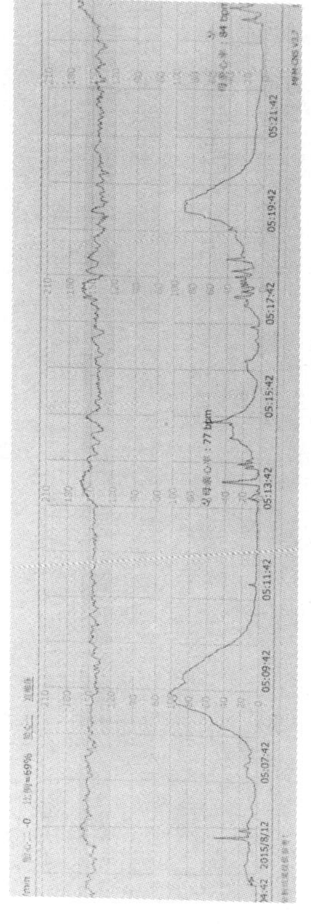

图80-1

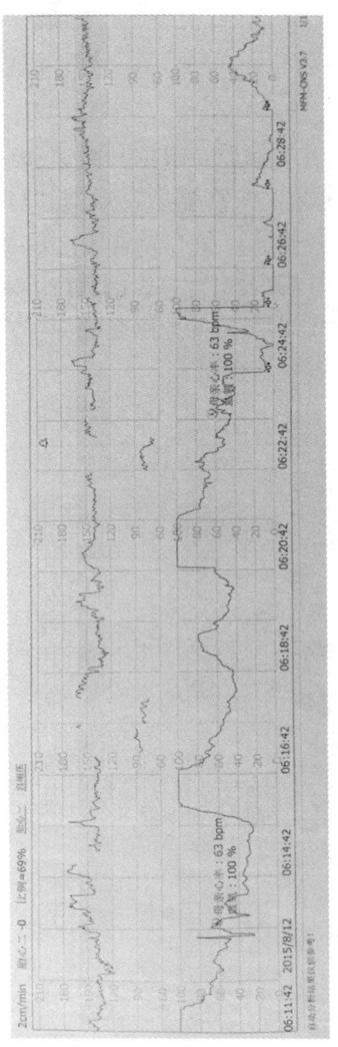

图80-2

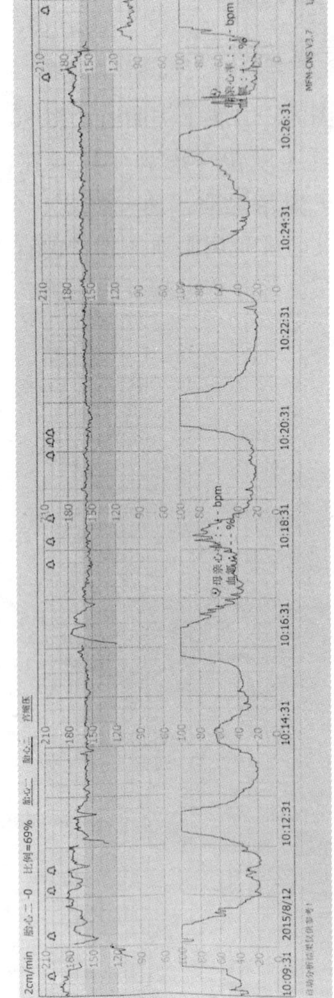

图80-3

（袁媛　傅晓冬）

病案 81

病历摘要

患者 27 岁，G_1P_0。LMP：2014 年 10 月 28 日；EDC：2015 年 8 月 5 日。因“停经 41^{+5} 周，不规律腹痛伴阴道血性分泌物 2 小时”于 2015 年 8 月 15 日 07：04 入院。孕周明确，妊娠顺利，孕期常规产检。2 小时前患者出现不规律腹痛，伴阴道血性分泌物，无阴道流液，急诊以“先兆临产”入院。既往史无特殊。

体格检查

T：36.5℃；P：80 次/分；R：18 次/分；BP：110/70 mmHg。内科查体无异常。专科查体：宫高 37 cm，腹围 107 cm，胎方位 LOA，胎心率 145 次/分，有规律宫缩。骨盆外测量：坐骨结节间径 8.5 cm。阴道检查：宫颈管软、消退 100%，宫口开大 4 cm，先露−2，胎膜未破。骶骨中弧，坐骨棘Ⅰ度内突，骶尾关节活动，坐骨切迹宽大于 3 横指。估计胎儿体重 3400 g。

辅助检查

B超（入院后）：胎方位 LOA，BPD 9.6～9.7 cm，FL 7.4 cm。胎心率 134 次/分，AFI 13.4 cm。胎盘附着于子宫底后壁，成熟度Ⅲ级。有胎心胎动。

分娩经过与结局

患者于2015年8月16日06：10出现自发规律宫缩，09：12宫口开大5 cm，先露－2，自发破膜，羊水Ⅱ度污染，胎方位LOP，胎监示宫缩不规律，间隔1分钟，持续50～60秒，胎心率变异减速至90次/分（图81－1），考虑胎儿宫内窘迫可能是宫缩较强所致，予以补液及能量补充，吸氧，与患者家属沟通后继续试产。09：36胎心减速至65次/分左右，予以加大吸氧（氧流量10L/min），改变体位处理，持续约5分钟后胎心率缓慢恢复，宫口开大6 cm，基线胎心率140次/分，胎心率基线变异好（图81－2），再次行医患沟通，家属签字继续试产。10：08宫口开大7 cm，处理同前，继续试产（图81－3）。11：00宫口开全，11：20娩出壹活女婴，体重3050 g，Apgar评分：6—8—8分。脐动脉血pH值7.04。经过麻醉科、新生儿科医生的复苏抢救，患儿自主呼吸好转，氧饱和度正常，在气管插管下转新生儿科监护治疗。后羊水Ⅲ度粪染。胎盘约21 cm×18 cm×2 cm，无钙化畸形，胎盘、胎膜娩出完整。脐带长约50 cm，附着于胎盘中央，无缠绕打结。

胎监特征

图81－1示基线胎心率140次/分，胎心率基线变异正常（变异幅度6～25次/分）；有变异减速；宫缩不规律。图81－2胎心率基线及其变异同前，有晚期减速伴延长减速；宫缩规律，持续70～90秒，间隔2～3分钟，宫腔压力60～100 mmHg。图81－3示胎心率基线不稳定，频发晚期减速；宫缩过频，持续60～70秒，间隔30～50秒，宫腔压力50～80 mmHg。

专家点评

图81－1属Ⅱ类胎监，此时宫口开大5 cm，先露－2，羊水Ⅱ度污染，提示胎儿可能存在宫内窘迫，原因考虑与脐带和胎盘因素

有关。给予宫内复苏处理，同时严密监测评估胎心情况。图 81－2 仍属Ⅱ类胎监，胎心出现晚期减速伴延长减速，胎心异常情况加重，应尽快结束分娩，此时宫口开大 6 cm，估计短时间内不能经阴道分娩，可予急诊剖宫产。继续待产过程中，胎监图（图 81－3）示胎心率基线不稳定，频发晚期减速，应属Ⅲ类胎监，此时应该根据产程情况行阴道助产或剖宫产结束分娩，缓减胎儿宫内窘迫，防止新生儿出生时重度窒息。结合产妇孕周近 42 周、分娩过程中宫缩过频，考虑胎监图异常改变可能与胎盘功能不足、宫缩过频有关。

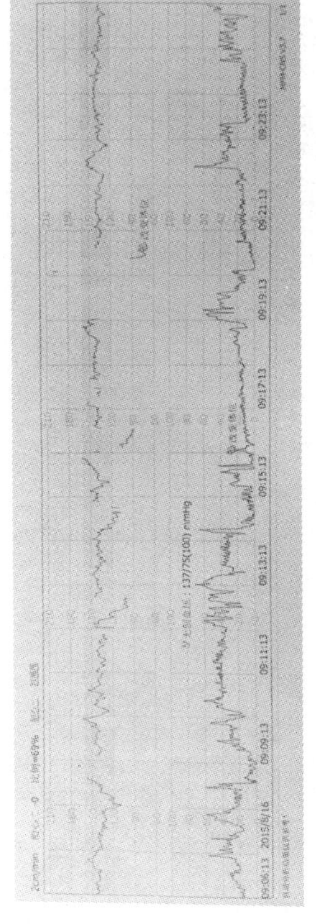

图81－1

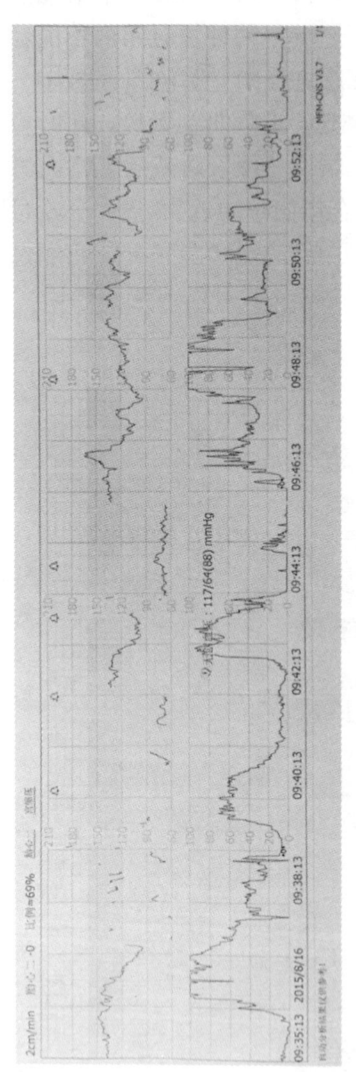

图81-2

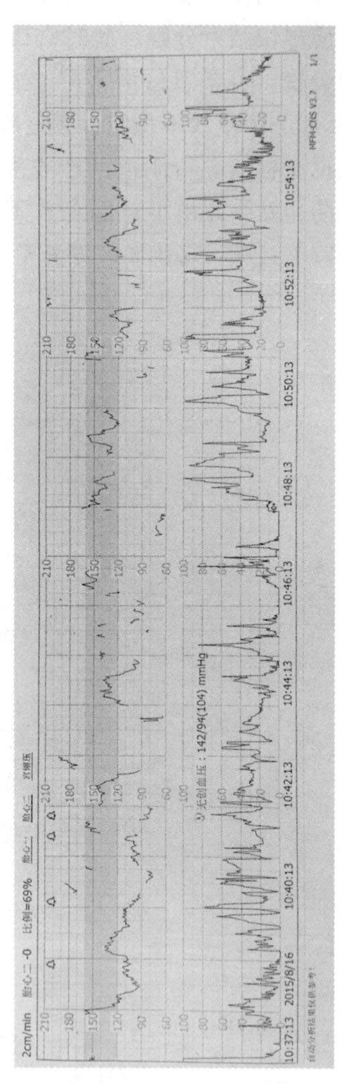

图81-3

（袁媛　傅晓冬）

病案 82

病历摘要

患者 28 岁，$G_2P_0^{+1}$。LMP：2014 年 12 月 14 日；EDC：2015 年 9 月 21 日。因“停经 35 周，阴道大量流液 1^+ 小时”于 2015 年 8 月 17 日 16：49 入院。孕周明确，妊娠顺利，产检正规。1^+ 小时前患者无明显诱因出现阴道大量流液，不伴有阴道流血、腹胀、腹痛等不适，急诊以“胎膜早破”入院。2013 年 1 月人工流产一次。余无特殊。

体格检查

T：36.7℃；P：90 次/分；R：20 次/分；BP：123/80 mmHg。内科查体无特殊。专科查体：宫高 35 cm，腹围 103 cm，胎方位 LOA，胎心率 145 次/分。无宫缩。骨盆外测量：坐骨结节间径 8.5 cm。阴道检查：宫颈管软、消退 60%，宫口未开，头先露，−2，胎膜已破，羊水清亮。骶骨中弧，坐骨棘Ⅰ度内突，骶尾关节活动，坐骨切迹宽大于 3 横指。估计胎儿体重 3500 g。

辅助检查

B 超（入院后）：胎方位 LOA，BPD 9.6 cm。FL 7.6 cm，胎心规律，胎心率 141 次/分。胎盘附着于子宫底前壁，成熟度Ⅲ级。

AFI 3.7 cm（1.9；0；1.8；0）。

分娩经过与结局

入院后与患者及其家属沟通，经其同意，患者于 2015 年 8 月 18 日 17：50 行缩宫素引产，于 2015 年 08 月 19 日 13：00 发动宫缩，19：40 宫口开大 3^{+} cm，送入产房待产，20：34 出现胎心变异减速，胎心率低至 90 次/分（图 82－1），予以改变体位、吸氧，补充能量等处理后继续试产。21：15 胎监示宫缩规律，胎心率基线变异稍差，频发早期减速（图 82－2），人工破膜，羊水Ⅲ度粪染，再次与产妇及家属沟通，处理同前。23：35 宫口开全。23：50（图 82－3）出现胎心频繁变异减速，继续吸氧、补充能量等处理，于 2015 年 8 月 20 日 00：00 顺娩壹活女婴，体重 3100 g，Apgar 评分：8—9—9 分（肌张力扣 1 分）。后羊水Ⅲ度粪染。胎盘约 21 cm×20 cm×2.5 cm，无钙化畸形，胎盘、胎膜娩出完整。脐带长约 50 cm，附着于胎盘中央，无缠绕打结。脐动脉血 pH 值 7.22。新生儿因羊水粪染，肌张力欠佳，转新生儿科监护治疗。

胎监特征

基线胎心率 150～160 次/分（图 82－1、图 82－2、图 82－3）；图 82－1 示胎心率基线变异正常（变异幅度 6～25 次/分）；图 82－2 示胎心率基线微小变异（变异幅度≤5 次/分）；图 82－3 胎心率基线变异显著（变异幅度>25 次/分）。图 82－1 有胎心率基线变异减速，图 82－2 有早期减速，图 82－3 有复发性变异减速。图 82－1 宫缩规律，持续 40～60 秒，间隔 1～2 分钟，宫腔压力 60～100 mmHg；图 82－2、图 82－3 宫腔压力100 mmHg。

专家点评

患者产程中胎监示胎心率基线由正常变异转为微小变异，最后转为显著变异，先是偶发的变异减速，后发展为复发性变异减速；

羊水由清亮变为Ⅲ度粪染。提示急性胎儿宫内窘迫。其原因应是羊水少（AFI 3.7 cm）、宫缩时脐带受压所致。胎监属Ⅱ类。经过宫内复苏处理，严密进行胎心监护，产程进展快，新生儿出生时窒息表现不明显，脐动脉血 pH 值正常。若产程进展慢，经评估胎儿不能长时间耐受缺氧，需行急诊剖宫产结束分娩。

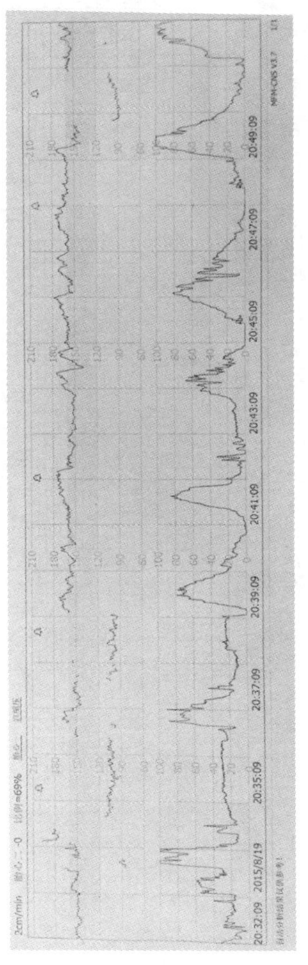

图82-1

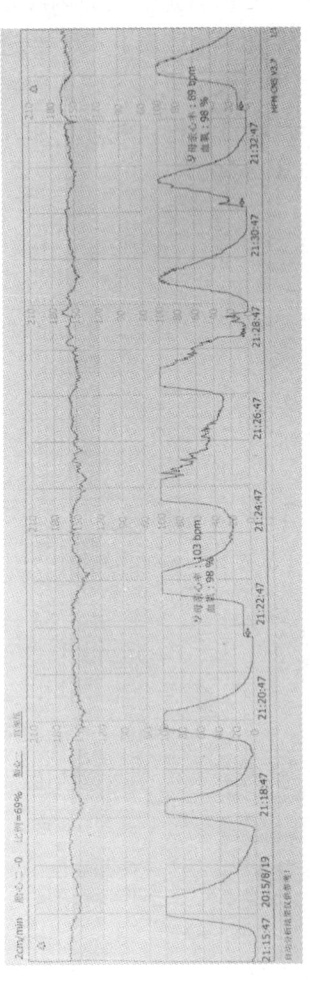

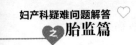

图82-2

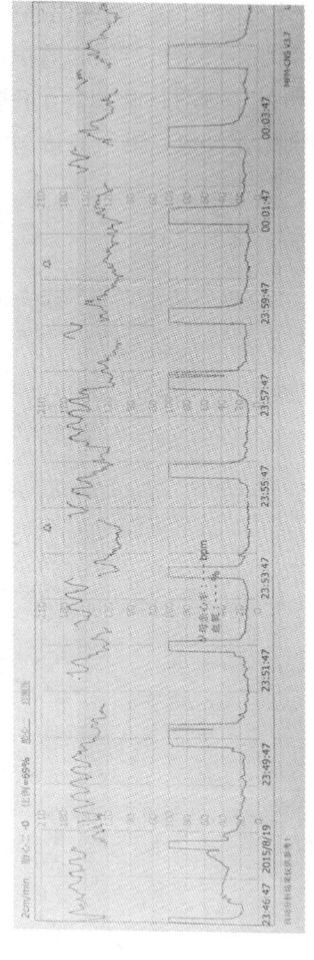

图82-3

（袁媛　傅晓冬）

病案 83

病历摘要

患者 25 岁，G_1P_0。LMP：2015 年 4 月 19 日；EDC：2016 年 1 月 26 日。因“停经 33^{+5}周，发现蛋白尿 8 天，眼花 2 天，胎动减少 1 天”于 2015 年 12 月 13 日 08：10 急诊入院。根据 B 超核实孕周无误。孕 6^+ 个月发现双下肢水肿，休息后好转，8 天前于当地计划生育委员会测血压 130/80 mmHg，尿常规示蛋白质“+”，余无特殊不适，未治疗。今日来我院门诊就诊，测血压 146/93 mmHg，尿常规示尿蛋白“+”，以“轻度子痫前期”急诊入院。既往史无特殊。

体格检查

T：36.7℃；P：90 次/分；R：20 次/分；BP：149/98 mmHg。心肺无异常，全身水肿，余内科查体无特殊。专科查体：宫高 27 cm，腹围 85 cm，胎方位 LOA，胎心率 145 次/分。骨盆外测量：坐骨结节间径 8.5 cm。无宫缩。阴道检查：头先露，−3，宫颈管居中位、质中、长约 2.5 cm，未消退；宫口未开，内骨盆未见异常。估计胎儿体重 2600 g。

辅助检查

B超（入院后）：胎方位 LOA，BPD 8.7 cm，FL 6.1 cm。胎盘附着于子宫前壁，厚 2.9 cm，成熟度Ⅱ级。AFV 5.9 cm，胎儿脐带绕颈 1 周。脐动脉 S/D 2.8，有胎心胎动。尿常规：尿蛋白"++"；血白蛋白 26.5 g/L，肝肾功未见明显异常。

分娩经过与结局

入院后根据患者血压及尿常规结果诊断为重度子痫前期，给予硫酸镁解痉、地塞米松促胎肺成熟，并根据血压情况给予抗高血压药（降压药），白蛋白 20 g/d 静脉滴注等处理。每日行胎监了解胎儿宫内情况。患者入院后第 2 天（2015 年 12 月 15 日）胎监提示 NST 无反应型（图 83）；超声检查发现胸、腹水；血压进行性升高达 170/115 mmHg；血常规提示肝酶升高，血小板进行性下降。与患者及其家属充分沟通后行急诊剖宫产，分娩壹活男婴，重 2200 g，Apgar 评分：8 分（呼吸、肌张力各扣 1 分）—8 分（呼吸、肌张力各扣 1 分）—9 分（肌张力扣 1 分）。脐带绕颈 1 周，长 45 cm，羊水 Ⅰ度污染，约 1000 ml。胎盘胎膜完整。新生儿因产前有宫内窘迫病史，且为早产儿，转新生儿科进一步治疗。

胎监特征

基线胎心率 115 次/分，胎心率基线变异缺失，胎心无加速，偶见可疑变异减速，NST 无反应型，无宫缩。

专家点评

患者系重度子痫前期，经解痉、降压等治疗 2 天后，病情无好转。胎监提示胎儿宫内状况不良，有胎儿宫内窘迫征象，属Ⅱ类胎监。虽可密切观察，但由于重度子痫前期目前尚无有效的治疗方法，终止妊娠是唯一有效的治疗措施。虽然重度子痫前期不是剖宫产的指征，但结合该患者为初产妇，宫颈条件不成熟，短期内不能经阴道分娩，选择剖宫产是正确的，以避免在等待经阴道分娩的过程中病情进一步恶化。

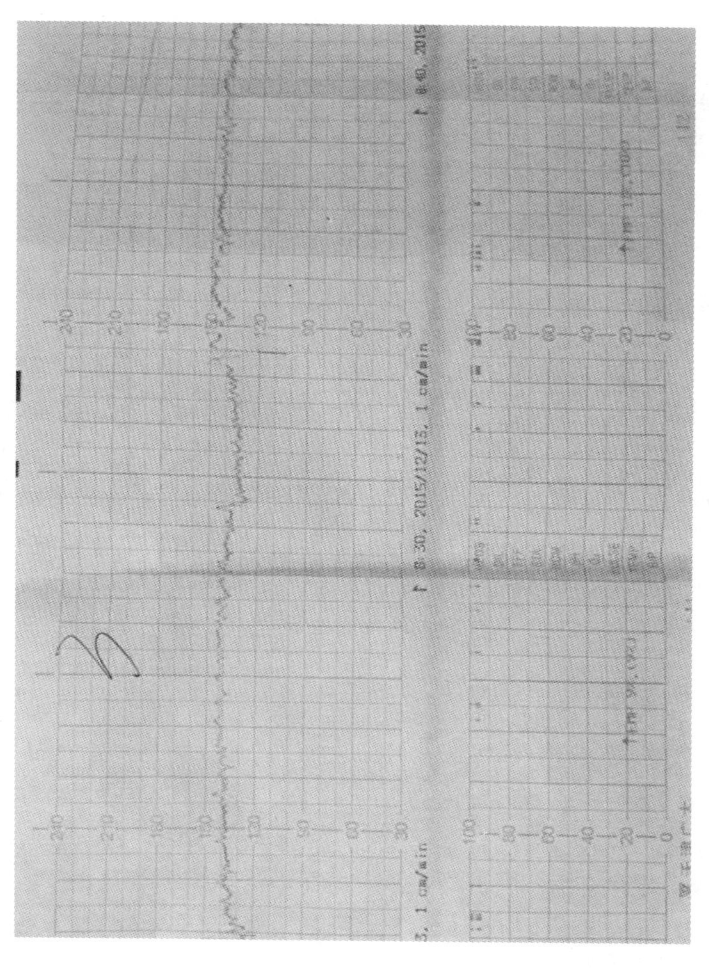

图83

（张燕燕　周容）

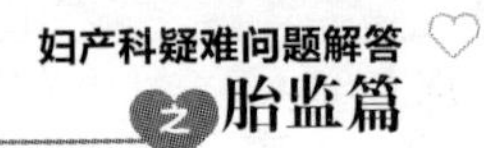

病案 84

病历摘要

患者 41 岁，$G_5P_1^{+3}$。LMP：2015 年 3 月 26 日；EDC：2016 年 1 月 3 日。因“停经 37^{+2}周，阴道流液 1^+ 小时”于 2015 年 12 月 15 日 03：00 急诊入院。根据早孕 B 超核实孕周无误。孕期建卡定期产检，经过顺利。入院前 1^+ 小时出现阴道流液，无阴道流血及腹痛，自觉胎动频繁，急诊查阴道内流出较多清亮液体，pH 试纸变蓝，以“胎膜早破”收入院。2008 年、2009 年、2010 年各行人工流产 1 次，2013 年顺产壹活女婴，现健在。既往史无特殊。

体格检查

T：36.8℃；P：86 次/分；R：20 次/分；Bp：139/72 mmHg。内科查体无特殊。专科查体：宫高 37 cm，腹围 107 cm，胎方位 LOA，胎心率 142 次/分。骨盆外测量：坐骨结节间径 9 cm。腹部可触及不规律宫缩。阴道检查：头先露，－3，宫颈管居中位、质中，宫口开大可容 1 指，质软，未消退。宫口未开，内骨盆未见异常。估计胎儿体重 4100 g。

辅助检查

B 超（入院后）：胎方位 LOA，BPD 9.5 cm，HC 33.0 cm，

FL 7.1 cm。胎盘附着于子宫前壁，厚 3.4 cm，成熟度Ⅱ级。AFI 8.6 cm，脐动脉 S/D 2.59。有胎心胎动。

分娩经过与结局

患者入院后完善相关检查，行胎监（图 84），立即给予吸氧、左侧卧位等宫内复苏措施，同时与患者及其家属沟通，于 10：42 行急诊剖宫产，10：48 分娩壹活男婴，重 4000 g，Apgar 评分：9—10—10 分。脐带长 55 cm，直径约 0.8 cm，羊水清洗，约 100 ml。胎盘胎膜完整，无特殊。脐动脉血 pH 值 7.25。新生儿回母婴同室观察。

胎监特征

基线胎心率 155～160 次/分，胎心率基线微小变异（变异幅度≤5 次/分）至中等变异（变异幅度 6～25 次/分），宫缩后出现胎心延长减速（PD 波），持续时间约 3 分钟；宫缩持续 60～80 秒，宫腔压力 80～100 mmHg。

专家点评

图 84 示第一产程潜伏期出现胎心率基线微小变异至中等变异，宫缩后出现一次胎心延长减速，为Ⅱ类胎监，多为宫缩频繁所致。可在宫内复苏的前提下，严密观察，如胎监变成Ⅲ类，则需及时终止妊娠。针对该患者的具体情况，高龄经产妇，妊娠已足月，有规律宫缩，可改变体位、吸氧，继续观察产程进展，适当放宽剖宫产指征。与患者及其家属交代病情后，选择剖宫产。

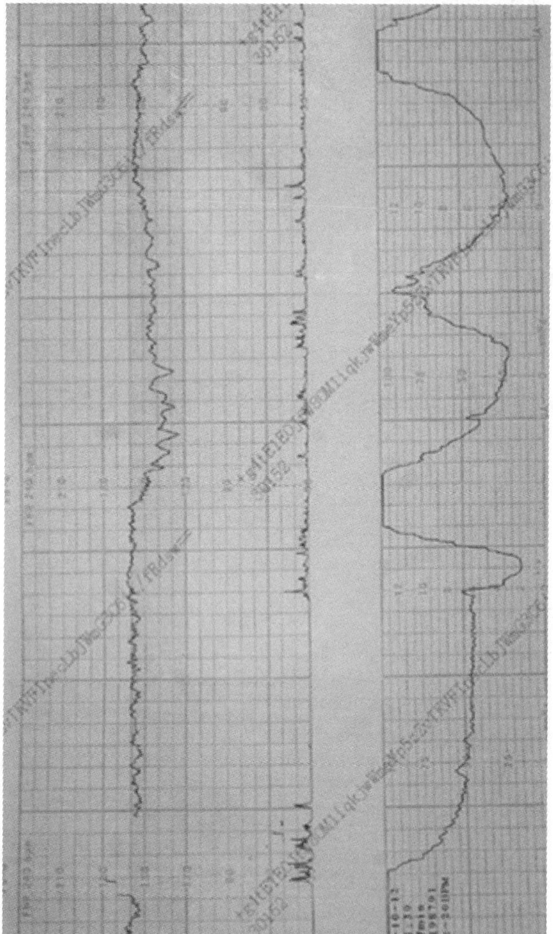

图84

（张燕燕　周容）

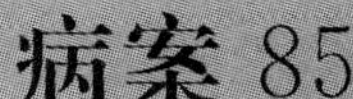

病案 85

病历摘要

患者 28 岁，G_1P_0。LMP：2015 年 3 月 11 日；EDC：2015 年 12 月 18 日。因“停经 38^{+4} 周，阴道流液 2 小时，规律腹痛 1^+ 小时”于 2015 年 12 月 6 日。06：00 急诊入院。平素月经规律，根据孕早期 B 超核实孕周无误。孕期定期产检，未见明显异常。2 小时前无明显诱因出现阴道流液，不能控制，站立位增加，平卧位减少，1+小时前出现下腹阵发性疼痛，间隔 5～6 分钟，持续 30 秒以上，急诊以“胎膜早破，临产”收入院。既往史无特殊。

体格检查

T：36.5℃，P：78 次/分；R：20 次/分；BP：100/75 mmHg。内科查体无特殊。专科查体：腹围 95 cm，宫高 33 cm，胎方位 LOA，胎心率 150 次/分。头先露；跨耻征：阴性，宫缩持续 60～70 秒，间隔 3 分钟，胎膜已破，羊水清亮。骨盆外测量：坐骨结节间径 8 cm。阴道检查：宫颈管质软、居中位、消退 100%，宫口开大 1 cm，头先露，−2（Bishop 评分 8 分），尾骨动度正常，骶骨幅度平，坐骨棘平伏。估计胎儿体重 3300 g。

辅助检查

B超（入院后）：胎方位 LOA，BPD 9.2 cm，FL 7.3 cm，AFI 15.8 cm。胎盘成熟度Ⅱ级。有胎心胎动。

分娩经过与结局

患者入院后立即行胎监，提示复发性重度胎心变异减速（图85），向患者及其家属交代相关风险后，于07：00行急诊剖宫产，07：05分娩壹活男婴，重3050 g，Apgar评分：10—10—10分。脐带长28 cm，扭转15圈。羊水清亮，约300 ml。胎盘胎膜完整。脐动脉血pH值7.25。新生儿回母婴同室观察。

胎监特征

基线胎心率145～150次/分，胎心率基线中等变异（变异幅度6～25次/分）至显著变异（变异幅度>25次/分），宫缩后出现复发性胎心变异减速，宫缩规律，持续60～70秒，间隔2～3分钟。

专家点评

胎监在第一产程的潜伏期出现复发性变异减速，胎心率基线中等变异至显著变异，属Ⅱ类胎监，考虑脐带因素所致，可在宫内复苏及严密观察下继续待产，但需取得患者及其家属的同意和配合。如果宫内复苏无效或胎监变成Ⅲ类，则应尽快终止妊娠。该患者为初产妇，产程在潜伏期，短期内不能经阴道分娩，故急诊剖宫产是正确的处理。分析胎儿宫内窘迫的原因，可能与脐带过短（仅28 cm）、待产过程中胎头下降致脐带受压有关。

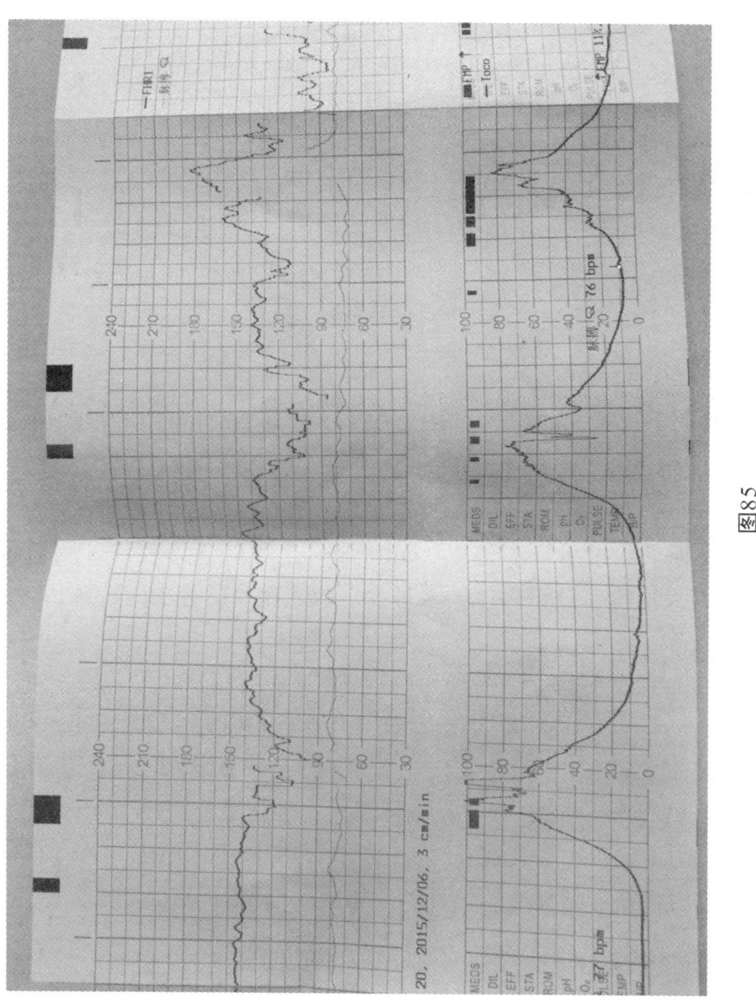
20, 2015/12/06, 3 cm/min
—FHR1
—Toco
MEDS
DIL
EFF
STA
ROM
pH
PULSE
TEMP
BP

图85

（罗兵　周容）

病案 86

病历摘要

患者 29 岁，G_1P_0。LMP：2015 年 2 月 25 日；EDC：2015 年 12 月 2 日。因“停经 39^{+3} 周，发现羊水过少 1 天”于 2015 年 11 月 28 日 07：20 急诊入院。核实孕周无误。孕期经过顺利，1 天前产检发现羊水过少，AFI 3.7 cm，今日至我院急诊就诊，胎监示 NST 有反应型。急诊以“羊水过少”收入院。既往史无特殊。

体格检查

T：36.6℃；P：78 次/分；R：20 次/分；BP：120/80 mmHg。内科查体无特殊。专科查体：宫高 32 cm，腹围 96 cm，胎方位 LOA，胎心率 142 次/分。骨盆外测量：坐骨结节间径 8.5 cm。无宫缩。阴道检查：头先露，−3，宫颈管居中位、消退 80%，宫口未开，内骨盆未见异常。估计胎儿体重 3200 g。

辅助检查

B 超（入院后）：胎方位 LOA，BPD 9.5 cm，HC 32.3 cm，FL 7.1 cm，AC 32.5 cm。胎盘附着于子宫后壁，厚 3.5 cm，成熟度Ⅱ$^{+}$级。AFI 3.7 cm。胎儿脐带绕颈 1 周。脐动脉 S/D 2.25。胎心胎动正常。

分娩经过与结局

患者羊水过少，为了解羊水性状，与家属沟通入院后于 08：20 行人工破膜，羊水清亮。09：00 开始小剂量缩宫素静脉滴注引产，10：40 出现规律宫缩。20：00 宫口开大 3 cm，给予分娩镇痛。23：30 宫口开大 8 cm，胎监如图 86 所示。给予左侧卧位、吸氧，停止缩宫素静脉滴注，持续胎监，半小时后胎心监护恢复正常。2015 年 11 月 29 日 00：20 宫口开全，03：22 分娩壹活男婴，身长 49 cm，体重 3050 g，Apgar 评分：9—10—10 分。脐带长 65 cm，细，直径 0.9 cm，华通氏胶少。后羊水Ⅲ度粪染，约 50 ml。胎盘胎膜完整。脐动脉血 pH 值 7.29。新生儿回母婴同室观察。

胎监特征

基线胎心率 130～140 次/分，胎心率基线变异正常（中等变异，变异幅度 6～25 次/分），宫缩规律，持续 50～60 秒，间隔 2 分钟，宫腔压力 90 mmHg 左右，偶有连波，伴复发性晚期减速，胎心率最低至 60 次/分左右。

专家点评

从图 86 可以看出，在活跃期晚期出现的复发性晚期减速，胎心率基线变异正常，属Ⅱ类胎监，考虑胎儿窘迫。应立即进行宫内复苏，并做好迅速分娩的准备。给予左侧卧位、吸氧、停止缩宫素静脉滴注等处理后，胎监恢复正常，胎儿顺利经阴道分娩，虽后羊水Ⅲ度粪染，但新生儿结局良好。该产程处理正确。推测胎儿宫内窘迫可能和宫缩频而强、脐带细，血流受阻有关。

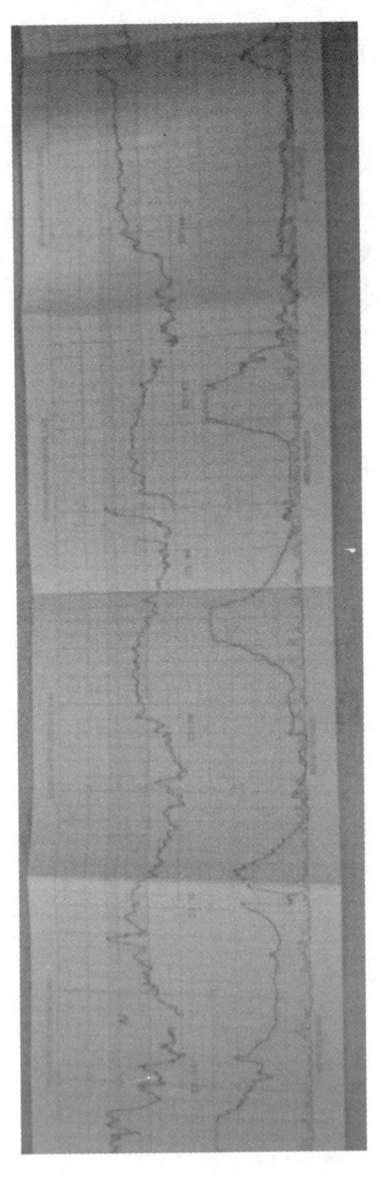

图86

（申沛　张力）

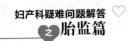

病案 87

病历摘要

患者 27 岁，G_1P_0。LMP：2014 年 9 月 9 日；EDC：2015 年 6 月 16 日。因“停经 37^{+1}周，上腹部及腰背部痛 12^+ 小时，胎动减少半日”于 2015 年 5 月 27 日 06：40 急诊入院。平素月经规律，核实孕周无误，孕期经过顺利。12^+ 小时前患者进食后出现上腹及腰背部疼痛，伴胎动减少半日，考虑“急性胰腺炎”急诊入院。既往史无特殊。

体格检查

T：37.1℃；P：120 次/分；R：20 次/分；BP：91/60 mmHg。内科查体：腹肌稍紧张，上腹部有压痛，无反跳痛，腰背部有叩痛，肝、脾肋下未触及。专科查体：宫高 32 cm，腹围 95 cm，胎方位 LOA，胎心率 135 次/分。骨盆外测量：坐骨结节间径 8 cm。有规律宫缩。肛查：宫颈管消退 80%，宫口未开，头先露，−2，内骨盆未见异常。估计胎儿体重 3200 g。

辅助检查

尿淀粉酶：340 U/L。B 超：胎方位，LOA，BPD 9.3 cm，FL 6.8 cm。胎盘附着于子宫前壁，厚 2.6 cm，成熟度 I^+ 级。

AFV 5.3 cm。胎儿脐带绕颈1周。脐动脉S/D 2.0。肝、肾功能正常，血常规及凝血功能正常。

分娩经过与结局

患者入院后立即行胎监（图87），因“急性胰腺炎，胎儿窘迫”，与患者及其家属沟通后于07：25行急诊剖宫产分娩壹活男婴，体重3100 g，Apgar评分：6—9—9分。脐带位于胎头下方（脐带先露），长52 cm。羊水清亮，约400 ml。胎盘胎膜完整。新生儿因产前有宫内窘迫病史，产妇合并急性胰腺炎，故转入新生儿科治疗。术后产妇转ICU继续治疗。

胎监特征

基线胎心率150～160次/分，基线变异正常（中等变异，变异幅度6～25次/分），宫缩后出现重度变异减速及延长减速，胎心率最低至50次/分，宫缩规律，过频，持续80～100秒，间隔30～60秒，宫腔压力70～100 mmHg

专家点评

产程在潜伏期，胎监示宫缩后出现重度变异减速及延长减速，提示急性胎儿窘迫，推测脐带因素所致；同时，患者有急性胰腺炎，也可能加重胎儿宫内缺氧，应迅速结束分娩。产妇系初产妇，宫口未开，短期内不能经阴道分娩，采取急诊剖宫产结束分娩，新生儿结局良好。该产程处理正确。术后证实胎儿宫内窘迫与脐带先露、脐带受压有关。

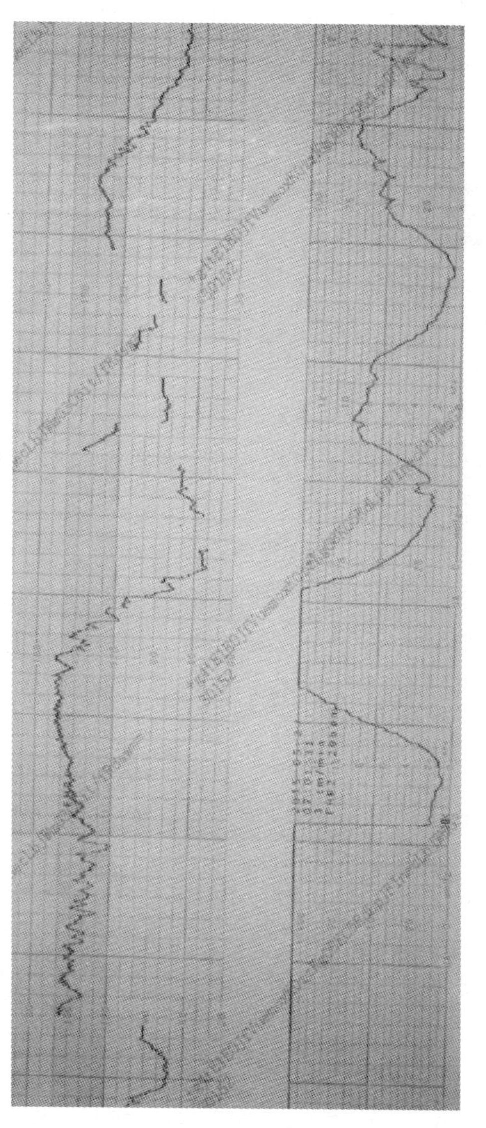

图87

（铁炜炜　张力）

病案 88

病历摘要

患者 27 岁，$G_3P_0^{+2}$。LMP：2014 年 6 月 28 日；EDC：2015 年 4 月 5 日。因“停经 40^{+4}周，发现血小板减少 6^+个月”于 2015 年 4 月 8 日 11：00 入院。月经规律，核实孕周无误。孕期经过顺利。6^+个月前外院查血常规示 PLT 51×10^9/L，定期复查血常规血小板水平波动不大。今日至我院就诊，门诊以“血小板减少”收入院。追问病史，孕前及孕期无牙龈出血及皮肤瘀点、瘀斑。

体格检查

T：36.8℃；P：80 次/分；R：20 次/分；BP：116/89 mmHg。全身皮肤无瘀点、瘀斑。内科查体无特殊。专科查体：宫高 38 cm，腹围 102 cm，胎方位 ROA，胎心率140 次/分。骨盆外测量：坐骨结节间径 8 cm。无宫缩。阴道检查：头先露，－3，宫颈管居中位、质中、消退 40%，宫口未开，内骨盆未见异常。估计胎儿体重 3900 g。

辅助检查

血常规：PLT 54×10^9/L。B 超（入院后）：胎方位 ROA，BPD 9.44 cm，HC 33.7 cm，FL 7.52 cm，AC 34.3 cm。胎盘附着于子

宫后壁，厚 3.5 cm，成熟度Ⅱ$^+$级。AFV 5.6 cm，AFI 14.7 cm；胎儿脐带未见绕颈；脐动脉 S/D 1.88，有胎心胎动。肝肾功能及凝血功能均正常。

分娩经过与结局

患者入院后常规待产，于 2015 年 4 月 11 日 09：50 自发出现规律宫缩，宫缩间歇 5～6 分钟，持续约 30 秒；阴道检查：头先露，－3，宫颈管居中、质软、消退 100%，宫口开大 2 cm；17：30 宫口开全 1 小时，先露＋3，枕后位，羊水Ⅲ度粪染，胎监如图 88 所示。向患者及其家属交代病情后，行产钳助产，一次成功，分娩壹活女婴，重 3560 g，Apgar 评分：10—10—10 分。脐带绕颈 1 周，长 60 cm，羊水Ⅲ度粪染，约 300 ml。胎盘胎膜完整。脐动脉血 pH 值 7.30。新生儿回母婴同室观察。

胎监特征

基线胎心率 130 次/分，基线显著变异（变异幅度＞25 次/分），偶发轻度变异减速，可疑晚期减速（LD 波），宫缩间隔 2～3 分钟，持续 30 秒。

专家点评

从图 88 可以看出，产程处于第二产程，虽羊水Ⅲ度粪染，但胎心率基线显著变异，有轻度的变异减速和一次可疑的晚期减速，属Ⅱ类胎监，且羊水Ⅲ度粪染，应尽快结束分娩。考虑到患者系初产妇，枕后位，先露＋3，行产钳助产，一次成功，新生儿结局良好。

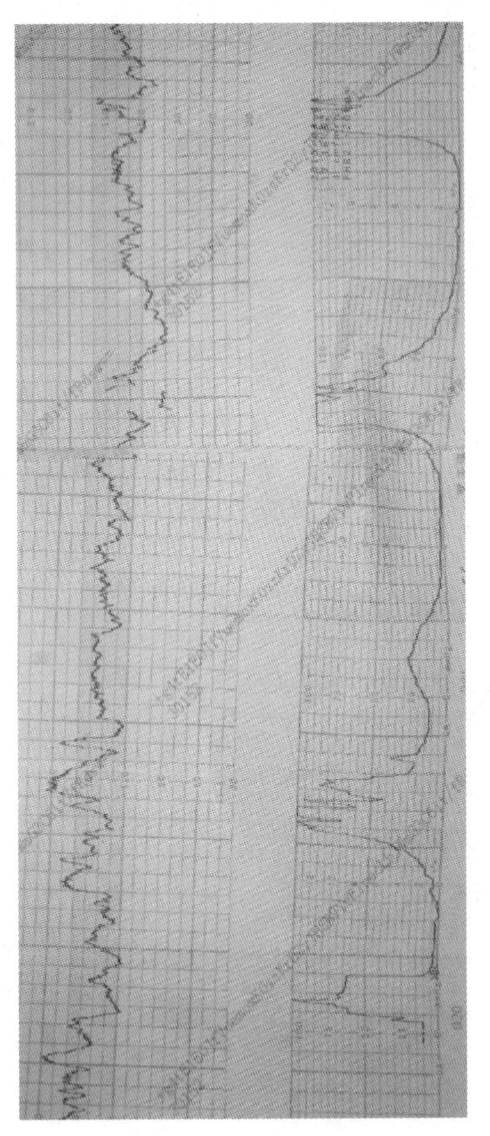

图88

（铁炜炜　张力）

病案 89

病历摘要

患者 29 岁，G_1P_0。LMP：2014 年 8 月 5 日；EDC：2015 年 5 月 12 日。因“停经 38^{+3} 周，阴道流液 1^+ 小时”于 2015 年 5 月 1 日 05：00 急诊入院。月经规律，核实孕周无误。孕期经过顺利。1^+ 小时前出现阴道流液伴下腹阵发性疼痛，遂急诊以“胎膜早破”收入院。既往史无特殊。

体格检查

T：36.5℃；P：80 次/分；R：20 次/分；BP：102/60 mmHg。内科查体无特殊。专科查体：宫高 34 cm，腹围 103 cm，胎方位 ROA，胎心率 130 次/分。骨盆外测量：坐骨结节间径 8^+ cm。有规律宫缩。阴道检查：头先露，−3，宫颈管居中位、质软、消退 50%，宫口未开，内骨盆未见异常。估计胎儿体重 3100 g。

辅助检查

B 超（入院后）：胎方位 ROA，BPD 9.2 cm，FL 7.2 cm。胎盘附着于子宫前壁，厚 3.6 cm，成熟度Ⅱ级。AFV 5.2 cm，AFI 13.6 cm，胎儿脐带无绕颈。有胎心胎动。

分娩经过与结局

患者入院后常规待产，08：48 宫缩加密，间隔 2～3 分钟，持续 40～50 秒，阴道检查：宫颈管完全消退，宫口开大 3 cm，头先露，－1，胎监正常。11：00 宫口开全 1 小时，胎方位 LOA，先露＋3，胎监如图 89。向患者及其家属交代病情后，行产钳助产，一次成功，分娩壹活女婴，重 2955 g，Apgar 评分：10—10—10 分。脐带长40 cm。羊水清亮，约 500 ml。胎盘胎膜完整。脐动脉血 pH 值 7.29。新生儿回母婴同室观察。

胎监特征

基线胎心率 140 次/分，胎心率基线变异正常（中等变异，变异幅度 6～25 次/分），宫缩规律，持续 50～60 秒，间隔 1～2 分钟，存在复发性中－重度变异减速，伴 1 次可疑晚期减速。

专家点评

从图 89 可以看出，产程处于第二产程，胎监示胎心率基线变异正常，复发性中－重度变异减速及 1 次可疑晚期减速，属Ⅱ类胎监，患者宫口已开全，先露＋3，可行宫内复苏措施并在密切监护下缩短产程，可考虑产钳助产，同时做好急诊剖宫产的准备。该患者行产钳助产，一次成功，产程处理正确。

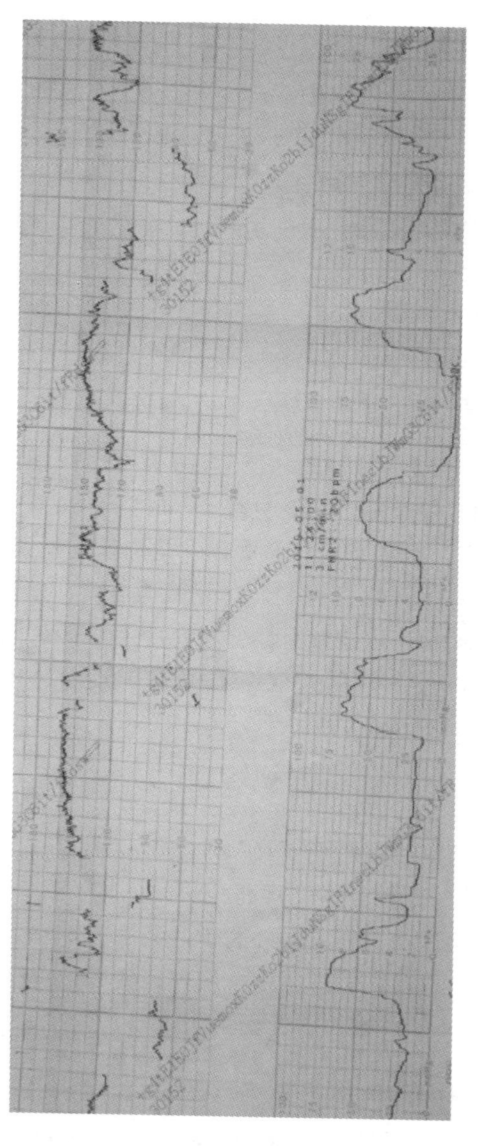

图89

（铁炜炜　张力）

病案 90

病历摘要

患者 31 岁，G_1P_0。LMP：2015 年 2 月 23 日；EDC：2015 年 11 月 30 日。因“停经 40^{+1}周，见红 9 小时”于 2015 年 12 月 1 日 16：55 入院待产。患者平素月经规律，孕周核实无误。中孕期行 OGTT 诊断为 GDM，饮食控制，自我监测血糖，血糖控制良好。9 小时前，患者阴道出现少量血性分泌物，伴不规律下腹痛，间隔时间 10 分钟至 30 分钟不等，就诊于我院门诊，以“GDM，先兆临产”收入院。既往史无特殊。

体格检查

T：36.5℃；P：92 次/分；R：21 次/分，BP：121/78 mmHg。内科查体无特殊。专科查体：宫高 40 cm，腹围 102 cm，胎方位 ROA，胎心率 134 次/分。骨盆外测量：坐骨结节间径 9 cm。阴道检查：头先露，－2；宫颈管居中、质软、展平，宫口开大 2 cm，内骨盆未见异常。估计胎儿体重 3760 g。

辅助检查

B超（入院后）：胎方位 ROP，BPD 10.1 cm，HC 34.4 cm，FL 6.9 cm，AC 34.7 cm。胎盘附着于子宫左侧壁，厚 4.3 cm；成熟

度Ⅱ$^{+}$级。AFI 12.1 cm，透声差。胎儿脐带绕颈 1 周。脐动脉 S/D 2.0。有胎心胎动。

分娩经过与结局

患者入院当天于 19：10 自发出现规律宫缩，强度强。22：30 胎膜自然破裂，羊水Ⅰ度污染。12 月 2 日 01：36 阴道检查示宫口开全，头先露，+3，胎方位 ROA，03：20 胎监如图 90 所示，产妇疲累，产力欠佳。于 03：38 行产钳助产，一次成功，分娩壹活男婴，重 3680 g，Apgar 评分：9—10—10 分。脐带绕颈 1 周，长 45 cm。羊水Ⅰ度污染，约 520 ml。胎盘胎膜完整。新生儿因产钳助产，羊水Ⅰ度污染，转入新生儿科观察。

胎监特征

基线胎心率 130 次/分，胎心率基线微小变异（变异幅度≤5 次/分），无明显加速，宫缩规律，宫缩后出现复发性早期减速。

专家点评

从图 90 可以看出，患者处于第二产程，宫口开全近 2 小时，先露+3，胎监出现基线微小变异伴复发性早期减速，羊水Ⅰ度污染，属Ⅱ类胎监，应尽快结束分娩。但产妇疲累，腹压极差，采用产钳助产，新生儿结局良好。该产程处理正确。推测复发性早期减速的出现可能与第二产程较长以及胎头受压有关。

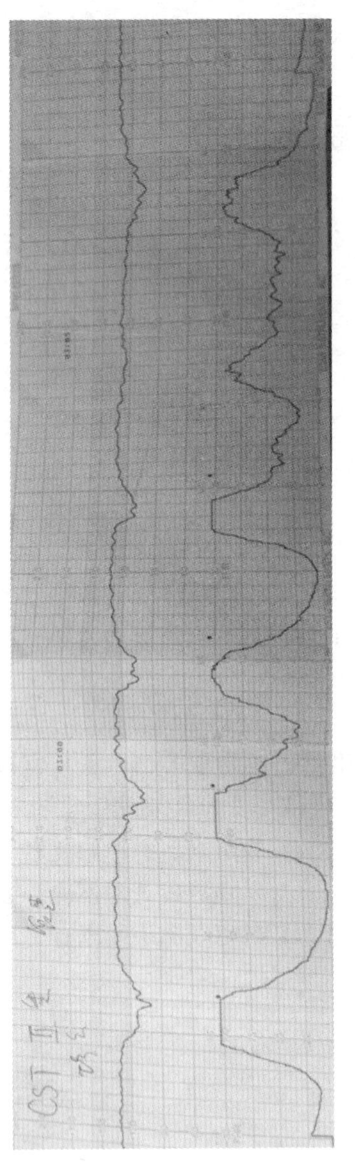

图90

（邹姮　张力）

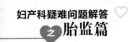

病案 91

病历摘要

患者 29 岁，G_1P_0。LMP：2015 年 2 月 21 日；EDC：2015 年 11 月 28 日。因“停经 38^{+2}周，见红 1 天，规律腹痛 2 小时，自觉胎动频繁半小时”于 2015 年 11 月 9 日 10：20 入院。孕妇月经不规律，根据早孕 B 超核实孕周为 37^{+2} 周。孕期在我院定期产检，经过顺利。1 天前患者见红并出现不规律腹痛，2 小时前孕妇腹痛规律，自测持续 30～40 秒，间隔 3～5 分钟。半小时前孕妇自觉胎动频繁，急诊就诊我院，肛查示宫口近开全，胎监提示晚期减速，考虑胎儿宫内窘迫，急诊入院。既往史无特殊。

体格检查

T：36.4℃；P：84 次/分；R：20 次/分；BP：116/74 mmHg。身高 145 cm，体重 49 kg，内科查体无特殊。专科查体：宫高 32 cm，腹围 89 cm，胎方位 LOA，胎心率 102 次/分。骨盆外测量：坐骨结节间径 7.5 cm；宫缩持续 30～40 秒，间隔 2～3 分钟；阴道检查：头先露，－2，宫口近开全，坐骨切迹宽度勉强可容 2 横指。估计胎儿体重 2800 g。

辅助检查

B超（入院后）：胎方位 LOA，BPD 9.08 cm，HC 32.2 cm，FL 7.00 cm，AC 33.7 cm。胎盘附着于子宫前壁，厚 2.9 cm，成熟度Ⅲ$^{+}$级。AFV 4.2 cm，AFI 19.2 cm，胎儿脐带绕颈 1 周。脐动脉 S/D 2.78。有胎心胎动。

分娩经过与结局

患者急诊入院，入院时宫口已近开全，头先露，－2，胎方位 LOA，孕妇坐骨切迹宽度勉强可容 2 横指，胎监提示胎儿宫内窘迫可能（图 91），向患者及其家属交代病情后于 11：15 行剖宫产分娩壹活女婴，重 2890 g，Apgar 评分：9（肌张力扣 1 分）—10—10 分。脐带绕颈 1 周，长 55 cm，较细，直径约 6 mm。羊水Ⅱ度污染，约 450 ml。胎盘、胎膜完整。脐动脉血 pH 值 6.92。新生儿因产前有宫内窘迫病史，出生时有羊水粪染，转新生儿科治疗。

胎监特征

基线胎心率无法确定，胎心率基线显著变异（变异幅度＞25 次/分），宫缩规律，重度变异减速，胎心率最低降至 60 次/分，伴胎心恢复缓慢，不排除合并晚期减速。

专家点评

胎监示复发性重度变异减速，伴胎心恢复缓慢，不排除合并晚期减速，属于Ⅱ～Ⅲ类胎监，考虑胎儿窘迫，应在宫内复苏下尽快结束分娩。而此时宫口近开全，先露－2，孕妇身高仅 145 cm，坐骨结节间径和坐骨切迹宽度均偏小，短期内不能经阴道分娩，故采取急诊剖宫产，新生儿结局良好。该产程处理正确。

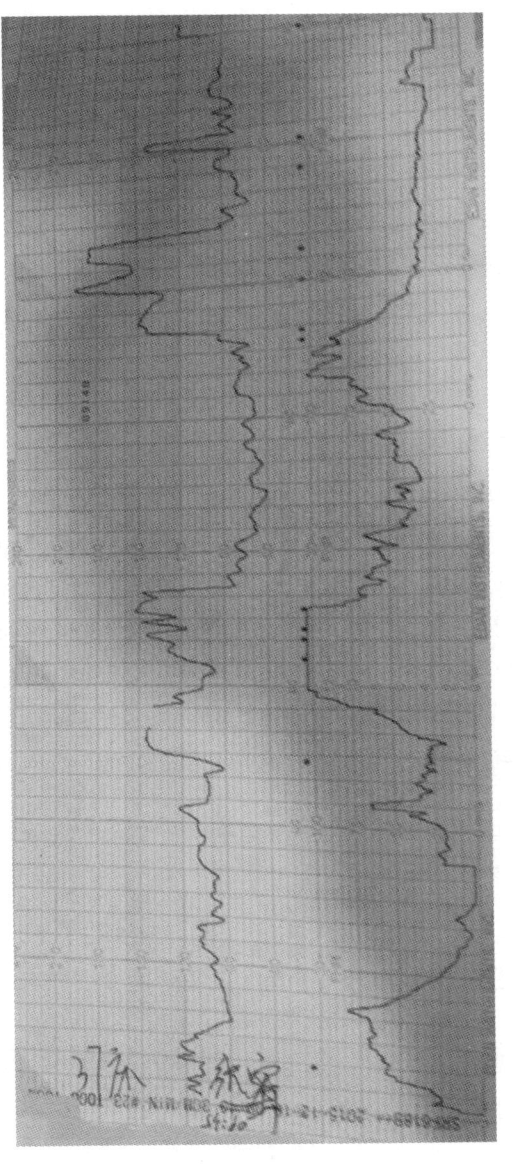

图91

（邹姮　张力）

病案 92

病历摘要

患者 28 岁，G_1P_0。LMP：2015 年 1 月 9 日；EDC：2015 年 10 月 16 日。因“停经 40^{+5} 周，阴道流液 16^+ 小时，腹痛 10^+ 小时”于 2015 年 10 月 21 日 02：45 入院。患者平素月经规律，孕周核实无误，孕期在我院定期产检，未发现异常。16^+ 小时前孕妇起床时突然出现阴道流液，量约 20 ml，未就诊。10^+ 小时前出现不规律下腹痛，间隔时间 5～20 分钟，阴道流液增加，于我院急诊。反复行胎心监护示胎心率基线变异差，考虑胎儿“宫内窘迫，胎膜早破”，急诊入院。既往史无特殊。

体格检查

T：36.6℃；P：90 次/分；R：21 次/分；BP：122/84 mmHg。内科查体无特殊。专科查体：宫高 32 cm，腹围 101 cm，胎方位 LOP，胎心率 108 次/分。骨盆外测量：坐骨结节间径 9.5 cm。宫缩不规律；阴道检查：头先露，−2，宫口开大 1 cm，内骨盆未见异常。估计胎儿体重 3100 g。

辅助检查

B 超（入院后）：胎方位 LOP，BPD 8.94 cm，HC 30.8 cm，

FL 6.93 cm，AC 31.7 cm。胎盘附着于子宫右后壁，厚 3.5 cm，成熟度Ⅱ$^{+}$级。AFI 12.1 cm。未见胎儿脐带绕颈。脐动脉 S/D 2.8。有胎心胎动。

分娩经过与结局

患者入院后再次行胎监，并持续胎监 1^{+}小时，逐渐出现规律宫缩。其间一直予左侧卧位、吸氧及静脉输液等处理，但胎心率基线变异缺失。与患者及其家属沟通后，遂于 04：14 行急诊剖宫产分娩壹活男婴，重 2810 g，Apgar 评分：10—10—10 分。羊水Ⅲ度粪染，约 820 ml。胎盘胎膜完整，无异常。脐带长 60 cm，扭转 40 圈。脐动脉血 pH 值 7.23。新生儿回母婴同室观察。潜伏期胎监如图 92−1、图 92−2 所示。

胎监特征

图 92−1 胎监示基线胎心率 120 次/分，基线微小变异（变异幅度≤5 次/分），宫缩不规律，强度较弱；图 92−2 胎监示基线胎心率 120 次/分，基线变异缺失，宫缩规律，无胎心加速或减速。

专家点评

从图 92−1 及图 92−2 可以看出，产妇从先兆临产到临产，持续电子胎心监护 1^{+}小时，胎心率基线固定，从微小变异至变异缺失，无胎心加速，也无胎心减速；经左侧卧位、吸氧等宫内复苏措施后仍无改变，不排除胎儿宫内窘迫的可能，属Ⅱ类胎监，应考虑尽快分娩。因患者尚处于产程潜伏期，短时间内不能经阴道分娩，故与患者及其家属充分沟通后行剖宫产结束分娩，新生儿结局良好。该产程处理正确。推测胎儿宫内状况不良可能与脐带扭曲有关。

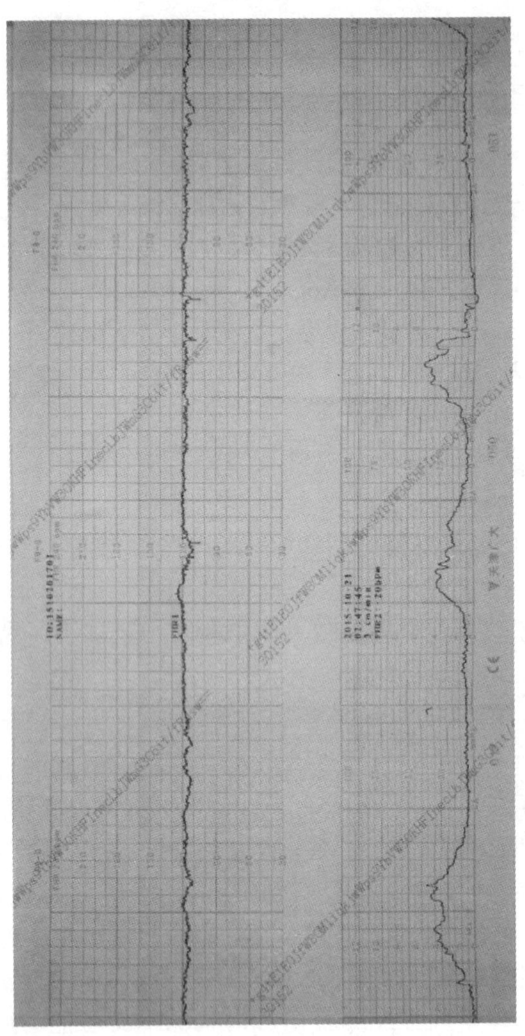

图92-1

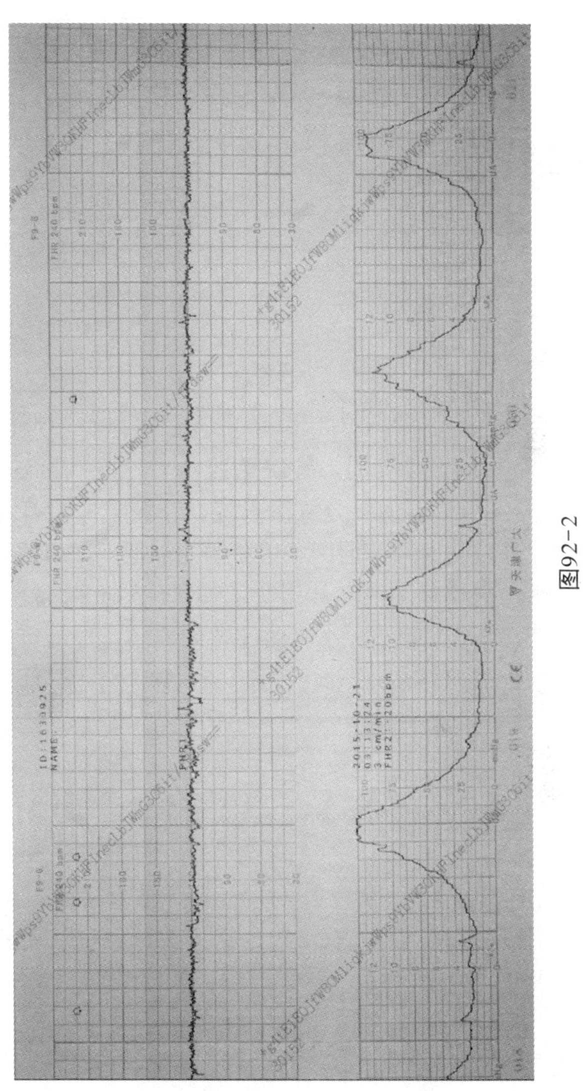

图92-2

（邹姮　张力）

病案 93

病历摘要

患者 29 岁，G_1P_0。LMP：2014 年 11 月 8 日；EDC：2015 年 8 月 15 日。因"停经 42^{+1} 周，外院胎监示可疑晚期减速 3 小时"于 2015 年 8 月 30 日 05：50 分急诊入院。外院孕早期 B 超核实孕周无误。孕期外院建卡，孕前因"甲状腺功能低下"口服左甲状腺素钠（优甲乐）治疗至今（具体用法不详），孕期多次检查甲状腺功能未见异常，余无特殊。3 小时前外院产检胎监提示可疑晚期减速，胎儿生物物理评分 8 分，急诊以"胎儿宫内窘迫"收入我院。

体格检查

T：37℃；P：84 次/分；R：20 次/分；BP：113/81 mmHg。内科查体无特殊。专科查体：宫高 33 cm，腹围 97 cm，胎方位 LOP，胎心率 144 次/分。骨盆外测量：坐骨结节间径 8.5 cm。不规律宫缩。阴道检查：头先露，−3，宫颈管居中位、质软、消退 80%，宫口未开，内骨盆未见异常。估计胎儿体重 3200 g。

辅助检查

B 超（2015 年 8 月 26 日）：胎方位 ROP，BPD 9.4 cm，HC 33.4 cm，FL 6.8 cm，AC 35.8 cm。胎盘附着于子宫右前壁及右

侧壁，厚 3.9 cm，成熟度 Ⅰ$^{+}$～Ⅱ级。AFV 4.4 cm，AFI 9.0 cm，胎儿脐带绕颈 1 周，脐动脉 S/D 2.12。有胎心胎动。

分娩经过与结局

患者入院后行胎监（图 93），与患者及其家属沟通后，于 09：51 行急诊剖宫产，09：55 娩出壹活女婴，重 2925 g，身长 50 cm，Apgar 评分：10—10—10 分。羊水清亮，约500 ml。脐带、胎盘、胎膜未见明显异常。

胎监特征

基线胎心率 140 次/分，胎心率基线变异缺失，NST 无反应型；宫缩后出现缓慢下降和恢复的偶发性晚期减速，有不规律宫缩。

专家点评

该患者反复胎监均提示胎心率基线变异缺失。宫缩后出现偶发的 LD 波，属Ⅱ类胎监。如果偶然出现晚期减速，可予宫内复苏措施，必要时行 OCT 继续观察，如果重复出现晚期减速，尤其是变异减少甚至消失，则属Ⅲ类胎监，需要立即终止妊娠。

由于该患者是过期妊娠，可能存在胎盘功能低下，结合院外胎监及入院后的胎监结果，不排除胎儿宫内窘迫的功能，且患者为初产妇，短期内不能经阴道分娩。与患者及其家属充分沟通后，行急诊剖宫产终止妊娠。该处理是正确的。

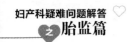

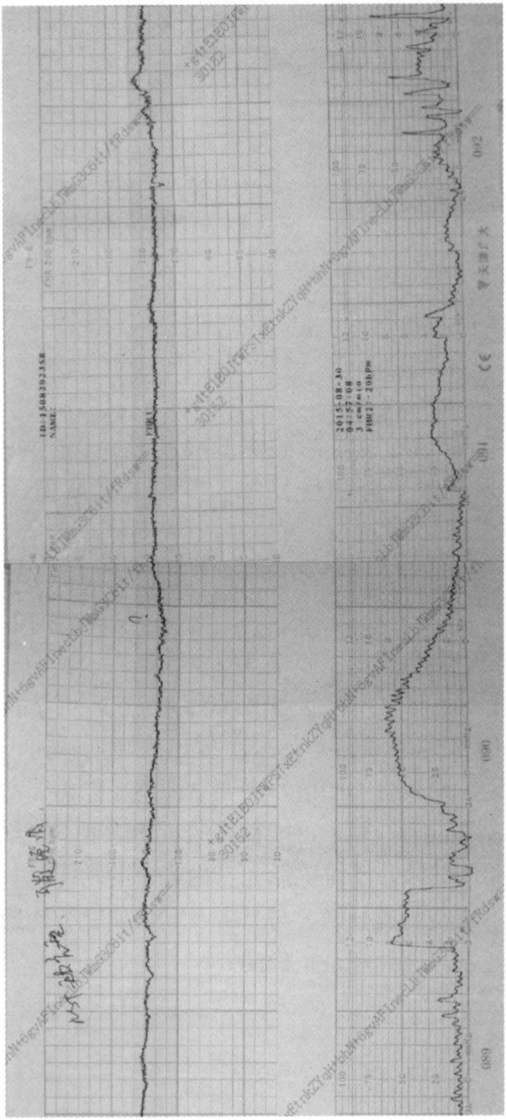

图93

（陈洪琴　肖雪　胡雅毅）

病案 94

病历摘要

患者 32 岁，$G_3P_0{+}^2$。LMP：2015 年 1 月 26 日；EDC：2015 年 11 月 3 日。因“停经 35^{+4}周，胎动减少 2^+天”于 2015 年 10 月 3 日 01：23 入院。据孕早期 B 超核实孕周无误；孕期行 OGTT 提示 GDM，予饮食控制，自诉血糖控制可；胎儿系统超声提示胎儿单脐动脉；胎儿心脏超声提示胎儿心脏室间隔上份回声失落3 mm；孕期唐氏综合征筛查、羊膜腔穿刺等未见明显异常。2^+天前孕妇自觉胎动减少，未重视，今日夜间于我院就诊，胎监提示 NST 无反应型，胎儿生物物理评分 4 分，遂急诊以“胎儿宫内窘迫”收入院。既往史无特殊。

体格检查

T：36.7℃；P：99 次/分；R：20 次/分；BP：130/70 mmHg。内科查体无特殊。专科查体：宫高 33 cm，腹围 101 cm，胎方位 LSA，胎心率 146 次/分；坐骨结节间径 8 cm。阴道检查：臀先露，−3，宫颈管居后位、质中、消退 50%，宫口未开，内骨盆未见异常。估计胎儿体重 2800 g。

辅助检查

急诊B超（入院后）：胎方位RSA（单臀），BPD 9.1 cm，FL 7.0 cm。胎盘附着于子宫前壁，厚3.7 cm，成熟度Ⅱ级。AFV 2.1 cm，AFI 3.9 cm，脐动脉S/D 2.0 cm，胎心率154次/分，胎儿脐带绕颈3周。有胎心胎动。胎儿生物物理评分4分。

分娩经过与结局

患者入院后胎监如图94所示，与患者及其家属沟通后，于01：37行急诊剖宫产，01：41娩出壹活女婴，Apgar评分：10—10—10分，体重2050 g。脐带绕颈3周（紧），绕足1周（紧），长60 cm，附着于胎盘旁中央。羊水清亮，约200 ml。胎盘、胎膜完整。新生儿因先天性心脏病转新生儿科观察。

胎监特征

基线胎心率140～150次/分，胎心率基线变异缺失，无加速或者减速，NST无反应型。无宫缩。

专家点评

患者为初产妇，孕35^{+4}周，患GDM，现胎动减少；B超提示羊水过少，AFV 2.1 cm，AFI 3.9 cm，脐带绕颈3周，且胎监提示NST无反应型，胎心率基线变异差，属于Ⅱ类胎监；胎儿生物物理评分4分，故考虑胎儿宫内窘迫可能性大。考虑产妇短期内不能经阴道分娩，因此应尽快行剖宫产终止妊娠。

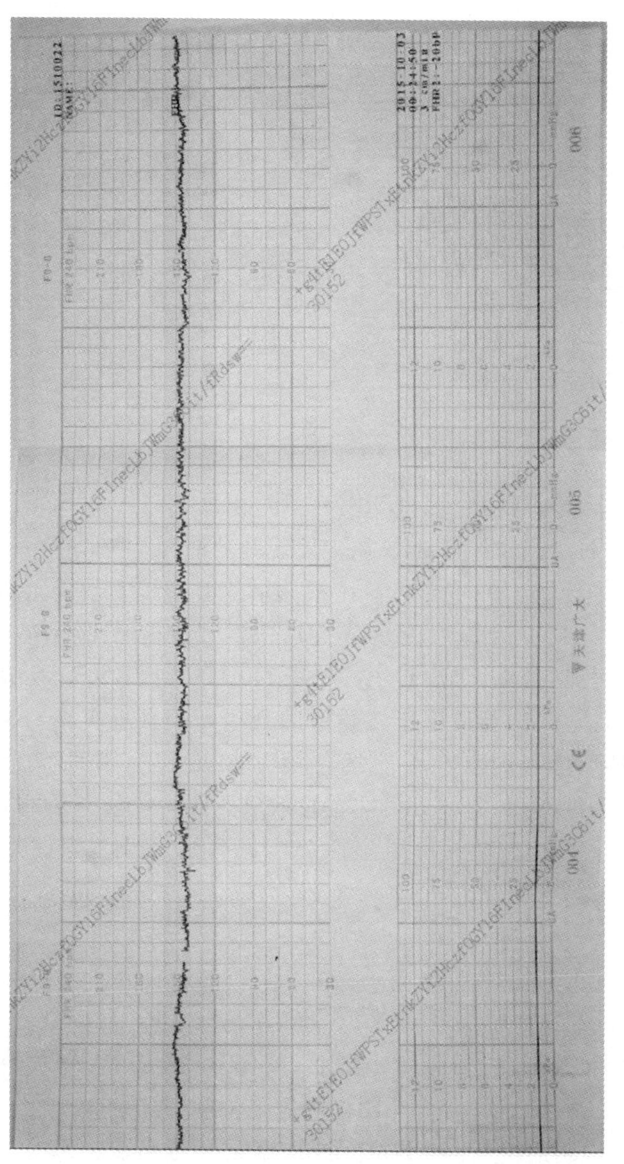

图94

（陈洪琴　肖雪　胡雅毅）

病案 95

病历摘要

患者 36 岁，$G_3P_1^{+1}$。LMP：2015 年 4 月 21 日；EDC：2016 年 1 月 28 日。因“停经 34^{+3}周，发现肝功能异常 1^+周”于 2016 年 01 月 08 日 01：02 急诊入院。根据早孕 B 超核实孕周无误。孕 24 周时行 OGTT 诊断为 GDM，此后未常规产检。1^+周前患者发现肝功能异常：ALT 205 U/L，AST 140 U/L，TBA 5.3 μmol/L。无皮肤瘙痒，门诊予口服丁二磺酸腺苷蛋氨酸（思美泰）0.5 g，bid，保肝治疗 1 周，1^+天前复查肝功能：ALT 360 U/L，AST 255 U/L，TBA 59.2 μmol/L，治疗效果不佳，考虑“重度肝内胆汁淤积症”入院。既往有风湿性关节炎病史。2009 年在外院因“羊水粪染”行剖宫产术一次。

体格检查

T：36.3℃；P：2 次/分；R：20 次/分；BP：121/69 mmHg。内科查体无特殊。专科查体：宫高 32 cm，腹围 92 cm，胎方位 LOP，胎心率 132 次/分。无明显宫缩。骨盆外测量：坐骨结节间径 8.5 cm。阴道检查：头先露，−3，宫颈管居后位、质中、消退 60%，宫口未开，内骨盆未见异常，估计胎儿体重 3000 g。

辅助检查

B超（入院后）：胎方位 LOP，BPD 9.0 cm，FL 7.0 cm。胎盘附着于子宫前壁，厚 3.5 cm，成熟度Ⅰ$^{+}$～Ⅱ级。AFI 21.9 cm。脐带绕颈 2 周。肝、胆、胰、脾未见异常。TORCH 示巨细胞、风疹、单纯疱疹病毒 IgG“+”，IgM“−”，弓形虫 IgG“−”，IgM“−”，ABO 血型抗 A 抗体“−”，抗 B 抗体“−”。孕妇心电图示完全性右束支传导阻滞。心脏彩超示心脏形态、结构及血流未见异常，左心室收缩功能测值正常。胎儿心脏彩超示全心长大，心胸横径比值 0.53（明显增大）。心律失常，心房率 448 次/分，心室率 224 次/分，呈现 2∶1 转导。心血管评分 6 分。胎儿胸膜腔和腹膜腔存在大量积液，最深处分别为 10 mm、25 mm。

分娩经过与结局

患者入院后立即完善相关检查，给予熊去氧胆酸口服，5 片，qid；丁二磺酸腺苷蛋氨酸（思美泰）1000 mg 静脉滴注，qd；多烯磷脂酰胆碱胶囊（易善复）465 mg，口服，qd，保肝降胆治疗。医患沟通后经小儿心内科专家会诊考虑胎儿“心动过速，心房扑动伴心力衰竭”，给予患者口服地高辛并维持血药浓度 0.80～0.84 μg/L。用药两周后，胎儿超声心动图示全心大小略改善，心胸横径比 0.49，心率 138 次/分。复查肝功能：ALT 320 U/L，AST 200 U/L，TBA 39.8 μmol/L。入院后每天行常规胎监。入院后 2 周（36^{+3}周）常规胎监提示正弦波（图 95）。经吸氧、左侧卧位等宫内复苏措施后胎监无改善。与患者及其家属充分沟通后，行急诊剖宫产术，分娩壹活女婴，重 2950 g，Apgar 评分：4 分（肌张力 0 分，余项各 1 分）—7 分（肌张力、皮肤颜色、呼吸各 1 分，余项各 2 分）—7 分（肌张力、皮肤颜色、呼吸各 1 分，余项各 2 分）。羊水Ⅲ度粪染，量 1000 ml。脐带长65 cm。胎盘、胎膜完整。脐动脉血 pH 值 6.89。新生儿转新生儿科治疗。

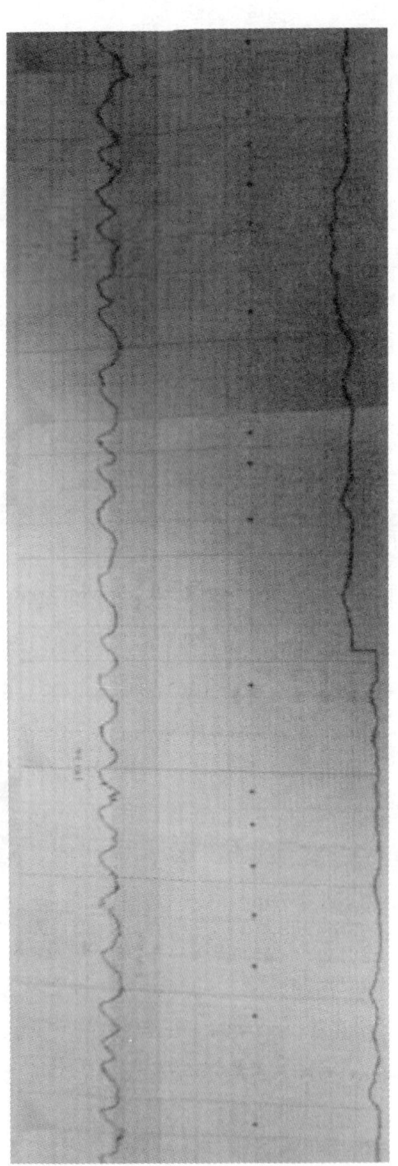

图95

胎监特征

基线胎心率保持在 155～170 次/分，呈规律正弦波样摆动，频率固定在 3～5 次/分，持续时间 20 分钟。无宫缩。

专家点评

本例患者发现胎儿心动过速合并水肿时孕周仅 34^{+3} 周，合并妊娠期糖尿病、妊娠期重度肝内胆汁淤积症，病情危重。经充分沟通后，患者及其家属选择了继续妊娠，予保肝、降胆汁酸等治疗，并口服地高辛治疗胎儿宫内心动过速伴水肿，胎儿对药物的反应较好，在治疗两周后病情有所缓解。在孕周接近 37 周时常规胎监示正弦曲线，属Ⅲ类胎监。根据指南的建议，对Ⅲ类胎监应迅速采取措施，如吸氧，嘱患者左侧卧，给予 5％葡萄糖注射液静脉滴注等纠正胎儿宫内缺氧。若宫内复苏失败则立即行剖宫产终止妊娠。从患者的治疗经过可以看出，地高辛治疗宫内胎儿心动过速伴水肿是有一定疗效的。对妊娠期并发症较多的患者，需加强监护，及时发现并处理胎儿宫内状况，改善妊娠结局。

（龚云辉　肖雪）

病案 96

病历摘要

患者 32 岁，$G_3P_0^{+2}$。LMP：2014 年 5 月 3 日；EDC：2015 年 2 月 24 日。因“停经 32^{+3}周，皮肤瘙痒 15^+天，下腹痛 1 天入院”于 2014 年 12 月 30 日 07：23 入院。患者于 2014 年 5 月 17 日行体外受精及胚胎移植（IVF－ET），移植新鲜囊胚 2 枚。根据早期 B 超核实孕周 32^{+6}周。孕期发现 α 珠蛋白生成障碍性贫血（α 地中海贫血）。15^+天前出现全身轻度瘙痒，查肝功能：ALT 257 U/L，AST 205 U/L，TBA 68.7 μmol/L，予以“思美泰、熊去氧胆酸、茵栀黄口服液、肌苷片、维生素 C”保肝、降胆汁酸治疗。3 天前复查肝功能示：ALT 181 U/L，AST 128 U/L，TBA 97.7 μmol/L。1 天前出现不规律宫缩，以“先兆临产”入院。既往史无特殊。

体格检查

T：36.8℃；P：112 次/分；R：20 次/分；BP：106/63 mmHg。内科查体无特殊。专科查体：宫高 33 cm，腹围 92 cm，胎方位 LOA/LScP，胎心率（152/156）次/分。宫缩间歇 2～3 分钟，持续 30～45 秒。骨盆外测量：坐骨结节间径 8.0 cm。阴道检查：头先露，－3，宫颈管居前、质软、消退 100%，宫口开大 1 cm，内骨盆未见异常，估计胎儿体重 2000 g/2000 g。

辅助检查

B超（入院后）：双胎儿间查见隔膜回声。胎儿1（左侧，先露在前）：胎方位ROA，BPD 6.1 cm，FL 4.2 cm。胎盘1附着于子宫前壁，厚2.4 cm，成熟度0级，AFI 13.1 cm，脐动脉S/D 3.01。胎儿2：（右侧）胎方位LOA，BPD 6.3 cm，FL 4.1 cm。胎盘2附着于子宫后壁，厚2.7 cm，成熟度0级，AFI 11.2 cm，脐动脉S/D 3.87。肝、胆、胰、脾未见异常。心电图未见异常。心脏彩超示心脏形态、结构及血流未见异常，左心室收缩功能测值正常。复查肝功能示 ALT 151 U/L，AST 131 U/L，TBA 127.6 μmol/L。TORCH 示巨细胞、风疹、单纯疱疹病毒 IgG“+”，IgM“−”；弓形虫IgG“−”，IgM“−”，ABO血型抗A抗体“−”，抗B抗体“−”。肝炎标志物全套均阴性。

分娩经过与结局

患者入院后给予硫酸镁抑制宫缩，思美泰、易善复护肝，熊去氧胆酸降胆汁酸等治疗。1天后宫缩无法抑制，改为静脉滴注盐酸利托君保胎至35^{+3}周。患者于13：51常规胎监时出现复发性重度VD波，胎心率最低降至60次/分，恢复较慢（图96），经上推胎头、左侧卧位、吸氧等宫内复苏措施后胎心率持续不恢复。阴道检查提示头先露，−3，宫口未开。向患者及其家属交代后行急诊剖宫产。于14：15剖宫产娩出两活男婴，体重1980 g/2040 g。Apgar评分：（胎儿1）9分（皮肤颜色扣1分）—7分（皮肤颜色、呼吸、肌张力各扣1分）—10分，（胎儿2）9（皮肤颜色扣1分）—10—10分。羊水均为Ⅱ度污染，约600 ml/700 ml。胎盘胎膜完整。脐动脉血pH值7.28/7.30。

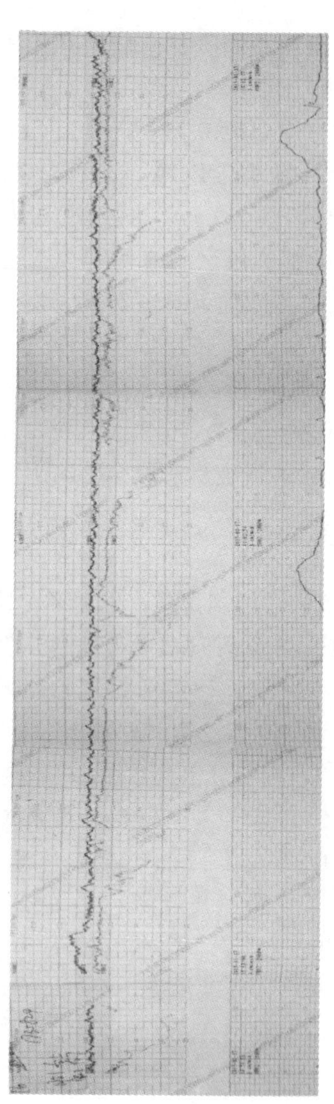

图96

胎监特征

胎儿 1 基线胎心率 130 次/分，胎心率基线微小变异（变异幅度≤5 次/分），胎心有显著减慢，从开始减慢到胎心率最低点时间小于 30 秒，与宫缩无固定关系；变异减速幅度大于或等于 15 次/分，50%以上的变异减速胎心率低于 60 次/分，持续时间 30 秒～1 分钟，属Ⅱ类胎监。胎儿 2 基线胎心率 140 次/分，胎心率基线中等变异（正常变异，变异幅度 6～25 次/分），胎动时胎心有加速，属于Ⅰ类胎监。宫缩不规律。

专家点评

患者入院时核实孕周仅 32^{+6} 周，虽诊断为重度妊娠期肝内胆汁淤积症，但考虑胎儿小且为双胎，若立即终止妊娠存在早产儿预后差的风险，故尽量在积极治疗疾病的同时延长孕周。患者孕 35^{+3} 周时，胎监提示其中一个胎儿胎心率基线微小变异合并反复的重度 VD 波，胎心率最低达 60 次/分，宫内复苏无效，考虑胎儿宫内窘迫，属Ⅱ类胎监。因阴道检查提示短时间内无法经阴道分娩，继续待产风险较大，故与患者及其家属沟通后，选择急诊剖宫产，新生儿出生后情况良好。

（龚云辉　肖雪）

病案 97

病历摘要

患者 26 岁，G_1P_0。LMP：2014 年 8 月 1 日；EDC：2015 年 5 月 8 日。因“胚胎移植术后 35^{+1} 周，下腹不规律痛伴胎动减少 6 小时”于 2015 年 4 月 20 日 10：00 入院。患者于 2014 年 8 月 17 日行体外受精胚胎移植（IVF－ET），移植新鲜囊胚 2 枚。根据早期 B 超核实孕周为 37^{+3} 周。孕期经过顺利。既往史无特殊。

体格检查

T：36.7℃；P：92 次/分；R：20 次/分；BP：115/71 mmHg。内科查体无特殊。专科查体：宫高 42 cm，腹围 109 cm，胎方位 LOA/LOA，胎心率（137/149）次/分。不规律宫缩。骨盆外测量：坐骨结节间径 8.5 cm。阴道检查：头先露，－3，宫颈管居前位、质软、消退 70%，宫口未开，内骨盆未见异常，估计胎儿体重2000 g/2300 g。

辅助检查

B 超（入院后）：双胎儿间查见隔膜回声。胎儿 1（右下侧，先露在前）胎方位 LOP，BPD 8.5 cm，FL 6.3 cm；胎盘 1 附着于子宫前壁及宫底，厚 3.2 cm，成熟度Ⅰ级。AFI 11.2 cm。胎儿 2

（左上侧）胎方位 LOA，BPD 8.9 cm，FL 6.6 cm；胎盘 2 附着于子宫前壁，厚 3.2 cm，成熟度Ⅰ级。AFI 12.0 cm。心电图未见异常。心脏彩超：心脏形态、结构及血流未见异常，左心室收缩功能测值正常。

分娩经过与结局

患者入院后在完善相关检查的同时，行胎监提示胎心率基线微小变异，经上推胎头、左侧卧位、吸氧等宫内复苏措施后胎心持续不恢复（图 97）。生物物理评分 6 分（呼吸、胎动各扣 1 分，其余满分）。阴道检查：头先露，−3，宫颈管消退 70%。向患者及其家属交代后行急诊剖宫产。分娩两活男婴，体重 2140 g/2310 g，Apgar 评分：9（皮肤颜色扣 1 分）—10—10 分/10—10—10 分，胎儿 1 见大量血凝块，约 500 g；血性羊水，约 500 ml。胎儿 2 羊水清亮，约 500 ml。胎儿 1 胎盘与子宫左侧壁粘连，母面 2/3 面积有压迹，其上大量血凝块附着，胎膜无特殊。胎儿 2 胎盘、胎膜无特殊。脐动脉血 pH 值 7.25/7.35。两新生儿回母婴同室观察。

胎监特征

胎儿 1 基线胎心率 130 次/分，基线微小变异（变异幅度≤5 次/分），宫缩后未见胎心加速，胎儿 2 基线胎心率 140 次/分，基线中等变异（正常变异，变异幅度 6～25 次/分），宫缩时胎心有加速。宫缩不规律。

专家点评

胎监提示胎心率基线微小变异，宫缩或者刺激胎头均无胎心加速，属Ⅱ类胎监。宫内复苏措施无效，胎头高浮、宫口未开，无法破膜了解羊水情况。结合患者自诉胎动减少，NST 无反应型，生物物理评分 6 分，考虑存在胎儿宫内窘迫的可能。若继续待产，可能在待产过程中发生双胎宫内缺氧、窘迫加重，甚至导致胎儿死亡。同时，患者未临产，自感腹痛，有不规律宫缩，应警惕胎盘早剥的可能。故与患者及其家属沟通后，选择行急诊剖宫产。新生儿出生后情况良好。术后证实其中一胎发生了胎盘早剥，其胎监异常与胎盘早剥有关。

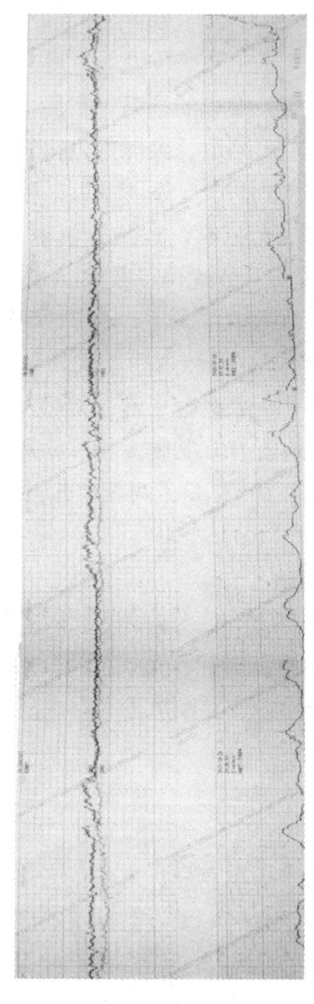

图97

（龚云辉　肖雪）